JOHANNES HEBEBRAND · CLAUS PETER SIMON

IRRTUM ÜBERGEWICHT

W0048005

ZS DEBATTEN
Das Sachbuch im Zabert Sandmann Verlag.
Eine Kooperation der ZS Verlag Zabert Sandmann GmbH
und der Elisabeth Sandmann Verlag GmbH.
www.zsdebatten.com

Umschlaggestaltung: Pauline Schimmelpenninck
Innenlayout: Thomas Übelacker
Umschlagfoto: gettyimages
Herstellung: Karin Mayer, Peter Karg-Cordes
Lithografie: Christine Rühmer
Druck und Bindung: Mohn media Mohndruck GmbH, Gütersloh

© ZS Verlag Zabert Sandmann GmbH
Alle Rechte vorbehalten
1. Auflage 2008
ISBN: 978-3-89883-219-9

JOHANNES HEBEBRAND · CLAUS PETER SIMON

IRRTUM
ÜBERGEWICHT

- Warum Diäten versagen
  und wir uns trotzdem leicht fühlen können
- Fakten gegen den Schlankheitswahn
- Strategien für eine gesündere Gesellschaft

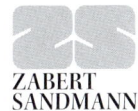
ZABERT
SANDMANN

Inhalt

Einleitung

Wovon dieses Buch handelt

Was, meinen Sie, ist der beste Beleg für das ständige Versagen von Diäten? Die Antwort ist so simpel wie einleuchtend: dass es Diäten gibt. Oder vielmehr: dass es sie immer wieder gibt. So verlässlich im Frühjahr die Bäume ausschlagen, so verlässlich ist der Zeitschriften-Blätterwald in dieser Jahreszeit voller angeblich neuer Diäten. Erklären Ratgeber, wie man vermeintlich ohne Hunger abnehmen kann, mit Glücksgefühlen oder gar im Schlaf. Dann wird diese und jene Blitz- oder Wunderdiät angepriesen, mitunter auch eine, die angeblich wissenschaftlich geprüft ist – und natürlich garantiert zu einer perfekten Figur verhilft. Nie war es einfacher, schlank zu werden.

Fragt sich nur, wer all die neuen Angebote überhaupt braucht? Gab es nicht schon im Vorjahr eine Blitzdiät? Und eine Wunderdiät? Und eine wissenschaftlich geprüfte, die garantiert wirkt? Und wie war es im Jahr vor dem Vorjahr und vor fünf Jahren, vor zehn Jahren? Sie ahnen es, es gab auch damals eine Blitzdiät und eine … Müssten nicht längst alle übergewichtigen Frauen und Männer gertenschlank und glücklich sein?

Da dies ganz offensichtlich nicht so ist, bleibt nur eine Schlussfolgerung: Jedes Jahr aufs Neue richten sich die angeblich besten Diäten der Welt wieder an dieselben Übergewichtigen und an solche, die sich dafür halten. Die Hoffnung stirbt zuletzt – ein Ausspruch, der für Diäten hätte erfunden werden können.

Zu früheren Zeiten war mit Diät etwas ganz anderes gemeint als die Einhaltung einer bestimmten Ernährungsweise. Im antiken Griechenland bedeutete »Diaita« Lebensweise oder Lebenskunst. Gesundheit und Krankheit standen für Ärzte wie Hippokrates und später Galenos in einem komplex verwobenen System.

Erst die naturwissenschaftliche Medizin des 19. Jahrhunderts hat damit Schluss gemacht: Aus einer ganzheitlich gedachten Lebensweise wurde ein festgelegter Kostplan, der – ähnlich wie eine Tablette gegen Kopfschmerz – gegen Übergewicht wirken sollte. Der Mensch wurde schließlich als eine Art Bioreaktor betrachtet, kategorisiert mit Hilfe des Body-Mass-Index (BMI) und gewichtsgesteuert durch unterschiedliche, aber fast immer einseitig ausgerichtete Abnehmprogramme. Umweltbedingungen und psychologische Faktoren wurden weitgehend ausgeklammert.

Eine Umfrage der Deutschen Angestellten-Krankenkasse bestätigt indes die Hoffnungslosigkeit des Unterfangens: Demnach hat mehr als jede zehnte Frau in Deutschland schon mehr als fünfmal versucht abzunehmen. Und selbst unter den Männern hat jeder Zehnte bereits mehr als einen Abspeckversuch hinter sich. Eine Erfolgsbilanz sieht anders aus. Warum Diät-Versprechen fast immer leere Versprechungen sind, davon unter anderem handelt Kapitel 4.

Im tiefsten Inneren ahnen viele Menschen sehr wohl, dass Diäten vor allem ein beständiges Scheitern mit sich bringen. Zwar schwinden oft rasch ein paar Pfunde (dummerweise nicht ausschließlich das ungeliebte Körperfett, sondern vor allem Wasser und auch Muskeln). Aber dann stellt sich der berüchtigte Jo-Jo-Effekt ein. Ein paar Pfund runter, ein paar Pfund rauf, wieder etwas runter – und am Ende ist dann oft das eine oder andere Kilo mehr auf den Hüften, als zuvor verschwunden war. Der Gesundheit ist das nicht zuträglich.

Dennoch wird den meisten Deutschen ständig nahegelegt, doch bitte abzunehmen. Schließlich gelten offiziell zwei Drittel aller Männer und die Hälfte aller Frauen als übergewichtig. Ein riesiges Potenzial, das es auszuschöpfen gilt. Wie ein Mantra wird von interessierter Seite verkündet: Übergewicht ist ungesund und hässlich.

Damit lässt sich viel Geld verdienen. Allein der »Abspeckkonzern« Weight Watchers konnte sich im Jahr 2007 über einen Umsatz von weltweit knapp einer Milliarde Euro freuen.[1] Das Pharmaunternehmen Sanofi-Aventis hat 2007 mit einem einzigen Medikament gegen Übergewicht (Acomplia®) rund 80 Millionen Euro umgesetzt.[2] Die Deutschen geben Jahr für Jahr mehr als 90 Millionen Euro für rezeptfreie Schlankheitsmittel aus. Und wer bei Amazon.de nach Diät-Ratgebern Ausschau hält, kann zwischen mehr als 600 Büchern wählen. Schließlich sind da noch die Diät-Kliniken, Frauenzeitschriften, Ernährungsberater und Apotheker. Sie alle profitieren davon, dass sich das Diätkarussell ständig weiterdreht – jedenfalls viel mehr als jene Menschen, die immer von neuem den Kampf gegen die Kilos aufnehmen.

Doch die vermeintliche Gleichung dünn = gesund, dick = krank geht nicht auf, wie in Kapitel 2 gezeigt wird. Große Studien mit zehntausenden Menschen haben in jüngerer Zeit gezeigt, dass viele Übergewichtige keine kürzere Lebenserwartung haben als Normalgewichtige. Und ohnehin ist das Bewegungsverhalten viel entscheidender für die Gesundheit als die Anzahl der Pfunde.

Letztlich gibt es viele gute Gründe für den Einzelnen, mit seinem Körpergewicht entspannt umzugehen. Auch weil es biologisch weitgehend vorgegeben ist und sich langfristig allein vom Willen kaum beeinflussen lässt. Diese Erkenntnis mag überraschen. Die Ergebnisse der modernen molekularbiologischen und -genetischen Forschung lassen jedoch kaum einen anderen Schluss zu, wie in Kapitel 3 gezeigt wird.

Auf diesen Wissenschaftsgebieten ist derzeit so etwas wie eine Revolution zu beobachten. Sehr viele Forscher interessieren sich für das noch vor wenigen Jahren kaum beachtete Gebiet der biomedizinischen Erforschung der Adipositas (Fettleibigkeit). Fast wöchentlich werden neue Hormone, Rezeptoren, Enzyme oder Peptide bekannt, die Appetit, Hunger und Körpergewicht regulieren. Und immer wieder zeigt sich, dass sich der Körper außergewöhnlich trickreich gegen jede Gewichtsabnahme zu Wehr zu setzen weiß.

Vereinfacht gesagt: Der Körper macht, was er will, und der Kopf hat wenig zu sagen, wenn es um den Bauch geht. Übergewicht ist, so das Fazit der Forscher, demnach vor allem die Folge einer genetischen Veranlagung in Verbindung mit einer »dick machenden« Umwelt.

Das Bedürfnis, gut und viel zu essen, ist seit Menschengedenken enorm mächtig, nicht weniger stark als der Sexualtrieb. Überleben und sich fortpflanzen – dafür hat schon der Körper des Urmenschen (fast) alles getan. Nur so konnte Homo sapiens zu einem derart erfolgreichen Vertreter der Evolution werden.

Allerdings befinden sich die Urmenschen-Gene, die wir noch immer in uns tragen, heute in einer Umwelt, die nicht mehr das Geringste mit den Savannen Afrikas zu tun hat – jener Gegend, aus der der Mensch seinen Siegeszug um die Welt angetreten hat. Statt tagelang umherzustreifen, stundenlang einer Gazelle hinterherzuhetzen und sie mühsam zum Lagerplatz zu schleifen, schlurfen wir durch einen Supermarkt, greifen in überquellende Regale und schaffen die Beute mit dem Auto in die heimische Höhle.

Menschen in der westlichen Welt leben erstmals in der Geschichte im Schlaraffenland, in der Fachsprache auch als »obesogenic environment« (dick machende Umwelt) bezeichnet. Von der konnten frühere Generationen nur träumen. Sich diesen allgegenwärtigen Verlockungen dauerhaft zu widersetzen, erfordert schier übermenschliche Kräfte.

Tatsächlich sind schlanke Menschen meist ein schlichter Glücksfall der Genetik. Allein daher täte eine Gesellschaft gut daran, dicke Menschen sozial zu »rehabilitieren«. Denn Übergewicht ist letztlich eine normale Reaktion des Körpers auf eine unnormale Umwelt. Auch ausgewiesen willensstarke Menschen müssen vor diesen uralten Kräften kapitulieren – so hat auch Joschka Fischer es nicht geschafft, dauerhaft schlank zu bleiben.

Doch wie viel einfacher, als sich mit den komplexen Hintergründen der Ernährung zu beschäftigen, ist es, die Übergewichtigen für ihre Lage verantwortlich zu machen, sie gar zu beschimpfen, wie dies selbst Politiker tun. Der britische Gesundheitsminister Alan Johnson etwa verstieg sich zu der Behauptung, Übergewicht bedeute für das Gesundheitssystem dasselbe wie der Klimawandel für die Umwelt.

Und der Leiter der US-Gesundheitsbehörde Richard Carmona bezeichnete die dicken Bäuche seiner Landsleute als »Terror im Inneren«, der selbst den 11. September in den Schatten stelle.

Terrorisiert fühlen sich vielmehr viele Übergewichtige: von einem ins Absurde getriebenen Schlankheits-Diktat. Manch Schlanker dünkt sich gar moralisch erhoben über jene, denen es nicht gelingt, unter die magische Marke eines BMIs von 25 zu kommen. Unausgesprochen ist damit eine subtile Abgrenzung verbunden, oft auch eine offene Stigmatisierung. Gerade dicke Kinder leiden oft stärker unter der gesellschaftlichen Diskriminierung als unter den Folgen ihrer »Krankheit« (Kapitel 3). Und: Gewichtsunterschiede sind in Deutschland Klassenunterschieden, wie Kapitel 1 zeigt. Dicksein ist zum sozialen Makel geworden. Und wer will schon zum Ernährungs-Prekariat gehören?

Wenn auch der Anteil Übergewichtiger in Deutschland und in den USA in den letzten Jahren auf einem Plateau verharrt und nicht mehr steigt – unbestritten ist, dass ausgesprochen fettleibige Menschen tatsächlich erhebliche Gesundheitsrisiken haben und auch eine geringere Lebenserwartung als andere. Was aber können wir dagegen tun? Aufklärungs- und Präventionskampagnen, die sich an den Einzelnen richten, bringen jedenfalls kaum etwas, so lautet das Fazit von Kapitel 5.

Medikamente gegen Übergewicht helfen nur begrenzt und haben zum Teil gefährliche Nebenwirkungen. Denn sobald ein chemischer Stoff in die Gewichtsregulation des Körpers eingreift, berührt dies auch wichtige andere, damit vernetzte Regelkreise, etwa jene für die Stimmung, die Sexualität und für das Gedächtnis. Und selbst wenn es künftig bessere Präparate geben sollte: Ab wie viel Kilogramm Übergewicht bekommt man sie verschrieben? Werden Ärzte auch Kindern und Jugendlichen solche Tabletten verabreichen? Oder lassen wir sie erst dick werden, um sie dann als Erwachsene zu behandeln? Wie hoch ist das Missbrauchspotenzial solcher Medikamente – werden wir ein Heer von essgestörten Menschen heranzüchten?

Als letzter Ausweg gilt derzeit ein chirurgischer Eingriff, etwa eine Verkleinerung des Magens in Verbindung mit einer Verkürzung des

Darms. Auch wenn es erstaunlich klingen mag: Eine solche Operation ist die bislang erfolgreichste aller Maßnahmen gegen Fettleibigkeit, mitunter schwinden bis zu 50 Kilogramm Körpergewicht. Wie jeder Eingriff bringt allerdings auch dieser ein Risiko mit sich – auf längere Sicht aber, so zeigen neue Untersuchungen, ist die Lebenserwartung Operierter höher als die von Fettleibigen, die sich nicht unters Messer legen (Kapitel 4).

Eine wünschenswerte »Nebenwirkung« werden all diese medizinischen Therapien – ob Medikament oder Operation – haben: Adipositas wird als eine ernsthafte Erkrankung wahrgenommen, nicht nur als eine Folge mangelnder Willenskraft des Einzelnen. Die soziale Stigmatisierung wird dadurch nachlassen. Und das wäre erfreulich.

Wer jedoch in der Breite etwas gegen eine ungesunde Lebensweise und vor allem gegen Fettleibigkeit tun will, dem hilft die ständige Fokussierung allein auf das Thema »Übergewicht« nicht weiter. Der kommt nicht umhin, die gesellschaftlichen Rahmenbedingungen zu ändern. Denn als Industriegesellschaft leben wir zu einem Großteil von dem, was viele Menschen bewegungslos, dick und krank macht. Wenn man all die Arbeitsplätze in der Auto-, Computer- und Medienindustrie zusammenzählt und dazu noch die in der Lebensmittelindustrie addiert – dann wird deutlich, dass diese Wirtschaftszweige für einen Großteil der Jobs in Deutschland verantwortlich sind. Sehr viele Menschen arbeiten demnach in Wirtschaftsunternehmen, die tagtäglich danach streben, dass wir unsere persönliche Energiezufuhr erhöhen oder unseren Energieverbrauch senken.

Selbstverständlich kann es nicht darum gehen, zum Leben der Jäger und Sammler zurückzukehren. Sondern darum, wie sich mit wohldosierten Eingriffen eine gesündere Lebensumwelt gestalten lässt. Diese Strategie, die in Kapitel 6 beschrieben wird, mündet in einen »10-Punkte-Plan für eine gesündere Gesellschaft«. In dessen Mittelpunkt steht nicht die Anzahl der Pfunde eines Menschen, sondern seine gesamte Lebensweise.

Wir leben in fetten Zeiten

1.1 Überfluss für (fast) alle – eine historische Premiere

Viele Zehntausende von Jahren war der Mensch darauf eingestellt, gegen seinen Hunger anzukämpfen – zumindest zu einigen Zeiten im Jahr. Die Urmenschen ernährten sich zunächst hauptsächlich von rohen Pflanzen. Seit etwa 1,5 Millionen Jahren stand dann häufiger Fleisch auf dem Speiseplan, zunächst vermutlich Aas. Erst vor 700.000 Jahren bildete sich die Fähigkeit zur planmäßigen Jagd heraus – eine Fertigkeit, die *Homo sapiens* vor etwa 100.000 Jahren perfektionierte.[1] Die Ernährung der Jäger und Sammler war zu dieser Zeit erstaunlich abwechslungsreich, und mit Können und etwas Glück ließ sich reiche Beute machen.

Doch es drohten auch immer wieder Perioden, in denen Nahrung rar war und die Mägen längere Zeit nicht gefüllt werden konnten. In einem harten Winter blieb oft ein Großteil der Beute aus; ebenso konnte ein langer heißer Sommer die Zahl der Wildtiere dezimieren; mitunter führte auch die Einwanderung einer anderen Menschengruppe zu Konkurrenz um das Lebensmittelangebot. Solche Phasen überlebten am besten jene Menschen, die in guten Zeiten große Mengen vertilgen konnten und die in der Lage waren, möglichst viel Energie in Form von Fett zu speichern – obwohl diese Fähigkeit in Ausnahmefällen wohl damals schon zu Übergewicht geführt hat. Das jedenfalls lässt sich aus den kleinen, rund 25.000 Jahre alten Tonfiguren schließen, die an mehreren Stellen in Europa gefunden wurden. Eine von ihnen ist die altsteinzeitliche Venus von Willendorf.

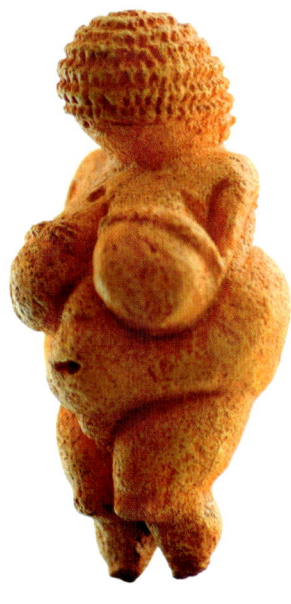

Venus von Willendorf

Deren Körperform stellte, weil sie Wohlstand vermuten ließ und weibliche Fruchtbarkeit verhieß, ein erstrebenswertes Ideal dar. Selbst starkes Übergewicht war, anders als heute, wahrscheinlich aber nicht mit großen gesundheitlichen Nachteilen verbunden (die Begriffe »starkes Übergewicht«, »Adipositas« und »Fettleibigkeit« werden wir in der Folge synonym benutzen). Zum einen war die Lebenserwartung ohnehin relativ niedrig, so dass Folgeerkrankungen oft gar nicht erst auftraten. Zum anderen dürften sich die Extrakilos mitunter sogar lebensverlängernd ausgewirkt haben, nicht nur in Hungerperioden, sondern auch als »Sicherheitspolster«, wenn Infektionskrankheiten den Körper auszehrten.

Schlechte Futterverwerter hingegen, die für Notzeiten keinen Speck ansetzen konnten und bei Krankheit nichts zuzusetzen hatten, lebten häufig nicht lange. Außerdem führt starkes Untergewicht dazu, dass die Lust an Sex und die Fruchtbarkeit nachlassen; sehr dünne Menschen hatten demnach meist weniger Nachkommen als Normalgewichtige. So kommt es, dass es heute von den schlechten Futterverwertern längst nicht so viele gibt wie von den guten Fettspeicherern. Diese natürliche Auslese, die über Jahrzehntausende eine genetische Neigung zum Übergewicht begünstigte, ist für heutige Generationen eine im Wortsinne schwere Hypothek.

Die landwirtschaftliche Revolution

Trotz der Widrigkeiten, mit denen Jäger und Sammler zu kämpfen hatten – hinsichtlich ihrer Körpergröße überragten sie fast alle Menschengenerationen nach ihnen.[2] Der Übergang zur Sesshaftigkeit und zum Ackerbau war hingegen ein Einschnitt, der den Menschen zunächst nicht gut bekam. Zwar konnten sie nun Nahrungsmittel im größeren Umfang selbst erzeugen und vollzogen mit der »landwirtschaftlichen Revolution« in der Jungsteinzeit einen Entwicklungsschritt, der als der wichtigste der Menschheit gilt. Weil aber die Anpassung des menschlichen Organismus an die neuen Nahrungsmittel nur langsam gelang, kam es infolge des Ackerbaus zu einem Nährstoffmangel. Der erste kultivierte Weizen enthielt Vitamine und Mineralien, die vom Körper nur schlecht verwertet werden konnten. Auch der häufige Verzehr von Reis und Mais führte aufgrund des beschränkten Nährstoffgehalts zu vielen Mangelerkrankungen.

Die Ernährungsumstellung war so deutlich spürbar, dass die Körpergröße im Zuge der Sesshaftwerdung zunächst zurückging. Die Säuglings- und Kindersterblichkeit nahm zu, der Gesundheitszustand der Menschen wurde schlechter. Und Milch vertrugen die meisten ohnehin nicht. Tausende von Jahren hat es gedauert, bis Genmutationen es manchen Menschen schließlich ermöglichten, das Milcheiweiß zu verdauen und sich an die Laktose zu gewöhnen. Selbst heute verträgt weltweit nur jeder zweite Mensch das Milcheiweiß. Die meisten von ihnen leben auf der Nordhalbkugel, während die »Laktoseintoleraten« vor allem auf der Südhalbkugel anzutreffen sind.

Für die sesshaften Menschen war Übergewicht daher für lange Zeit kein Problem, sondern eher ein Zeichen von Wohlstand und Status. Antike Überlieferungen besagen, dass sich als Erste die Ägypter Gedanken gemacht haben, inwiefern ein Zuviel an Nahrungsmitteln die Gesundheit schädigen kann: Die Nilanwohner entdeckten als Gegenmaßnahme die Darmspülung; bekannt waren auch das willentliche Erbrechen oder Fastentage.

Die ersten Fälle von Fettleibigkeit

Die Griechen waren es schließlich, die bemerkten, dass Fettleibigkeit für Krankheiten verantwortlich sein kann. Der Arzt Hippokrates entdeckte, dass starkes Übergewicht zu Unfruchtbarkeit und einem frü-

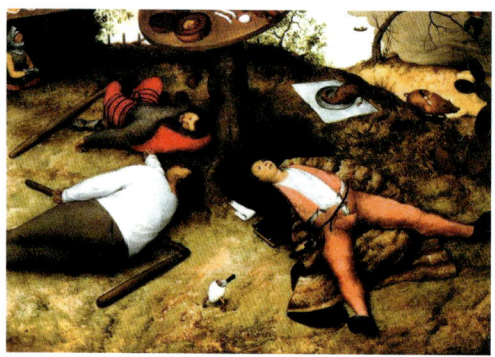

Pieter Brueghel · Schlaraffenland

hen Tod führen kann. Pythagoras war wohl einer der Ersten, der aus Gesundheitsgründen zur Mäßigung aufrief: »Kein Mann, der seine Gesundheit schätzt, sollte die Grenzen überschreiten, weder bei der Arbeit, beim Essen noch beim Konkubinat.« Der Mathematiker erkannte auch, dass es langfristig ein Gleichgewicht von Energieaufnahme und Energieabgabe geben muss, damit der Körper gesund bleiben kann – eine bis heute gültige Erkenntnis.

Die wohl erste bekannt gewordene Behandlung von Fettleibigkeit beschrieb der griechische Arzt und Naturforscher Galenus: Er habe einen fetten Kerl zu einem schlanken gemacht, indem er ihn jeden Morgen zum Laufen geschickt habe. Danach sei er abgerieben und in ein heißes Bad gesteckt worden. Nach einem kleinen Frühstück habe er ein weiteres Bad nehmen müssen. Den Rest des Tages habe der Patient dann körperlich arbeiten müssen.[3]

Den größten Teil der Menschheit drückten allerdings ganz andere Probleme, denn es kam immer wieder zu verheerenden Hungersnöten. Wenn Unwetter die Ernten ganzer Städte und Landstriche vernichteten, betraf das viel mehr Personen als zu Urzeiten. So konnten die Menschen in den westlichen Industrienationen erst im 20. Jahrhundert – dank der stabilen Nahrungsmittelversorgung – langsam zur Körpergröße der Jäger und Sammler aufschließen. Noch als der niederländische Maler Pieter Brueghel vor mehr als 450 Jahren den Traum vom Schlaraffenland auf die Leinwand bannte, konnte sich niemand vorstellen, dass es eine Zeit geben würde, in der sich ein grotesker Überfluss an Nahrung einstellen würde.

Mehr Übergewichtige als Hungernde

Nach neuen Schätzungen der Weltgesundheitsorganisation WHO sind weltweit mittlerweile mehr Menschen übergewichtig als von Unterernährung betroffen: Eine Milliarde gelten als zu dick, 300 Millionen sogar als fettleibig, darunter 22 Millionen Kinder.[4] Viele Wissenschaftler sprechen von einer regelrechten Übergewichts-Epidemie, die sich lauffeuerartig über den Planeten verbreite: eine Pandemie. Auf der anderen Seite stehen 850 Millionen Menschen, die nicht genug zu essen haben, und mehrere Millionen Kinder, die jährlich an Unterernährung oder Mangelernährung sterben.[5] Aufgrund der deutlich gestiegenen Preise für Grundnahrungsmittel in der jüngsten Zeit dürfte die Zahl der Hungernden weiter zunehmen.

Noch sind vor allem Menschen in den reichen Ländern von Übergewicht betroffen, aber bis 2010 werden nach WHO-Angaben viele

Vielfraße unter sich

Selbst jenen Menschen, die nie Hunger gelitten haben, fällt es schwer, nicht bei erstbester Gelegenheit in archaische Essmuster zurückzufallen. So berichtete der Leibarzt des Reichskanzlers Bismarck, wie dieser mitunter 16 Eier zum Frühstück gegessen habe. Auf dem Berliner Kongress 1878 sah man ihn, wie er mit der einen Hand Krabben in den Mund stopfte und mit der anderen Kirschen. Der Erzbischof von Canterbury musste seinen Kollegen im 16. Jahrhundert Menübeschränkungen auferlegen: Erzbischöfe sollten nicht mehr als sechs Fleischgerichte und vier Beilagen pro Mahlzeit vertilgen, Bischöfe maximal fünf Fleischgerichte und drei Nebengerichte, niedere Ränge entsprechend weniger. Der deutsche Missionar Karl Hugo Hahn berichtete 1846 aus Südwest-Afrika, dass 15 Menschen eine mittelgroße Giraffe in nur zwei Tagen aufaßen, das entsprach etwa 30 Pfund Fleisch pro Tag und Kopf.[6] Heute finden sich ähnliche »Leistungen« im Guiness-Buch der Rekorde: So hat der 23-jährige Amerikaner Joey Chestnut in zwölf Minuten 59 und einen halben Hot-Dog verschlungen.

Schwellenländer vor einem ähnlichen Problem stehen. Vor allem bei Kindern und Jugendlichen ist die Zahl der Übergewichtigen in den letzten 20 Jahren in manchen Staaten um das Drei- bis Vierfache gestiegen.[7] Und auch im sich rasant industrialisierenden China nimmt die Zahl der Übergewichtigen stark zu;[8] immerhin hat die chinesische Regierung das Problem erkannt. Es wird interessant sein zu beobachten, ob mit dem Wissen um die Probleme, verbunden mit den Möglichkeiten einer Diktatur zu starken Eingriffen in die Freiheit des Einzelnen, dem Problem tatsächlich effektiv zu Leibe gerückt werden kann – oder ob sich die menschliche Natur wie so oft als stärker erweist.

In den Schwellenländern ist Übergewicht derzeit oft noch mit einem erhöhten sozialen Status verbunden, weil Körpergewicht als Zeichen von Wohlstand gilt.[9] Insofern lassen sich Parallelen erkennen zu der Entwicklung in Deutschland, zum Wohlstandsspeck der 1950er und 1960er Jahre, der vor allem in der unmittelbaren Nachkriegszeit die Botschaft enthielt: Seht her, ich kann mir etwas leisten.

Erst bei anhaltender finanzieller Sicherheit, die dazu führt, dass man beliebig viel essen und sich einen Bauch anfuttern kann, kommt es zu einem Sinneswandel – nicht zuletzt als Möglichkeit für den Einzelnen, sich von der Mehrheit abzugrenzen. Nachdem die gesundheitlichen Folgen der Überernährung öffentlich diskutiert wurden, begannen vor allem Menschen aus den oberen sozialen Schichten, sich nach dem neuesten Stand der Forschung zu orientieren, der eine bessere Gesundheit bei niedrigerem Gewicht versprach. Von nun an ging es für mehr und mehr Menschen darum, sich beim Essen zu beherrschen und gesund zu ernähren.

Diese Entwicklung ist in vielen modernen Gesellschaften zu beobachten: Sobald niemand mehr hungern muss, spielen Gesundheit und Schlankheit eine immer wichtigere Rolle. Es ist damit die paradoxe Situation entstanden, dass die meisten Menschen sich heutzutage alle möglichen Lebensmittel leisten können, der übermäßige Genuss aus diesem überquellenden Warenkorb aber als individuelle Schwäche verachtet wird.

Möglich gemacht wurde die Entwicklung durch eine industrielle Revolution in der Nahrungsmittelherstellung.[10] Das Beispiel der USA zeigt exemplarisch, wie ein solcher Prozess verläuft: Der Bevölkerungsanteil, der auf Farmen lebt, ist von 40 Prozent im Jahre 1890 auf zwei Prozent im Jahre 2005 zurückgegangen. Seit 1960 ist die Anzahl der Farmen von 3,2 auf 1,9 Millionen zurückgegangen. Die Durchschnittsgröße der Betriebe hat dafür um 40 Prozent zugenommen, die Produktivität sogar um 82 Prozent. Gleichzeitig hat die Monokultur Einzug gehalten, meist wird nur noch ein Produkt »hergestellt« (etwa Hühner, Rinder oder Weizen).

In Deutschland ist der Konzentrationsprozess in der Landwirtschaft ähnlich wie in den USA verlaufen, und selbst im Bio-Segment geht der Trend zu größeren Produktionseinheiten. Allein in den Jahren von 2005 bis 2007 ging die Zahl der landwirtschaftlichen Betriebe um fast fünf Prozent zurück, auf nunmehr rund 370.000;[11] nur die Zahl der Großbetriebe mit mehr als 75 Hektar hat noch zugenommen. Eines gilt heute für alle Produzenten, ob Nahrungsmittel-Multi oder Großlandwirte: Der Absatz lässt sich nur steigern, wenn es gelingt, die Konsumenten davon zu überzeugen, die eigenen Produkte statt die der Konkurrenz zu essen. Oder aber wenn man die Menschen dazu verleitet, einfach immer mehr zu essen.

Um das Sattwerden geht es dabei schon lange nicht mehr. Die US-Unternehmen stellten bereits 1970 Nahrungsmittel mit einem Energiegehalt von 3.300 kcal pro Einwohner und Tag her, und auch damals musste niemand verhungern. Ende der 1990er stieg der produzierte Energiegehalt pro Kopf und Tag auf 3.800 kcal[12] – das ist deutlich mehr als der normale Tagesbedarf eines Erwachsenen. »Wir produzieren Tag für Tag 3.800 Kalorien pro Kopf, brauchen aber eigentlich nur 2.400«, sagt Robert Lawrence, Professor für Präventive Medizin an der Johns Hopkins University in Baltimore. Diese Mengenverhältnisse lassen erahnen, wie hart die Konkurrenz um den Esser ist – selbst wenn man davon ausgeht, dass ein Teil der produzierten Kalorien im Müll landet.

Fast und Convenience Food – schnell und bequem

Für die USA hat der Autor Eric Schlosser den Begriff »Fast Food Nation« geprägt.[13] Archetypisch dafür steht der Siegeszug von McDonald's. Die Brüder Richard und Maurice McDonald arbeiteten zunächst als Bühnenbauer für die Columbia-Filmstudios in Hollywood. 1937 eröffneten sie ein Drive-in-Restaurant für Hotdogs in Pasadena. Einige Jahre später zogen sie nach San Bernardino und gründeten den »McDonald-Brothers Burger Bar Drive-In«. Zwanzig Angestellte auf Rollschuhen brachten das Essen zu den Autos der Gäste. Ein mühsames Geschäft mit vielen Angestellten, einer großen Speisekarte und richtigem Besteck.

Am Ende der 1940er Jahre kamen die Brüder dann auf eine revolutionäre Idee: Sie strichen mehr als jedes zweite Gericht von der Speisekarte. Es gab nur noch Hamburger und Cheeseburger auf Papiertellern und mit Plastikbesteck. Und während bislang ein Angestellter einen Hamburger komplett zubereitete, wurden diese nun am Fließband hergestellt: Ein Mitarbeiter grillte das Fleisch, ein anderer garnierte die Zutaten, ein weiterer wickelte den Burger ein, und wieder andere waren für die Milchshakes, Pommes oder den Verkauf zuständig. Arbeitskräfte konnten von jetzt auf gleich eingearbeitet (und entlassen) werden. Es gab keine komplexen Arbeitsvorgänge mehr, die Preise konnten so niedrig gehalten werden, dass sich auch Familien der damaligen Mittelschicht das Essengehen leisten konnten – und der Kunde bekam ein Produkt von gleichbleibender Qualität.

Ein extrem erfolgreiches Konzept: Die Ausgaben für Fast Food sind in den USA von rund sechs Milliarden Dollar im Jahr 1970 auf 110 Milliarden Dollar nach der Jahrtausendwende gestiegen; die Zahl der McDonald's-Filialen ist in den letzten 40 Jahren von weltweit 1.000 auf über 30.000 angewachsen;[14] mittlerweile gibt es Big Macs in jeder chinesischen Großstadt zu kaufen.

Was das Fast Food für unterwegs ist, ist das Convenience Food für daheim: Dieser seit langem stärkste Trend setzt konsequent auf die Bequemlichkeit der Menschen. Kochsendungen schaut man sich vielleicht gerne im Fernsehen an, die Zeit vor dem eigenen Herd hat der Durchschnittsdeutsche in den vergangenen Jahrzehnten aber beständig reduziert. Warum auch selber tätig werden, wenn es neuerdings »Tillman´s Toasty« gibt, eine Kreation der Fleischfabrik Tönnies: Packung aufschneiden, das vorgegarte, aus zerkleinertem Schinkenfleisch und mit kalorienreicher Panade umhüllte Schnitzel entnehmen, in den Toaster stecken, kurz warten, fertig!

Vorsicht, dicht gepackte Kalorien!

Ernährungsphysiologisch scheint Fast Food ein besonders trickreicher Angriff auf die seit Jahrzehntausenden geprägten Essgewohnheiten des Menschen zu sein. Bei einem Versuch in Großbritannien[15] bekam eine Gruppe von Testpersonen ausschließlich Nahrungsmittel mit hoher Energiedichte vorgesetzt, wie sie auch Fast Food hat. Die anderen Probanden erhielten Nahrung mit niedriger Energiedichte. Beide Gruppen durften so viel essen, wie sie wollten. Jene, die energiereich aßen, nahmen 65 Gramm mehr Fett (entspricht etwa 600 kcal) auf als die anderen Personen – pro Tag! Und sie legten an Gewicht zu. Die Teilnehmer der zweiten Gruppe konnten ihr Körpergewicht hingegen reduzieren. Der Versuchsleiter Andrew Prentice von der Nutrition Group der London School of Hygiene and Tropical Medicine nimmt an, dass energiereiche Nahrung den Körper darüber hinwegtäuscht, wie viele Kalorien er tatsächlich zugeführt bekommt. Evolutionär sei der Mensch auf eine Nahrung mit einer Energiedichte von rund 100 Kalorien je 100 Gramm eingestellt – in einem Hamburger stecken aber fast 290 Kalorien je 100 Gramm. Ähnlich bei Limonaden: Da die Energiemenge kalorienreicher Getränke vom Körper nicht richtig registriert wird, essen die meisten Menschen trotzdem fast genauso viel, als wenn sie stattdessen Wasser getrunken hätten. Möglicherweise sind Kinder besonders gefährdet; denn jene, die viel Limonade trinken, nehmen auch besonders viel zu.[16] So etwas allerdings stellt sich meist nur bei unabhängigen Studien heraus. Jene, die von der Nahrungsmittelindustrie finanziert werden, entdecken diese Zusammenhänge in der Regel nicht.

1.2 Die »All you can eat«-Mentalität – die dick machende Umwelt

Kaum einer erliegt nicht ab und an den Verlockungen der »Ess-Umgebung«. Zu Hause passt man womöglich noch auf sich auf, kauft nicht ein, was einen später verführen könnte: Nur ein Brötchen, nur eine Scheibe Brot, Margarine und ein wenig Marmelade gibt es zum Frühstück. Dann aber, auf der Dienstreise im feinen Hotel brechen plötzlich die Dämme: So wunderbar viele Wurst- und Käsesorten, ein »English breakfast« wäre auch zu haben – kann man sich das entgehen lassen?

Sobald ein Mensch das Haus verlässt, wird er in den Industrieländern an jeder Straßenecke mit Nahrungsmitteln konfrontiert. Während es früher eher unscheinbare Einkaufsläden gab, wird heute ein Discounter nach dem anderen aus dem Boden gestampft. An Tankstellen kann man längst nicht mehr nur tanken, sondern notfalls den Wochenendeinkauf tätigen; Döner-Buden, Pizzerien mit Straßenverkauf, sie alle nehmen einem jede noch so kleine Anstrengung ab, sich für eine sofortige Bedürfnisbefriedigung zu entscheiden. Selbst im Schwimmbad und am Sportplatz locken Automaten mit gekühlten Getränken und Eis.

In einem Report der Weltgesundheitsorganisation WHO wird insbesondere die Zunahme der Portionsgrößen als wichtiger Faktor für die steigende Zahl der Übergewichtigen aufgeführt. Der Ur-Hamburger von Burger King etwa wog bei seiner Einführung im Jahr 1954 rund 110 Gramm. Im Jahr 2002 wog der kleinste überhaupt erhältliche Hamburger 125 Gramm, der Doppelwhopper sogar mehr als das Dreifache des Ur-Hamburgers.

Ähnlich bei McDonald's: 1950 gab es nur eine Portionsgröße bei Pommes. Die gibt es auch heute noch, sie nennt sich small und war gerade mal ein Drittel so groß wie die größte Portionsgröße im Jahr 2002. Und das Normalmaß für eine Limonade betrug bei McDonald's 1955 rund 0,2 Liter. Heute enthält schon die US-Kinderportion 0,35 Liter, die kleine Portion 0,47 Liter und der – inzwischen aufgrund von Protesten abgeschaffte – Supersize-Becher 1,24 Liter (Abbildung 1.1).

Selbst die Tiefkühlmenüs der Weight Watchers sind größer geworden, ebenso die Becherhalter in den Autos. In Neuauflagen von Kochbüchern findet sich für ein altes Rezept mitunter zwar dieselbe Menge an Zutaten – oft aber für weniger Personen.

Europa hat bei den Portionsgrößen nachgezogen. Vor etwa 30 Jahren enthielt die klassische Tüte Gummibären 75 Gramm. Im Laufe der Zeit wurden die Tüten immer größer und schwerer: Erst 100 Gramm, dann 200 Gramm, heute sind es oftmals 250 oder 300 Gramm. Eine dänische Forschergruppe stellte im Jahr 2003 fest, dass vor allem abgepackte Lebensmittel mit hoher Energiedichte, wie Soft Drinks und Fast Food, heute in größeren Portionen angeboten werden als früher.[17] Das Gewicht von Schokoriegeln nahm in Dänemark von 1990 bis 1996 im Schnitt um die Hälfte zu, das von Eis am Stiel zwischen 1957 und 1989 um ein Drittel. Das Gewicht von Kartoffelchips-Beuteln verdreifachte sich sogar zwischen 1959 und 2000.

1.1 Die Portionsgrößen haben sich in den letzten 50 Jahren vervielfacht[18]

Produkt		Portionsgrößen USA	
		1954/55	2002
McDonald's Pommes frites in Gramm	Small Medium Large Supersize	68	68 150 179 201
Burger King Hamburger in Gramm	Hamburger Whopper Jr. Double Hamburger Whopper Double Whopper	111	125 170 173 281 357
McDonald's Limonade in Milliliter	Child Small Medium Large Supersize	199	355 473 621 946 1242

Der Energiegehalt eines klassischen McDonald's-Fast-Food-Menüs ist allein zwischen den Jahren 1990 und 2000 noch einmal erheblich gestiegen, von 984 Kalorien (medium) über 1150 Kalorien (large) bis auf 1258 (supersize). Zwar gibt es auch noch kleine Portionen, aber die Werbebotschaft ist deutlich: Esst mehr für weniger Geld! Viele Menschen greifen die Botschaft dankbar auf und freuen sich über randvolle Teller.

Hinzu kommt vor allem in den USA eine penetrante »All-you-can-eat«-Werbung und -Mentalität, die eine geradezu obszöne Nahrungsaufnahme fördert und in keinem Verhältnis zum Energiebedarf in einer bewegungsarmen Gesellschaft steht. »Iss mich!«, »Iss mehr!«, »Iss bequemer!«, »Gönn dir was!« – wer kennt nicht diese Botschaften, die unterschwellig ausgesendet werden? Allzu bequem ist es, den Verlockungen, den künstlichen Duft- und Geschmackswelten, den Billigangeboten zu erliegen.

Geworben wird fast nur für Ungesundes

Jeder vierte Fernsehspot bewirbt heute Nahrungsmittel.[19] Und gerade die Produkte für Kinder werden verknüpft mit gutem Geschmack, Spaß, Glücklichsein, Hip-Sein oder mit Aktivität, Sport und Kraft.[20] Experimente haben ergeben, dass Kinder, die Werbung für Süßigkeiten gesehen haben, sich dann auch tatsächlich öfter für etwas Süßes entscheiden als Kinder, denen keine Werbung gezeigt wird. Und sie üben Druck auf ihre Eltern aus, die entsprechenden Produkte zu kaufen.[21]

Die Deutsche Gesellschaft für Ernährung (DGE) hat einmal jene Nahrungsmittel gegenübergestellt, die sie empfiehlt und für die geworben wird: Alkoholika sowie Süßes und Snacks empfiehlt die DGE überhaupt nicht, aber geworben wird für diese Produkte in 40 Prozent aller Werbespots. Am Fuße der Nahrungspyramide sieht es ganz anders aus: Rund ein Drittel der Nahrung soll laut DGE aus Brot und anderen Getreideprodukten bestehen, beworben werden solche Produkte aber nur zu 13,4 Prozent, ähnlich die Verhältnisse bei Obst und Gemüse (Abbildung 1.2).

Übergewicht als normale Körperreaktion

Die Hauptaufgabe bei der Nahrungsaufnahme besteht heute vor allem darin, sich angesichts der Werbeflut und des reichhaltigen Angebots ständig gegen Lebensmittel zu entscheiden. Derzeit sind in Deutschland weit mehr als 200.000 Barcodes für Lebensmittel vergeben, jedes Jahr kommen rund 25.000 neue Produkte hinzu [22], von denen die meisten schnell wieder verschwinden, weil der Markt so übersättigt ist. Dabei nutzt ein Einpersonenhaushalt im Schnitt nur rund 50 verschiedene Lebensmittel, ein Vierpersonenhaushalt nicht mehr als 120.

Ein Jäger und Sammler hingegen musste zu Urzeiten praktisch alles essen, dessen er habhaft werden konnte. Wer wusste schon, wann es das nächste Mal etwas geben würde?

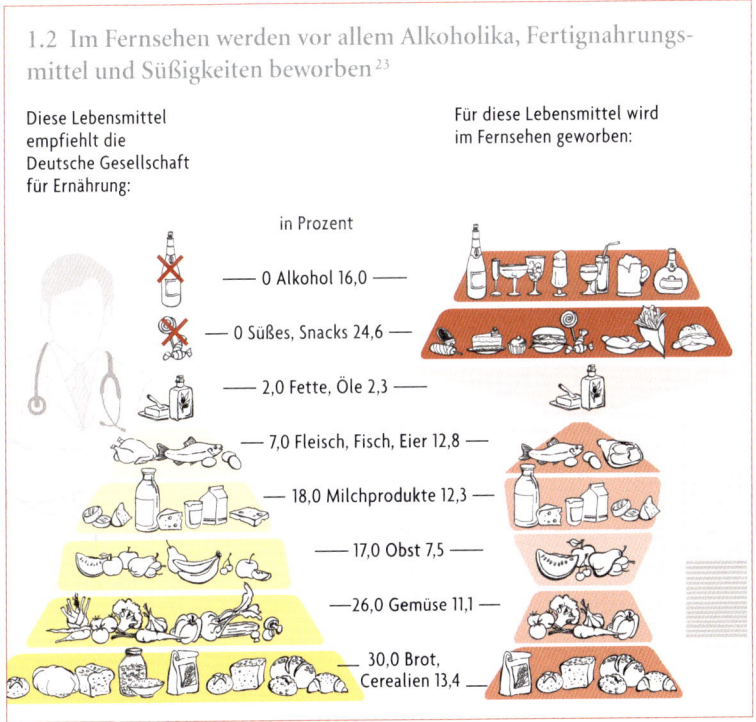

1.2 Im Fernsehen werden vor allem Alkoholika, Fertignahrungsmittel und Süßigkeiten beworben [23]

Diese Lebensmittel empfiehlt die Deutsche Gesellschaft für Ernährung:

Für diese Lebensmittel wird im Fernsehen geworben:

in Prozent

0 Alkohol 16,0

0 Süßes, Snacks 24,6

2,0 Fette, Öle 2,3

7,0 Fleisch, Fisch, Eier 12,8

18,0 Milchprodukte 12,3

17,0 Obst 7,5

26,0 Gemüse 11,1

30,0 Brot, Cerealien 13,4

Übergewicht, so viel lässt sich mit Fug und Recht behaupten, ist daher gewissermaßen eine ganz normale Reaktion des Körpers auf eine unnormale Umwelt. Dafür hat sich im Englischen der Fachbegriff »obesogenic environment« eingebürgert, was so viel heißt wie »dick machende Umgebung«. Diese verführt dazu, übermäßig zu essen und körperliche Aktivität zu meiden.

Natürlich reagieren nicht alle Menschen gleich auf eine dick machende Umgebung. Einige erliegen ihr ohne große Gegenwehr. Manch anderer stemmt sich mit aller Macht dagegen, und der Kampf – ausgetragen mit Diäten – wogt hin und her und geht am Ende oft verloren. Einige wenige Glückliche hingegen geben sich allen Verlockungen hin und setzen dennoch nicht Gewicht an. (Wie genau das kommt, wird in Kapitel 2 ausgeführt.)

Zwar lässt sich nicht alles auf die Umwelt schieben. Jeder Einzelne führt sich das Essen schließlich selbst zum Mund und ist somit verantwortlich dafür, was und wie viel er isst. Doch musste in der Vergangenheit niemand den Energiegehalt der Nahrung kontrollieren, kein biologischer Mechanismus konnte sich dafür entwickeln. Im Gegenteil, die dick machende Umwelt ist genau jene, von der *Homo sapiens* seit Urzeiten geträumt hat: eine Welt voll von schmackhaftem, billigem Essen in großen Mengen, für das man sich nicht groß anstrengen muss. Ein Menschheitstraum ist damit in Erfüllung gegangen. Ein Traum allerdings, der sich inzwischen für manch einen zum Alptraum auswächst.

1.3 Die bewegungslose Gesellschaft

Nun mag man einwenden: So kompliziert ist das doch gar nicht, wir essen einfach zu viel. Aber die durchschnittliche Kalorienzufuhr eines Menschen war zum Beispiel in Großbritannien 1970 höher als 1990, wie eine Studie ergab.[24] Trotzdem gab es 1970 deutlich weniger Übergewichtige. Vermutlich lag dies daran, dass damals viel mehr Menschen körperlich hart arbeiten mussten. So hart, dass die meisten Kalorien wieder abgearbeitet wurden.

Dass längst nicht nur die Essensmenge für das Gewicht des Einzelnen entscheidend ist, zeigen auch so genannte Sieben-Tage-Ernährungsprotokolle: Dafür lässt man Testpersonen notieren, was sie alles essen und trinken, und rechnet dann die durchschnittliche Kalorienzufuhr pro Tag aus. Am Ende stellt man erstaunt fest: Es zeigt sich kein Zusammenhang zwischen dem Body-Mass-Index eines Menschen und der Kalorienmenge, die er zu sich genommen hat.[25] Ein Grund dafür ist, dass insbesondere Übergewichtige ihre täglichen Essensrationen bewusst oder unbewusst unterschätzen und schlicht und einfach nicht vollständig protokollieren. Ein anderer Grund könnte sein, dass manche Menschen eine kalorienhaltige Ernährungsweise gut »wegstecken« können, weil ihr Stoffwechsel einen hohen Grundumsatz garantiert oder sie sich viel bewegen; wiederum andere nehmen aus dem Magen-Darmtrakt nicht so viel Fett auf und bleiben deshalb schlank.

Um den Zusammenhang zwischen Kalorienzufuhr, körperlicher Aktivität und Grundumsatz zu erforschen, müssten Menschen in einem Stoffwechsellabor untersucht werden. Nur unter solchen Laborbedingungen ließe sich wissenschaftlich einwandfrei feststellen, wie viel Kilokalorien jemand aufnimmt und anschließend wieder verbraucht. Daher tut sich die Wissenschaft derzeit erstaunlich schwer, exakt festzustellen, wie viel eine Person isst, wie viel sie sich bewegt und wie hoch ihr Grundumsatz ist. Wenn es einem Forscher gelingen sollte, Energieaufnahme und -verbrauch zuverlässig und einfach im Alltag zu messen, so wäre dafür wohl ein Nobelpreis fällig.

Immer mal wieder wird in der Öffentlichkeit der Einruck erweckt, dass ein einzelner Faktor nun DIE Ursache für die lange Zeit zunehmende Zahl Übergewichtiger sei. Mal soll allein das Fast Food schuld sein, mal die zunehmende Zeit vor dem Computer, mal der Stress im Berufsleben. So einfach ist es jedoch nicht. Tatsächlich führt ein vertracktes Spiel verschiedener Faktoren dazu, dass ein Mensch dicker wird. Der Wille zum Abnehmen spielt dabei nur eine Rolle. Eine mindestens ebenso wichtige Rolle spielt die fehlende Notwendigkeit, sich zu bewegen.

Kleine Begriffskunde

Adipositas, Fettleibigkeit und Fettsucht sind Begriffe, die ständig im Zusammenhang mit Übergewicht fallen. Da fällt der Durchblick schwer.

Grundsätzlich wird das Gewicht mithilfe des Körpermassen-Index, besser bekannt als Body Mass Index (BMI), verglichen. Es ist ein Maß, mit dessen Hilfe das Gewicht unabhängig von der Körpergröße eingeschätzt werden kann. Um einen individuellen BMI zu berechnen, wird das Gewicht in Kilogramm geteilt durch das Quadrat der Körperhöhe in Metern (kg/m². So hat ein 1,80 Meter großer Mensch, der 70 Kilogramm wiegt, einen BMI von 21,6 (70 kg:1,8 m² = 21,6 kg/m²). Die Weltgesundheitsbehörde hat mit Hilfe des BMI folgende Gewichtsklassen definiert:

Untergewicht	*< 18,5*	*Präadipositas*	*25 - 29,9*
Normalgewicht	*18,5 - 24,9*	*Adipositas Grad 1*	*30 - 34,9*
Übergewicht	*≥ 25*	*Adipositas Grad 2*	*35 - 39,9*
		Adipositas Grad 3	*≥ 40*

Wir verwenden den Begriff Übergewicht für einen BMI oberhalb von 25; wenn wir von starkem Übergewicht sprechen, ist dies gleichbedeutend mit Adipositas (lat. adeps = fett) oder dem deutschen Begriff Fettleibigkeit; in diesem Fall liegt der BMI oberhalb von 30. Extremes Übergewicht meint einen BMI oberhalb von 40 und ist gleichbedeutend mit Adipositas Grad 3. Den Begriff Fettsucht halten wir für problematisch und verwenden ihn deshalb nicht. All dies gilt nur für Erwachsene; für Kinder und Jugendliche gelten andere »Gesetze« (siehe Kapitel 2).

Die Zahl der PKW nimmt zu – und das Gewicht der Insassen

In Großbritannien haben Wissenschaftler einen etwas skurril anmutenden Vergleich gezogen: In den letzten vier Jahrzehnten habe die Anzahl der PKW in prozentual gleicher Höhe zugenommen wie das Gewicht der Menschen, die sie nutzen.[26] Wir halten die grenzenlose Mobilität für eine große Errungenschaft, aber zahlen auch einen Preis

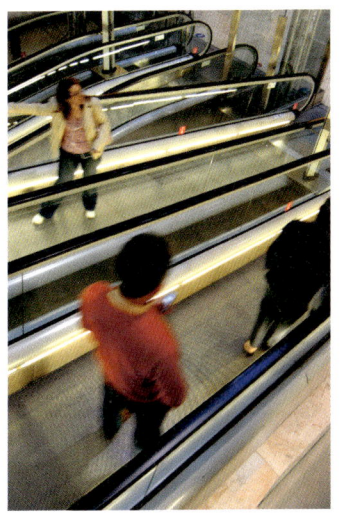

Laufen muss man heutzutage
nicht mehr viel

für die individuelle Bewegungslosigkeit. Viele Experten sind heute der
Auffassung, dass mangelnde körperliche Aktivität mehr dazu beiträgt,
übergewichtig zu werden, als eine zu
kalorienreiche Ernährung.

Um das Bewegungsverhalten der
Bundesbürger steht es wahrlich nicht
zum Besten. Die Ergebnisse eines
»Telefonischen Gesundheitssurveys«
des Berliner Robert-Koch-Instituts
(die zentrale Einrichtung der Bundesregierung auf dem Gebiet der
Krankheitsüberwachung und -prä-
vention) von 2003 ergaben, dass
mehr als ein Drittel der Männer und
Frauen überhaupt keinen Sport treiben, weitere 21 Prozent der Männer und 28 Prozent der Frauen sind weniger als zwei Stunden pro Woche aktiv.

Demgegenüber steht die Empfehlung, regelmäßig, das heißt mindestens an drei, besser jedoch an allen Tagen der Woche, eine halbe
Stunde körperlich aktiv zu sein und dabei leicht ins Schwitzen zu ge-
raten.[27] Dieser Empfehlung kommt jedoch nur der geringere Teil der
Bevölkerung nach. Und die Zahl derer, die zwei oder mehr Stunden in
der Woche Sport treiben, nimmt mit zunehmenden Lebensjahren stetig ab (Abbildung 1.3).

Gerade im Alter aber kann regelmäßige Bewegung die Gesundheit ungemein positiv beeinflussen. Selbst die tägliche Gehstrecke hat
einen deutlichen Einfluss auf die Sterblichkeit bei älteren Menschen,
wie eine Untersuchung ergab: Aus einer Gruppe von Senioren, die weniger als anderthalb Kilometer am Tag zu Fuß gingen, waren nach
zwölf Jahren doppelt so viele verstorben wie aus der Gruppe Senioren,
die zwischen 1,6 und 3,2 Kilometer pro Tag zu Fuß zurücklegten.[28]

29

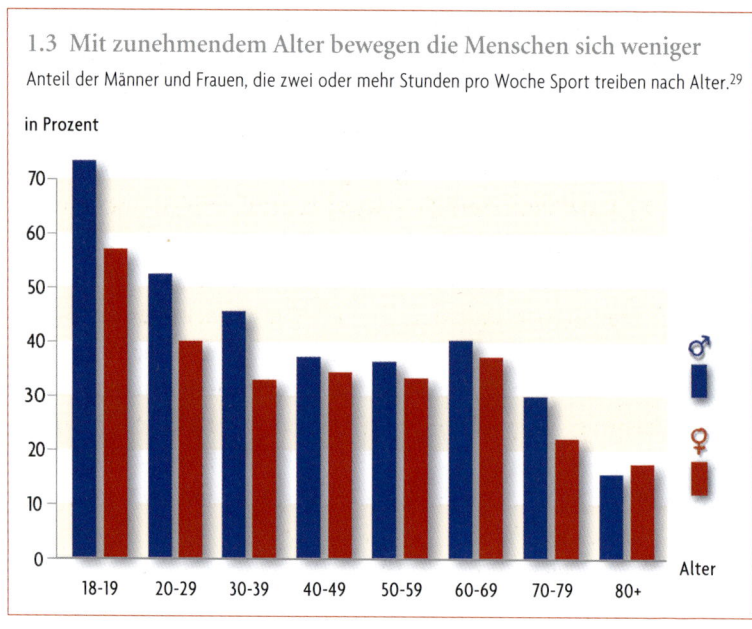

1.3 Mit zunehmendem Alter bewegen die Menschen sich weniger
Anteil der Männer und Frauen, die zwei oder mehr Stunden pro Woche Sport treiben nach Alter.[29]

in Prozent

♂
♀

Alter
18-19 20-29 30-39 40-49 50-59 60-69 70-79 80+

Zehnjährige laufen langsamer als vor 30 Jahren
Auch das Bewegungsverhalten von Kindern ist nicht besser als das Erwachsener. Im Alter von drei bis fünf Jahren verbringen die Jungen
und Mädchen heute über drei Viertel ihrer wachen Zeit im Sitzen.[30]
Zu körperlich anstrengendem Spiel kommt es nur während zwei Prozent der Zeit, der Schulsport hat an Bedeutung verloren. Träge Kinder
finden sich inzwischen quer durch die Gesellschaft – aber besonders
häufig beim Nachwuchs von Migrantenfamilien und Familien mit
niedrigem sozialen Status.

Außerdem haben die motorischen Fähigkeiten von Kindern stark
nachgelassen: Zehnjährige laufen heute deutlich langsamer als vor 30
Jahren; sie knicken nach weniger Liegestützen ein, und die Kraft beim
Weitsprung aus dem Stand hat sich in den letzten 30 Jahren um 14 Prozent verringert.[31] In fast allen Industriestaaten schneiden Kinder bei motorischen Tests heute um durchschnittlich zehn Prozent schlechter ab als

noch zu Beginn der 1980er Jahre. Und sie spielen seltener draußen. Statt drei bis vier Stunden täglich wie noch in den 1970er Jahren bewegen sich die Kinder heute gerade mal eine Stunde an der frischen Luft.

Verstärkt wird die Bewegungslosigkeit durch einen Faktor, der auf den ersten Blick überraschen mag: Angst. In den USA spielt die Furcht vor Verkehrsunfällen, Überfällen, Kindesentführungen und Kinderschändern schon länger eine bedeutende Rolle dafür, viele Wege nicht mehr zu Fuß oder mit dem Fahrrad zurückzulegen.

Auch hierzulande sind viele Erwachsene vorsichtiger geworden. Zwar hat sich an der tatsächlichen Bedrohung nichts fundamental verändert – aber die Verbrechen sind längst nicht mehr nur Thema für die Lokalzeitung. Über Boulevardzeitungen und Fernsehsendungen werden gerade die besonders spektakulären Fälle landes-, manchmal gar weltweit verbreitet, und das in jedem Stadium des Gerichtsprozesses von neuem. Viele Eltern fahren ihre Kinder daher lieber mit dem Auto zur Schule oder zum nachmittäglichen Sport. Und tragen damit zu einem weiteren Grund bei, die Kinder nicht mehr allein Fahrrad fahren zu lassen: dem zunehmenden Autoverkehr.

Der Zusammenhang zwischen BMI und Fernseh-Konsum

Vielfach untersucht als mögliche Ursache für die Entwicklung von Übergewicht ist der Fernsehkonsum. In den meisten Studien fand sich tatsächlich ein Zusammenhang zwischen der täglichen Fernseh-Dauer und dem Body-Mass-Index. Im Prinzip kann Fernsehen über drei Wege zu Übergewicht führen:[32]

1. Fernsehen ersetzt körperliche Aktivität. Bei praktisch jeder anderen Tätigkeit bewegt ein Mensch sich mehr und verbraucht somit mehr Energie.
2. Vor dem Fernseher wird überdurchschnittlich viel gegessen, und langfristig wirkt sich auch die gesehene Werbung auf das Essverhalten aus.
3. Fernsehen bewirkt eine generelle Herabsenkung des Ruheumsatzes, d. h. des Stoffwechsels, während der Körper ruht.

Solche Untersuchungen erlauben jedoch nicht den Schluss, dass übermäßiges Fernsehen generell Ursache von Übergewicht ist. Auch die umgekehrte Wirkungskette ist nicht von der Hand zu weisen: Übergewicht bewirkt, dass Menschen länger vor dem Fernsehgerät sitzen, weil es ihnen mühsam geworden ist, sich zu bewegen.

In einer Studie aus Neuseeland[33] konnte allerdings erstmalig ein kausaler Zusammenhang zwischen dem Fernsehkonsum im Kindes- und Jugendalter und dem BMI im Erwachsenenalter festgestellt werden. Bei fast 1.000 Kindern wurden die Fernsehzeiten insgesamt sieben Mal im Zeitraum zwischen dem Alter von fünf und 21 Jahren erfasst. Dabei stellte sich heraus, dass diejenigen mit Anfang 20 einen höheren BMI aufwiesen, die im Alter zwischen fünf und 15 Jahren überdurchschnittlich viel vor dem Fernsehgerät gesessen hatten. Darüber hinaus rauchten diese Menschen mehr, sie hatten einen erhöhten Cholesterinspiegel und einen schlechteren Fitnesszustand. Der Untersuchung zufolge gingen 17 Prozent des Übergewichts auf den Fernsehkonsum im Kindes- und Jugendalter zurück.

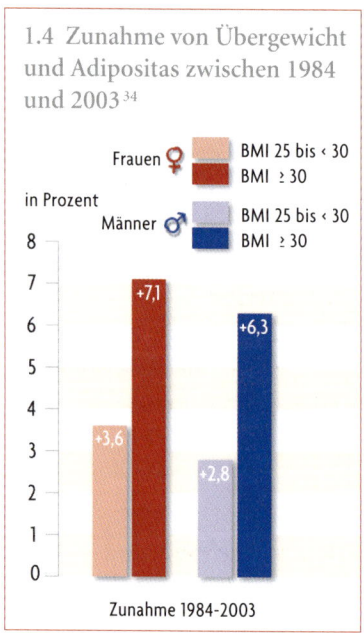

1.4 Zunahme von Übergewicht und Adipositas zwischen 1984 und 2003[34]

Frauen ♀ — BMI 25 bis < 30
— BMI ≥ 30

in Prozent
Männer ♂ — BMI 25 bis < 30
— BMI ≥ 30

Zunahme 1984-2003

Über den Einfluss von Gameboys, Computern und Internet auf das Gewicht gibt es zwar kaum fundierte Untersuchungen, aber es ist nicht anzunehmen, dass diese neuen Medien sich förderlich auf den Kalorienverbrauch oder das Bewegungsverhalten auswirken. Eines ist jedoch ganz deutlich: Unsere moderne Medien-, Freizeit- und Arbeitswelt fördert auf ganz vielfältige Weise den Bauch und schwächt die Beine (Abbildung 1.4).

1.4 Weniger Geld – mehr Gewicht?

Deutsche Kinder immer dicker!« – »Deutsche Männer sind die dicksten in Europa!« Solche Schlagzeilen tauchen immer mal wieder auf. Die Aussage ist scheinbar unmissverständlich. Und doch lässt sich die wahre Problematik nicht in einen solchen Slogan fassen. Denn derlei Aussagen gehen von einem Durchschnittsgewicht aus. In der Regel von einem steigenden. Das aber kann auf zweierlei Weise zustande gekommen sein: indem fast alle etwas dicker werden – oder aber indem wenige sehr viel dicker werden, während die Mehrheit ungefähr so geblieben ist, wie sie war.

Auf Deutschland scheint eher Letzteres zuzutreffen. Am stärksten zugelegt haben die ohnehin schon Fettleibigen, während sich bei den Übrigen gar nicht viel geändert hat. Das jedenfalls berichtet das Berliner Robert-Koch-Institut.[35] Somit steigt – rein rechnerisch – das Durchschnittsgewicht aller Deutschen.

Ungleich verteilt sind die Übergewichtigen auch in den Altersgruppen. Von den über 60-Jährigen sind rund 80 Prozent der Menschen beiderlei Geschlechts nach offiziellen Maßstäben zu dick (siehe dazu auch Kapitel 2.2). Bei den unter 30-Jährigen sind es bei den Männern lediglich knapp über 30 Prozent, bei den Frauen um die 20 Prozent. Das klingt besorgniserregender, als es ist. Nicht nur, weil jeder Mensch mit den Jahren ohnehin unmerklich zunimmt (Abbildung 1.5). Vor allem lässt gerade im Alter ein moderates Übergewicht (das man unter diesen Umständen eigentlich gar nicht mehr so nennen kann!) die Lebenserwartung eher steigen – weil die zusätzlichen Pfunde vor Krankheiten schützen und der Körper im Falle eines Falles Energiereserven abrufen kann.

Jede Schicht hat ihr Gewicht

Vor allem aber ist die Gewichtsfrage eine soziale Frage. »Fett, träge, krank« – könnten Boulevardmedien den Zustand vieler Menschen aus der unteren Sozialschicht überpointiert beschreiben. Außer beim Al-

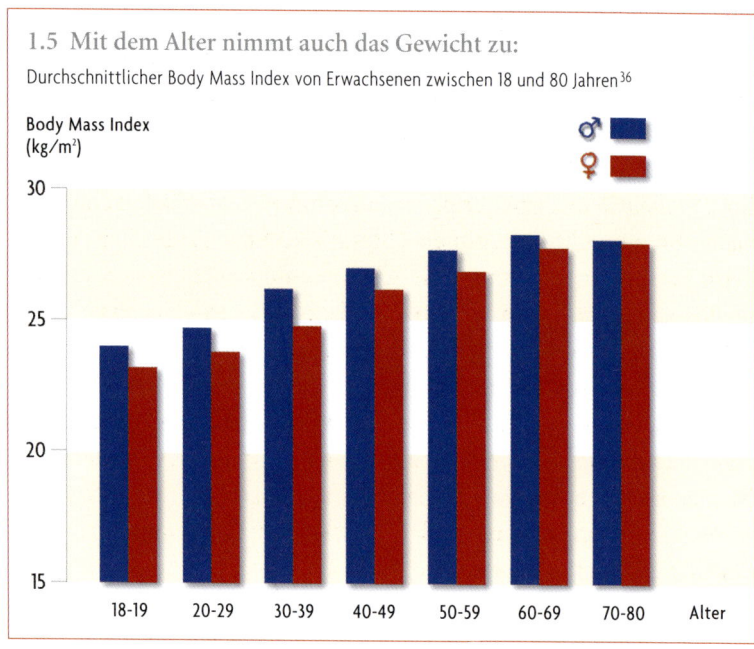

1.5 Mit dem Alter nimmt auch das Gewicht zu:
Durchschnittlicher Body Mass Index von Erwachsenen zwischen 18 und 80 Jahren[36]

Body Mass Index
(kg/m²)

koholkonsum, bei dem sich kaum Unterschiede feststellen lassen, gibt es bei vielen anderen Gesundheitsmerkmalen eine klare Abstufung zwischen Unter-, Mittel- und Oberschicht, bei beiden Geschlechtern: Menschen aus der Unterschicht rauchen nicht nur mehr, sie bewegen sich auch weniger, leiden unter höheren Cholesterin- und Blutdruckwerten – und sie haben häufiger Übergewicht als andere.

Während in der Unterschicht fast jede dritte Frau und jeder vierte Mann als stark übergewichtig gelten, sind es in der Oberschicht gerade mal jede zehnte Frau und nicht einmal jeder achte Mann – so die Ergebnisse der Anfang 2008 erschienenen Nationalen Verzehrsstudie. In der Unterschicht sind demnach mehr Frauen als Männer stark übergewichtig, in der Oberschicht neigen hingegen eher die Männer zu Fettleibigkeit. Insbesondere die Frauen aus oberen sozialen Schichten sind deutlich schlanker als die Frauen aus unteren Schichten, während die Unterschiede bei Männern längst nicht so augenfällig sind.

Bildung macht schlank

Fragt man, was genau der gesellschaftliche Status mit der Entstehung von Übergewicht zu tun hat, so lautet die Antwort: Wahrscheinlich ist die Bildung entscheidend. Nicht das Haushaltseinkommen, sondern der Bildungsabschluss wirkt sich auf das Gewicht aus (Abbildung 1.6). Eine Studentin mit sehr geringem Einkommen lebt selbst in einem sozialen Brennpunkt ohne ein erhöhtes Risiko für Übergewicht. Umgekehrt hat ein junger Mann ohne Schulabschluss auch dann ein erhöhtes Risiko, wenn er von seinem Onkel ein Haus in einer Frankfurter Villengegend erbt und dort einzieht. Fatal ist vor allem, wenn beides zusammenkommt: geringes Bildungsniveau und wenig Geld.[37]

Keine Auswirkungen hat offenbar die Tatsache, dass der Anteil des Haushaltseinkommens, der für Essen ausgegeben wird, stark gesunken ist: Derzeit gibt ein Privathaushalt etwa 15 Prozent der gesamten Konsumausgaben für Lebensmittel, Getränke und Tabakwaren aus – Anfang der 1960er Jahre waren es noch 40 Prozent.[38] Das heißt nicht, dass die Bundesbürger nun weniger essen würden, sondern nur, dass die meisten Lebensmittel im Vergleich billiger geworden sind. Musste man 1960 noch zwei Stunden und 37 Minuten für ein Kilogramm Schweinekotelett arbeiten, waren es 1999 nur noch 36 Minuten, für einen Liter Vollmilch reduzierte sich die Arbeitszeit von elf auf drei Minuten. In kaum einem anderen Land Europas sind Nahrungsmittel im Verhältnis zu anderen Gütern so günstig wie in Deutschland. Erst in jüngster Vergangenheit muss wieder länger für Lebensmittel gearbeitet werden.

Reichen 3,43 Euro am Tag für eine gesunde Ernährung?

In jedem Fall ist eine gesunde Ernährung mit einem knappen Budget wie etwa dem Arbeitslosengeld II kaum möglich. Zu diesem Ergebnis kommt eine Studie des Forschungsinstituts für Kinderernährung der Universität Dortmund.[39] Bei Teenagern zum Beispiel veranschlagt der Gesetzgeber gerade einmal 3,43 Euro pro Tag für Essen und Getränke. Selbst wer ausschließlich bei Discountern einkauft, muss nach Berech-

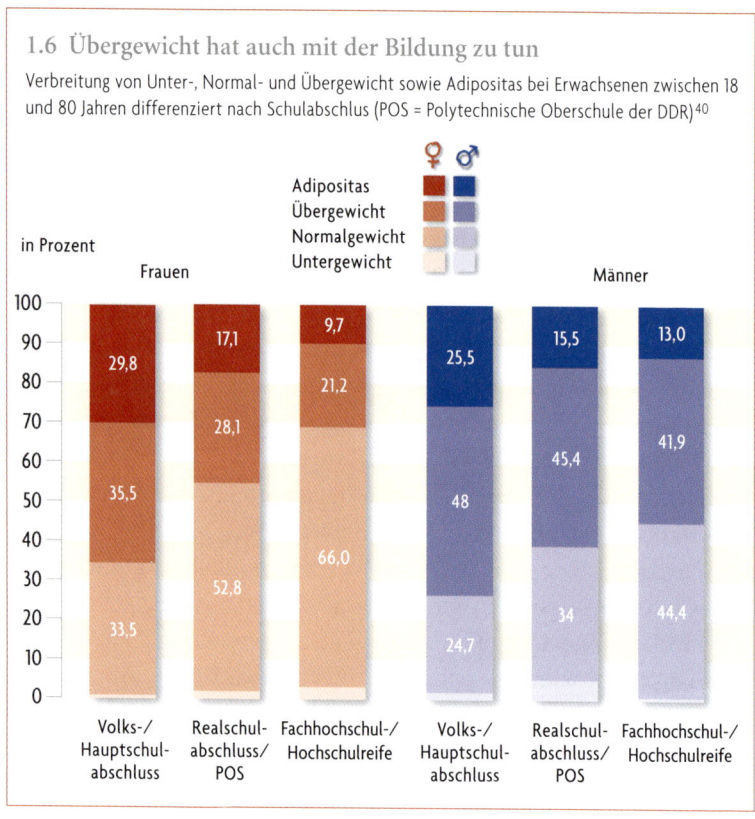

1.6 Übergewicht hat auch mit der Bildung zu tun

Verbreitung von Unter-, Normal- und Übergewicht sowie Adipositas bei Erwachsenen zwischen 18 und 80 Jahren differenziert nach Schulabschlus (POS = Polytechnische Oberschule der DDR)[40]

♀ ♂

Adipositas
Übergewicht
Normalgewicht
Untergewicht

in Prozent

Frauen   Männer

nungen der Forscher jedoch 4,68 Euro am Tag ausgeben, um Jugendliche mit »Optimierter Mischkost« zu ernähren. Wird nicht bei Discountern eingekauft, sind sogar 7,44 Euro nötig. Dabei ist die Optimierte Mischkost ein wissenschaftlich entwickeltes Konzept, das gesunde Ernährung zu vergleichsweise günstigen Preisen gewährleisten soll.

Eine Studie der University of Washington, für die die Preise von mehreren hundert Lebensmitteln verglichen wurden, ergab: Je kalorienhaltiger ein Lebensmittel war, desto weniger Geld musste ein Käufer pro Kilokalorie bezahlen.[41]

Ein simpler Vergleich bestätigt das. So muss man für einen Apfel (125 kcal) ähnlich viel Geld ausgeben wie für eine Tafel Billig-Schokolade (500 kcal), nämlich etwa 50 Cent. Und in einem Schnellimbiss wie McDonald's kann man sich im Rahmen eines Maxi-Menüs für wenige Euro rund zwei Drittel des gesamten täglichen Kalorienbedarfs einverleiben: Ein Hamburger Royal TS (510 kcal), eine große Portion Pommes frites (470 kcal), dazu Mayonnaise (135 kcal) und einen großen Erdbeer-Milchshake (440 kcal) – das ergibt zusammen 1.555 Kilokalorien. Der empfohlene Tagesbedarf für Frauen beträgt ca. 2.000 Kilokalorien, der für Männer um die 2.500 Kilokalorien.

So werden arme Familien dazu verleitet, auf preiswertere Nahrungsmittel zurückzugreifen, die in der Regel einen hohen Fett- und Zuckergehalt haben. Mageres Fleisch, Fisch, frisches Obst und Gemüse sind immer noch verhältnismäßig teuer, insbesondere wenn man die geringere Energiedichte dieser Lebensmittel berücksichtigt. Das heißt, man bekommt deutlich weniger Kalorien für das gleiche Geld. Oder anders gesagt: Man wird für das gleiche Geld längst nicht so schnell satt. Manche Familien essen womöglich in den ersten drei Wochen eines Monats relativ normal, dann aber geht ihnen das Geld aus, und sie greifen in der letzten Woche auf preiswerte und energiedichte Nahrungsmittel zurück.

Das Wissen über saisonale Produkte verkümmert
Außerdem sind gewisse Kenntnisse erforderlich, um saisonale Produkte halbwegs günstig einkaufen zu können. Dazu muss man etwa wissen, wann einheimische Obst- und Gemüsesorten geerntet werden, beziehungsweise wann sie für teures Geld aus entfernten Gegenden der Welt importiert werden. An diesen Kenntnissen fehlt es heute aber häufig – längst nicht nur in Unterschichts-Familien, dort aber in hohem Maße.

Eine weitere Ursache ist die zunehmende Bequemlichkeit. Dann kommen statt des selbst gekochten Gerichts häufiger die schon erwähnten Convenience-Produkte und Fast Food auf den Tisch, bei denen das Selbstkochen entfällt. Beides ist aber meist sehr energiereich. Gerade für ärmere Familien, bei denen beide Ehepartner voll arbeiten müssen, oder bei Alleinerziehenden bleibt aber oft gar nicht viel Zeit, um Mahlzeiten zuzubereiten.

Zu viel und zu fett – so lautet oft die Diagnose des Essverhaltens in unteren Schichten. Gemeinsame Mahlzeiten finden kaum noch statt, man isst, wann immer man Hunger hat und was greifbar ist. Ein solches Verhalten wird schon früh in der Kindheit erlernt und dann nicht mehr abgelegt. Und nicht zuletzt: Anders als in den 1960er Jahren stehen Ausgaben für gutes, gesundes, aber auch teureres Essen heute in größerer Konkurrenz zu anderen Angeboten – etwa denen der Unterhaltungsindustrie: Handys, Fernseher, Computer und Spielekonsolen.

Dicke Eltern – dicke Kinder

Wie so vieles andere wird auch das Ernährungsverhalten an die nächste Generation weitergegeben. Dafür spielen nicht nur die Gene eine Rolle (siehe Kapitel 2), sondern auch die Esskultur, die im Elternhaus vorgelebt wird.

So hat die »Kieler Adipositaspräventionsstudie«[42] gezeigt, dass Kinder, bei denen mindestens ein Elternteil Abitur hat, deutlich mehr Obst und Käse essen bzw. Milch trinken, aber weniger Chips, Fleisch und Limonade zu sich nehmen als andere. In unteren sozialen Schichten wird generell fetter und zuckerreicher gegessen (Abbildung 1.7). Nicht nur bei Bildung und Einkommen, auch in Sachen Gewicht klappt bei den Kindern die gesellschaftliche Schere auf. So zeigt der Kinder- und Jugendgesundheitssurvey KIGGS des Robert-Koch-Instituts,[43] für den zwischen 2003 und 2006 mehr als 17.600 Kinder untersucht wurden, dass bei den Jungen zwischen elf und 17 Jahren aus den oberen sozialen Schichten zwölf Prozent übergewichtig waren. Bei denen aus unteren Schichten waren es mit 22 Prozent fast doppelt so viele. Bei den Mädchen war der Unterschied noch gravierender: Jedes vierte Mädchen aus unteren Schichten ist übergewichtig, aber nur jedes zehnte aus oberen Schichten.

Allerdings ist Übergewicht nur eines der vielen Probleme sozial benachteiligter Kinder. Der Kinder- und Jugendgesundheitssurvey konstatiert: »Die am schwersten wiegende Erkenntnis ist, dass Kinder aus sozial benachteiligten Familien nicht nur in einzelnen Bereichen von Gesundheit und Lebensqualität schlechtere Ergebnisse aufweisen, sondern in durchweg allen. In dieser Gruppe findet man eine Häufung von Risikofaktoren, eine Häufung von Unfällen, Krankheit, Überge- wicht, Umweltbelastungen, eine schlechtere gesundheitliche Versor- gung und häufigere psychische Auffälligkeiten.«

Man muss sich also davor hüten, das so augenfällige Übergewicht als das zentrale Problem dieser Kinder zu sehen. Womöglich haben viele Familien noch drängendere und belastendere Probleme als das Gewicht ihrer Kinder. Durch eine gesellschaftliche Fixierung auf das

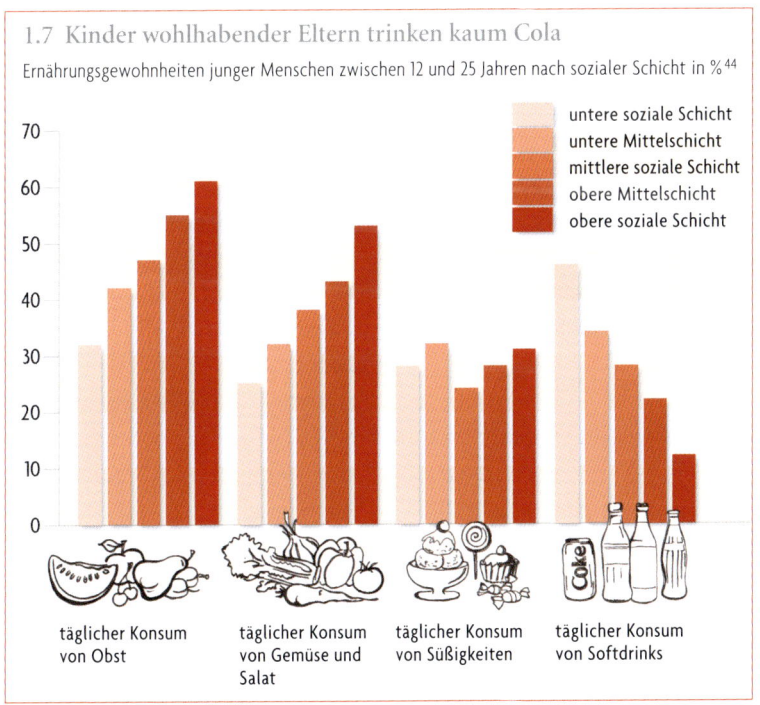

1.7 Kinder wohlhabender Eltern trinken kaum Cola

Ernährungsgewohnheiten junger Menschen zwischen 12 und 25 Jahren nach sozialer Schicht in %[44]

untere soziale Schicht
untere Mittelschicht
mittlere soziale Schicht
obere Mittelschicht
obere soziale Schicht

täglicher Konsum von Obst

täglicher Konsum von Gemüse und Salat

täglicher Konsum von Süßigkeiten

täglicher Konsum von Softdrinks

Thema Übergewicht wird den Familien noch ein weiteres Problem übergestülpt, an dessen Lösung sie nur scheitern können. Denn schließlich vermögen selbst die besten Fachleute keine ideale Strategie gegen Übergewicht anzubieten.

Gesundheit hat nicht für jeden einen hohen Stellenwert

Ein weiterer Grund für die sozial unterschiedlichen Gewichtsverhältnisse dürfte das Maß der körperlichen Aktivität sein: Erwachsene mit Abitur sind häufiger sportlich aktiv als solche mit Realschulabschluss, und diese sind wiederum aktiver als Menschen mit Hauptschulabschluss. Für die Kinder dieser Eltern ist es ähnlich. Entsprechend sind auch die Krankheitsrisiken sehr unterschiedlich verteilt: Sozial Schwächere leiden häufiger an Bluthochdruck, Diabetes und anderen Folgeerkrankungen von Fehlernährung und Bewegungslosigkeit (Abbildung 1.8).

Wenig Bewegung, schlechte Ernährung – wie kann man nur so rücksichtslos mit seinem Körper umgehen? Ernährungssoziologen[45] gehen davon aus, dass Menschen ganz unterschiedliche Vorstellungen von ihrem Körper haben, von den Zusammenhängen zwischen Lebensführung und der eigenen Figur beispielsweise – und auch weit auseinandergehende Einschätzungen, inwiefern sie tatsächlich Einfluss auf ihr Wohlergehen haben. Menschen aus unteren Schichten sind demnach aufgrund von Erfahrungen, die sie in anderen Bereichen machen, eher fatalistisch eingestellt: Jemand, der sich als Spielball von »denen da oben« fühlt – sei es die Politik, das Jugendamt oder der Chef –, mag es ähnlich selbstverständlich hinnehmen, mit einem Körper geschlagen zu sein, dessen Form er oder sie nicht meint beeinflussen zu können. Wer einen Beruf hat, bei dem er keine eigenen Entscheidungen treffen kann, wer durch eine schlechte finanzielle Situation immer schon in seiner persönlichen Entfaltung beschränkt wurde, dem mag es schwerer fallen als anderen, in Bezug auf seinen Körper plötzlich Eigeninitiative zu entwickeln und von lieb gewordenen, aber ungesunden Essgewohnheiten Abstand zu nehmen oder sich etwa zum Jogging aufzuraffen. In dem Fall bewirkt die herkömmliche Ernährungsaufklärung noch weniger, als sie ohnehin bewirkt. Denn diese propagiert meist einen Lebens- und Essstil, der typisch für die Mittelschichten ist und der an die Eigenverantwortung des Einzelnen appelliert.

Deshalb stellt sich die Frage, ob sich Maßnahmen und Kampagnen gegen Übergewicht überhaupt an alle Menschen richten sollten oder nicht lieber zielgerichtet an jene Gruppen, bei denen tatsächlich Handlungsbedarf besteht. Wie im Kampf gegen Übergewicht tatsächlich Erfolge erzielt werden könnten, dazu mehr in Kapitel 5.

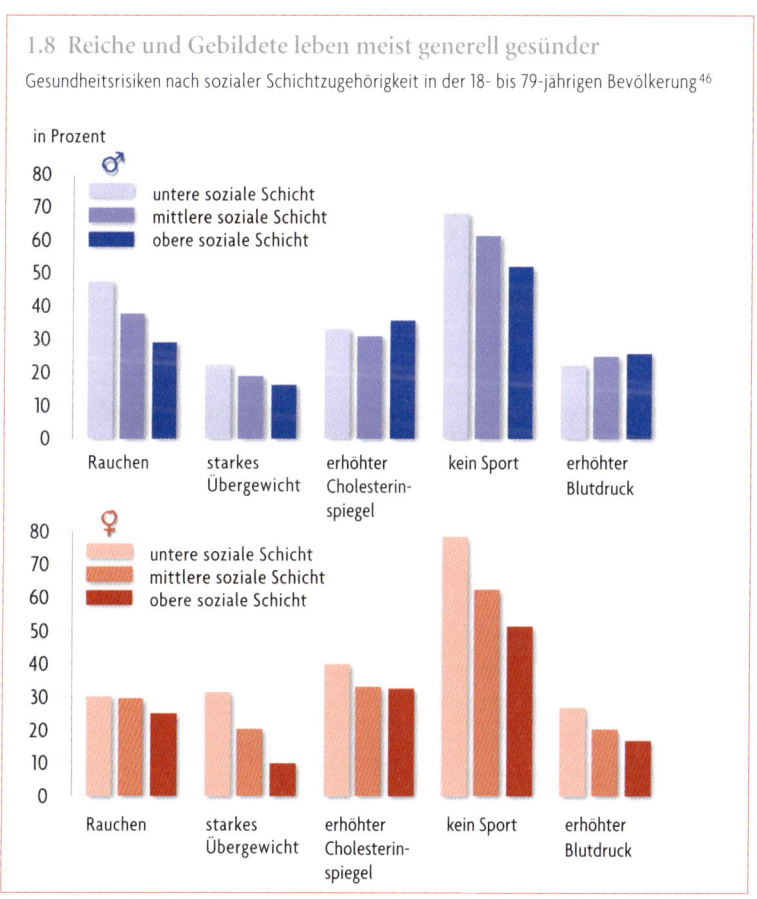

1.8 Reiche und Gebildete leben meist generell gesünder

Gesundheitsrisiken nach sozialer Schichtzugehörigkeit in der 18- bis 79-jährigen Bevölkerung[46]

Die wichtigsten Fakten auf einen Blick

■ Bis in die jüngste Vergangenheit hatten diejenigen Menschen einen Überlebensvorteil, die viel essen konnten und deren Körper besonders effektiv Fett speicherte. Diese Menschen pflanzten sich überdurchschnittlich erfolgreich fort und gaben ihre Gene weiter.

■ Mit diesen »Urmensch-Genen« leben wir nun in einer »dick machenden Umwelt« mit Essen im Überfluss und ohne Notwendigkeit, uns zu bewegen – Übergewicht ist insofern eine normale Reaktion des Körpers auf eine unnormale Umwelt.

■ Nach Schätzungen der Weltgesundheitsorganisation gibt es heute weltweit mehr Übergewichtige als Hungernde.

■ Die Nahrungsmittelindustrie stellt in Industrienationen weit mehr her, als wir essen können – der Markt ist also »gesättigt«. Wachstum ist nur noch durch neue Trends möglich, und wenn es durch Werbung gelingt, den Verbraucher dazu zu bewegen, mehr zu essen, als ihm guttut.

■ Die Hauptaufgabe bei der Auswahl von Nahrungsmitteln besteht heute darin, sich gegen die Mehrheit der angebotenen Produkte zu entscheiden. 20.000 neue kommen jedes Jahr hinzu, dabei nutzt ein Vierpersonenhaushalt nicht mehr als 120 verschiedene Produkte.

■ Das gelingt den oberen sozialen Schichten besser als den unteren: Gewichtsunterschiede sind in Deutschland auch Klassenunterschiede. In der Unterschicht ist fast jede dritte Frau und jeder vierte Mann stark übergewichtig, in der Oberschicht nur jede zehnte Frau und nicht einmal jeder achte Mann.

■ Das Haushaltseinkommen ist nicht entscheidend für das Risiko, übergewichtig zu werden. Der wichtigste Faktor ist Bildung.

Wir werden zu Dicken gemacht

2.1 Was ist überhaupt Übergewicht? Reine Definitionssache!

Die Frage klingt simpel, die Antwort ist es nicht. Sicher, bei vielen Menschen meint jeder auf den ersten Blick zu sehen, dass sie zu viel auf den Rippen haben. Aber wo genau beginnt Übergewicht – und wo wird Übergewicht zur Fettleibigkeit, zur Adipositas, wie Fachleute sagen? Unterscheidet man das nach Augenschein, oder gibt es einen objektiven Maßstab? Gelten dieselben Grenzen für Kinder wie für Erwachsene, für Frauen wie für Männer, für Alte wie für Junge, für Sportler wie für Stubenhocker? Keineswegs.

Bis weit ins 20. Jahrhundert hinein richtete man sich allein nach dem so genannten Broca-Index, der auf den französischen Arzt und Anthropologen Paul Broca zurückgeht: Demnach war das Normalgewicht nach der simplen Formel »Körpergröße in Zentimetern minus 100« definiert. Der Broca-Index kennt auch ein »Idealgewicht«, von dem man glaubte, es sei mit der höchsten Lebenserwartung und dem geringsten Krankheitsrisiko verbunden – eine Annahme, die längst überholt ist. Für das Idealgewicht wurden bei Männern zehn Prozent vom Normalgewicht abgezogen, bei Frauen 15 Prozent. Ein 1,80 Meter großer Mann von 80 Kilogramm, der bislang als gerade noch normalgewichtig galt, hätte nun auf 72 Kilogramm abspecken müssen, um dem Idealgewicht zu entsprechen.

Vom Broca-Index zum Body Mass Index (BMI)
Sowohl das Normalgewicht als auch das Idealgewicht hatte einen gravierenden Nachteil: Es macht kleine Menschen besonders schnell zu Übergewichtigen und begünstigt größere. Eine 1,60 Meter große junge

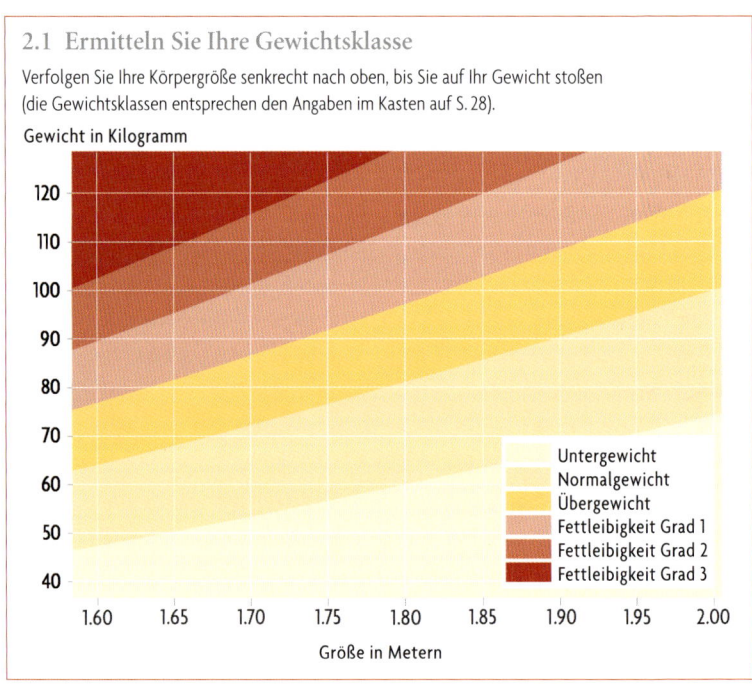

2.1 Ermitteln Sie Ihre Gewichtsklasse

Verfolgen Sie Ihre Körpergröße senkrecht nach oben, bis Sie auf Ihr Gewicht stoßen
(die Gewichtsklassen entsprechen den Angaben im Kasten auf S. 28).

Gewicht in Kilogramm

Untergewicht
Normalgewicht
Übergewicht
Fettleibigkeit Grad 1
Fettleibigkeit Grad 2
Fettleibigkeit Grad 3

Größe in Metern

Frau hätte ein Idealgewicht von gerade einmal 51 Kilogramm. Bei dem
heute gebräuchlichen Body Mass Index (Abbildung 2.1) dürfte dieselbe 1,60 Meter große Frau 63 Kilogramm auf die Waage bringen, ohne
als übergewichtig zu gelten – zwölf Kilogramm Definitionssache also!

In den 1950er Jahren suchte der US-amerikanische Lebensversi-
cherer Metropolitan Life Insurances nach einer besseren Einstufung
für das Übergewichts-Risiko, um Prämien für seine Versicherungen
berechnen zu können.[1] Dafür ließ das Unternehmen fünf Millionen
Amerikaner wiegen und verknüpfte deren Angaben zu Gewicht und
Körperhöhe mit dem erreichten Lebensalter.

Damit wurde erstmals im großen Stil ein Zusammenhang zwischen Übergewicht und Todesfallhäufigkeit ermittelt: Die Statistiker
stießen auf eine Verteilung, die grafisch einem umgedrehten U glich.
Demnach lebten extrem schlanke und extrem dicke Menschen kürzer

als Menschen mit gewöhnlicher Figur. Diese Erkenntnis gilt als der Beginn der medizinischen Erforschung des Übergewichts, und der heute gültige BMI orientiert sich noch immer an dieser Kurve. Die Abstufungen des BMI, bei welchen Werten Übergewicht sowie Fettleibigkeit einsetzen, wurden allerdings mehr oder minder willkürlich festgesetzt. Nichtsdestotrotz gilt der Index Ärzten als Maßstab dafür, ob sie Patienten empfehlen abzunehmen – und der ständige Verweis auf den BMI in den Medien und in der Werbung übt subtilen psychischen Druck auf den Einzelnen aus, sich an dem Index zu orientieren.

Das Auf und Ab des BMI

In den USA hat der BMI eine höchst wechselhafte Karriere hinter sich. In den staatlichen Ernährungsrichtlinien von 1980 taucht erstmalig eine Kategorisierung auf: Demnach hatten Männer bis zu einem BMI von 26, Frauen bis zu einem von 25 ein »akzeptables Gewicht«. 1984 klassifizierten staatliche Gesundheitsstatistiker Männer erst oberhalb einem Wert von 28 als übergewichtig. Ein Jahr später beschloss eine Konferenz der Nationalen Gesundheitsbehörden der USA eine Art Kompromiss: Männer galten nunmehr ab 27,8 als übergewichtig, Frauen ab 27,3. Im Jahr 1990 wurden diese Werte nochmals vom Gesundheitsministerium bestätigt.[2]

Die US-Ernährungsrichtlinien von 1995 und eine gleichlautende Definition der Weltgesundheitsorganisation stuften die BMI-Werte aufgrund neuer wissenschaftlicher Erkentnisse dann nochmals auf die heute bekannten Grenzen herunter: Ab einem BMI von 25 beginnt das Übergewicht, bei 30 ist die Grenze zur Fettleibigkeit erreicht. Effekt der Grenzverschiebung: Durch einen Federstrich gab es in den USA statt 61,7 Millionen plötzlich 97,1 Millionen Übergewichtige. 35 Millionen Menschen gingen schlank zu Bett – und wachten übergewichtig wieder auf, obwohl sie kein einziges Kilogramm mehr auf den Rippen hatten![3]

Übergewicht ist demnach keine objektive Größe. Jede Grenzziehung unterscheidet aufgrund anderer Kriterien zwischen Untergewicht, Normalgewicht, Übergewicht und Fettleibigkeit. Und manche Besonderheiten des individuellen Körperbaus können sowohl der Broca-Index als auch der BMI nicht berücksichtigen; so zum Beispiel den Körperfettanteil, aber auch wie sich das Fett im Körper verteilt, das sogenannte Fettverteilungsmuster.

Besser schwere Muskel- als leichte Fettmasse

Für Sportler, die einen hohen Anteil an Muskelmasse haben, hat der BMI besonders wenig Aussagekraft. Muskelgewebe wiegt aufgrund der hohen Dichte mehr als das gleiche Volumen an Fettgewebe. Daher haben gut Trainierte oft BMI-Werte, die offiziell als Übergewicht gelten. Ein Kraftsportler etwa, der bei einer Körpergröße von 1,80 Metern 83 Kilogramm wiegt, ist kräftig-muskulös, nicht dick. Mit seinem BMI von über 25 würde er dennoch als übergewichtig gelten.

Im Vergleich dazu ist ein 1,80 Meter großer Nichtsportler, der 81 Kilogramm wiegt, normalgewichtig. Aufgrund seines höheren Körperfettanteils sieht der Nichtsportler aber unter Umständen dicker aus als der Kraftsportler – und trägt auch ein größeres gesundheitliches Risiko mit sich herum. Allein am BMI gemessen, wäre auch der Schauspieler Brad Pitt übergewichtig und sein Kollege Russel Crowe sogar fettleibig, spottete der amerikanische Autor Paul Campos in seinem Bestseller »The Obesity Myth«.[4]

Da Männer in der Regel einen höheren Anteil von Muskeln an der Gesamtkörpermasse haben als Frauen, rutschen sie ohnehin schneller mal über die Grenze von 25. Wenn Männer allerdings Fett ansammeln, dann eher am Bauch oder optisch verborgen um die inneren Organe (auch »Apfeltyp« genannt). Frauen legen hingegen vor allem an den gut sichtbaren »Problemzonen« Oberschenkel und Hüfte zu (»Birnentyp«). Dort aber ist Fett weniger ein Gesundheitsproblem.[5]

Wann gilt ein Kind als übergewichtig?

Für Kinder wiederum eignen sich die Erwachsenengrenzwerte ohnehin nicht. Denn bei ihnen ändert sich während des Wachstums ständig das Verhältnis von Größe und Gewicht. In Deutschland hat es sich durchgesetzt, die schwersten zehn Prozent aller Mädchen und Jungen eines jeden Jahrgangs als übergewichtig einzustufen und die schwersten drei Prozent als adipös.[6] Objektiv medizinisch begründen lassen sich aber auch diese Grenzen nicht. So gelten etwa in den USA die dicksten 15 Prozent als übergewichts-gefährdet, die schwersten fünf Prozent werden folgerichtig als

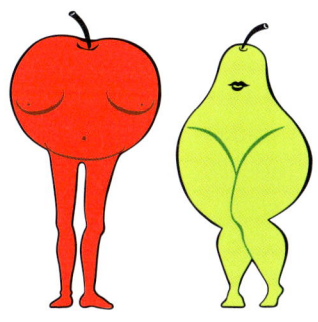

Der Apfel- und der Birnentyp

übergewichtig eingestuft; der Begriff Adipositas wird vermieden.[7]

Die hierzulande entwickelte Einstufung für Kinder basiert auf 17 Einzelstudien, die mit zum Teil fragwürdigen Methoden erhoben wurden: Sie sind in verschiedenen, aber nicht repräsentativen Regionen Deutschlands mit zum Teil unterschiedlichen Messmethoden ermittelt worden. In einer der Studien wurden die Probanden lediglich nach Gewicht und Körperhöhe gefragt, aber nicht gewogen und gemessen. Für eine andere wurden nur Gymnasiasten gewogen.

Im Mai 2007 hat das Berliner Robert-Koch-Institut dann erstmals repräsentative Zahlen für ganz Deutschland vorgelegt: Die untersuchten Kinder und Jugendlichen stammen aus verschiedenen städtischen und ländlichen Regionen und spiegeln genau die Sozialstruktur Deutschlands wider. Die Aufregung war groß, als Experten die alten und neuen Daten verglichen: Demnach hatte sich innerhalb von nur wenigen Jahren der Anteil der übergewichtigen und fettleibigen Kinder und Jugendlichen fast verdoppelt.[8]

Doch beide Studien lassen sich kaum miteinander vergleichen, gerade weil die ältere methodische Mängel hatte. Wahrscheinlich waren Kinder und Jugendliche auch früher schon dicker, als die alten Daten glauben machten. Dennoch wird mit dem unkritischen Vergleich der Studien und der Botschaft »Deutsche Kinder werden immer dicker« politischer Druck für oft wenig sinnvolle Präventionsprogramme erzeugt (dazu mehr in Kapitel 5).

Wer älter wird, darf zunehmen

Bei der Einstufung von Erwachsenen gehen neue BMI-Tabellen (Abbildung 2.2) inzwischen davon aus, dass das Gewicht mit den Lebensjahren stetig zunimmt: ab dem 18. Lebensjahr im Schnitt um 100 bis 400 Gramm pro Jahr.[9] Mit 60 Jahren pendeln sich Normalgewichtige dann oft bei einem BMI 23 bis 28 ein. Die Grenze für Fettleibigkeit ist dabei in jedem Alter bei einem BMI von 30 belassen worden. Dies wiederum führt dazu, dass allein statistisch gesehen schon wesentlich mehr Menschen im Alter von 60 als fettleibig gelten als im Alter von 20. Im Vergleich mit Altersgenossen muss es ihnen deshalb gesundheitlich nicht unbedingt schlechter gehen, denn bei älteren Menschen führt ein höherer BMI sogar zu einer längeren Lebenserwartung (dazu später mehr).

Der BMI dient dennoch als recht guter Richtwert, für Erwachsene wie für Kinder. Aus Medizin und Forschung ist er ohnehin nicht mehr wegzudenken. Fachleute haben zwar verschiedene andere Formeln ausprobiert, aber letztlich war der bereits Mitte des 19. Jahrhunderts von dem belgischen Astronomen und Statistiker Lambert A.J. Quételet entwickelte BMI allen anderen überlegen: weil er das Gewicht über alle Körpergrößen hinweg recht gut einzuschätzen vermag. Seine persönliche Gesundheiterwartung aber sklavisch an einen BMI-Wert zu knüpfen und sich ansonsten weder um sein Essverhalten und sein Bewegungsverhalten zu kümmern – das wäre alles andere als sinnvoll.

2.2 Im Alter darf man ruhig etwas mehr wiegen

Neue Tabellen setzen den BMI-Richtwert für Übergewicht mit zunehmendem Alter weiter oben an[10]

Alter	Untergewicht BMI gleich oder kleiner	Normalgewicht BMI zwischen	Übergewicht BMI gleich oder größer
19 bis 24 Jahre	19	19 - 24	24
25 bis 34 Jahre	20	20 - 25	25
35 bis 44 Jahre	21	21 - 26	26
45 bis 54 Jahre	22	22 - 27	27
55 bis 64 Jahre	23	23 - 28	28

2.2 Das Maß der Masse: Bauchumfang statt BMI?

Unter Experten ist dennoch unbestritten, dass der Bauchumfang eine bessere Vorhersage als der BMI darüber trifft, ob Übergewicht zu Folgeerkrankungen führt. Denn Bauchfett und Eingeweidefett (sogenanntes viszerales Fett) sind stoffwechselbedingt viel aktiver als jenes an anderen Körperstellen. Viszerale Fettzellen produzieren mehr entzündungsfördernde Stoffe und gefährliche Hormone, die langfristig zu Arterienverkalkung, Herzinfarkt oder Schlaganfall führen können.

Gemessen wird der Bauchumfang (oder Taillenumfang) in der Mitte zwischen dem unteren Rippenbogen und der Oberkante des Hüftknochen. Als Grenze zu einem erhöhten Bauchumfang gelten bei Frauen 80 Zentimeter, bei Männern 94 Zentimeter; bei über 88 Zentimetern bei Frauen und über 102 Zentimetern bei Männern besteht dann ein deutlich erhöhtes Krankheitsrisiko. Körpergröße und Alter spielen für den Bauchumfang keine so große Rolle.[11]

Zumindest für die USA gibt es Erkenntnisse, dass der Bauchumfang von Erwachsenen stark zugenommen hat: Allein zwischen 1960 und 2000 bei amerikanischen Männern um 10 Zentimeter, bei Frauen sogar um 17 Zentimeter, wie eine Studie der Mercer University School of Medicine ergab.[12] Eine etwas geringere, aber in der Tendenz ähnliche Zunahme ergab sich bei 11- bis 16-jährigen britischen Jugendlichen.[13]

Nach den jeweiligen Grenzwerten gelten heute deutlich mehr Amerikaner als Bauchumfangs-übergewichtig als BMI-übergewichtig. Das heißt im Umkehrschluss: Menschen mit einem normalen BMI wiegen sich womöglich in falscher Sicherheit.

Mehr Fett bei gleichem BMI

Das Studienergebnis kann als ein Hinweis auf eine Veränderung unserer Körperzusammensetzung gelesen werden: Dass wir die eher schwere, kompakte Muskelmasse verlieren und dafür leichteres, aber voluminöses Fett ansammeln. So bleibt der BMI im Normbereich, während der Bauchumfang die ungesunde Lebensweise widerspiegelt. Wenn also heute teilweise Entwarnung gegeben wird, weil das durchschnittliche Gewicht der Menschen auf hohem Niveau stagniert,[14] kann man nicht sicher sein, ob nicht unbemerkt die ungeliebten Fettmassen doch mehr geworden sind – dies aber durch einen gleichzeitigen Schwund der Muskelmasse verschleiert wird.

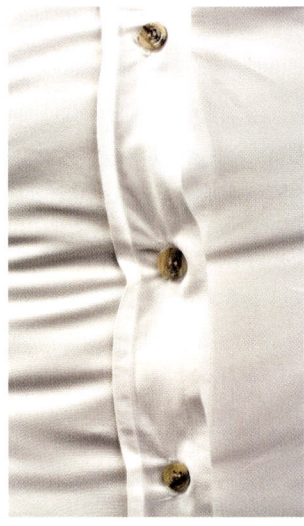

Der Bauchumfang sagt mehr über das Gesundheitsrisiko als der BMI

Bei Kindern im englischen Cambridge hat es eine solche Entwicklung gegeben. Der BMI von unter Zehnjährigen hatte dort – und das war die gute Nachricht – zwischen 1970 und 1990 kaum zugenommen.[15] Die schlechte Nachricht: Dafür hatten die Jungen 23 Prozent mehr Fettmasse, die Mädchen sogar 35 Prozent mehr Fettmasse als ihre Altersgenossen vor 20 Jahren. Die Muskelmasse war hingegen bei beiden Geschlechtern zurückgegangen.

In trügerischer Sicherheit können sich sogar äußerlich schlanke Menschen wiegen: Bei ihnen umgeben mitunter große Fettansammlungen die inneren Organe wie Herz, Leber oder Bauchspeicheldrüse. Durch bloßen Augenschein ist das meist nicht zu entdecken Nur eine Kernspintomographie kann die verborgenen Fettpolster aufspüren – und durch Diäten sind diese Depots nicht abzubauen. Ratsamer sind eine langfristige Ernährungsumstellung und vor allem viel Bewegung. Auf der Waage allerdings werden die Betroffenen davon kaum etwas merken, wenn Fettzellen durch vergleichsweise gewichtige Muskelzellen ersetzt werden.

Mit schweren Knochen kann Übergewicht übrigens nicht wegargumentiert werden. Auch wenn manche Menschen diese immer mal wieder im Scherz oder im Ernst anführen: Der Anteil des Knochengerüsts am Gesamtkörpergewicht liegt bei maximal 15 Prozent. Bei einem 1,80 Meter großen Mann mit Normalgewicht sind das etwa sieben bis neun Kilogramm. Da aber schwere Knochen nur rund 20 Prozent gewichtiger sind als leichte, erklären schwere Knochen einen Gewichtsunterschied von maximal zwei Kilogramm.

2.3 Normalgewicht = gesund; Übergewicht = krank. Eine Gleichung, die nicht aufgeht

Es steckt in allen Köpfen: Das Bild vom Übergewichtigen, der mit hohem Blutdruck zu kämpfen hat, zucker- oder herzkrank ist. Jene, deren BMI ein Übergewicht anzeigt, werden eher krank als Menschen mit Normalgewicht, meinen wir zu wissen. Doch stimmt das? Schaut man sich die vermeintlich harten Fakten an, so stellt sich heraus, dass sie gerade in dieser Frage erstaunlich weich sind – und auch widersprüchlich.

Im Jahr 2005 schlug eine wissenschaftliche Studie wie eine Bombe ein, stellte alles scheinbar gesicherte Wissen auf den Kopf: Statistiker und Epidemiologen des amerikanischen National Cancer Institute und der Gesundheitsbehörde Centers for Disease Control, allesamt honorige Forscher, präsentierten ein umfangreiches Zahlenwerk.[16] Demnach haben leicht übergewichtige Menschen kein höheres Sterberisiko als Normalgewichtige. Nur bei den eindeutig Fettleibigen war das Risiko erhöht, ebenso aber bei sehr dünnen Menschen – auch wenn diese schon lange untergewichtig waren und die schmale Figur keine Folge einer schweren Krankheit oder einer gefährlichen Abspeckkur war. Die Studie fand zudem Hinweise dafür, dass die durch Fettleibigkeit bedingte Sterblichkeitsrate im Verlauf der letzten 30 Jahre abgenommen hatte.

Die besten Chancen auf ein langes Leben hatten Menschen mit einem BMI von 25, mit einem Gewicht also, das an der Untergrenze des Übergewichts liegt. Sowohl bei einem höheren BMI als auch bei einem niedrigeren stieg die Todesfallhäufigkeit.

51

Das »Übergewichts-Paradoxon«

Diesen Befund erklärte die Studienleiterin als »Übergewichts-Paradoxon«: Er sei wissenschaftlich gut belegt, aber man wisse nicht so genau, wie er eigentlich zustande käme. Die Arbeit rief Erstaunen, Unglauben und blanke Ablehnung hervor. Zumal sie nur kurze Zeit nach einer anderen Studie der Centers for Disease Control herauskam. Diese etwas ältere Untersuchung stand im krassen Gegensatz zu den neuen Ergebnissen, hatte sie doch ergeben, dass Fettleibigkeit und Übergewicht allein in den USA 365.000 zusätzliche Todesfälle im Jahr verursachen.[17] Damit stand Übergewicht kurz davor, das Rauchen zahlenmäßig als die wichtigste vermeidbare Ursache eines frühzeitigen Todes abzulösen. Und die Studie schürte Angst: Die jetzige Kindergeneration werde eine geringere Lebenserwartung haben als die Elterngeneration, hieß es.

Die Verwirrung aus der Welt schaffen konnte letztlich auch nicht jene gewaltige Studie aus dem Jahr 2006,[18] für die zehn Jahre lang eine halbe Million Mitglieder der American Association of Retired Persons, einer amerikanischen Organisation für über 50-Jährige, unter die Lupe genommen wurden. In den Studienjahren starben 61.000 Männer und Frauen. Die Frage war: Welche Personen genau starben da – waren darunter überdurchschnittlich viele mit Übergewicht? Die Antwort: Frauen mit Übergewicht, ganz gleich wie ausgeprägt dieses war, hatten tatsächlich ein erhöhtes Sterberisiko. Männer mit nur leichtem Übergewicht lebten so lang wie alle anderen auch.

Wie erklären sich aber die so grundsätzlich unterschiedlichen Ergebnisse all dieser ganzen großen, aufwendig geplanten und durchgeführten Studien?

Die Kunst solcher Untersuchungen besteht darin, nur genau jenen Anteil an der Sterblichkeit der Menschen herauszufiltern, für den tatsächlich das Gewicht maßgebend ist. Dafür müssen andere Einflüsse auf die Lebenserwartung herausgerechnet werden, also zum Beispiel das Alter, der Sozialstatus, das Rauchverhalten, das Geschlecht. Wie das jedoch im Detail mathematisch berechnet wird, ist von Studie zu Studie leicht unterschiedlich und von den Annahmen der beteiligten Forscher abhängig. In der Addition Tausender von Einzelfällen kann das zu deutlich unterschiedlichen Gesamtergebnissen führen.

Ein Blick ins Sterberegister

Einen grundsätzlich anderen Forschungsansatz wählten Forscher der US-Gesundheitsbehörde Centers for Disease Control für eine Ende 2007 veröffentlichte Studie:[19] Sie schauten sich das Sterberegister der USA im Jahr 2004 an. Die rund zwei Millionen Todesfälle teilten sie in drei Gruppen ein: Tod durch Krebs, Tod durch Herz-Kreislauf-Erkrankungen, Tod aufgrund einer anderen Ursache.

Dabei zeigten sich interesssante Tendenzen: Untergewichtige haben ein erhöhtes Sterberisiko, aber nicht durch Krebs und Herz-Kreislauf-Leiden, sondern aufgrund anderer Erkrankungen, wie z.B. Lungenentzündung, Grippe oder Alzheimer. Übergewichtige sind überdurchschnittlich gefährdet, an Diabetes und Nierenleiden zu sterben – dasselbe gilt für Fettleibige.

Letztere sind ohnehin am schlechtesten dran, sterben sie doch am häufigsten sowohl an Herz-Kreislauf-Erkrankungen als auch an bestimmten Krebsarten: Brust-, Nieren-, Speiseröhren-, Darm-, Eierstock-, Gebärmutter- und Bauchspeicheldrüsenkrebs. So weit, so kompliziert. Fazit: Es gibt in jeder Gewichtsklasse erhöhte Sterblichkeitsraten bei bestimmten Erkrankungen – Fettleibigkeit allerdings führt insgesamt zur höchsten Sterblichkeit.

Allerdings sagen alle drei erwähnten Studien nur etwas über das Sterberisiko aus, nicht aber über das Krankheitsrisiko. Denn Krankheit heißt heute längst nicht mehr, dass darauf ein rascher Tod folgt. Mit Diabetes oder anderen Folgekrankheiten von Übergewicht können Menschen Jahrzehnte leben, wenn sie ärztlich gut betreut werden.

Dass es generell so schwer ist, die Gesundheitsgefährdung von Übergewicht hieb- und stichfest zu belegen, liegt womöglich auch daran, dass die heute Übergewichtigen und Fettleibigen im Schnitt deutlich gesünder sind als jene in den 1960er und 1970er Jahren. Diabetes kommt zwar häufiger vor, doch die Fälle von Herzkrankheiten sind zurückgegangen, ebenso die Krebserkrankungen, außerdem rauchen weniger Menschen.

Und die Lebenserwartung hat trotz der deutlich gewachsenen Zahl der Übergewichtigen weiter kontinuierlich zugenommen. In Deutschland bei Männern zwischen 1980 und 2006 von 69,6 auf 77,1 Jahre und bei Frauen von 77,2 auf 82,4 Jahre.[20] Eine ähnliche Entwicklung gibt es in Österreich und in der Schweiz – und in all diesen Ländern wird die Lebenserwartung wahrscheinlich noch weiter steigen.

In den USA stieg die Lebenserwartung ebenfalls: bei Männern zwischen 1960 und 2000 um sieben Jahre und bei Frauen um sechs Jahre. Doch eine neue Studie[21] ergab kürzlich, dass die Lebenserwartung von Frauen in ärmeren Bezirken zwischen 1983 und 1999 gefallen ist – in zweien sogar um fünf Jahre. Die Gründe waren Rauchen, Übergewicht, Fettleibigkeit und Bluthochdruck. Dort klafft eine Schere auf: Viele Menschen mit moderatem Übergewicht leben heute dank guter medizinischer Betreuung länger denn je. Jene in einem problematischen sozialen Umfeld aber, die neben einer Fettleibigkeit zum Beispiel auch noch rauchen und – das gilt insbesondere für die USA – nur eingeschränkt Zugang zum Gesundheitssystem haben, müssen mit einer geringeren Lebenserwartung rechnen.

Ist denn Fettleibigkeit eine Krankheit?

Für viele Mediziner ist Fettleibigkeit eher ein Risikofaktor für Folgeerkrankungen als eine eigenständige Krankheit. Und auch Betroffene wehren sich oft dagegen, als krank angesehen zu werden. Doch wer den enormen Leidensdruck sieht und die erheblichen Einschränkungen im Alltagsleben stark fettleibiger Menschen, kommt kaum umhin, darin die Auswirkungen einer Krankheit zu sehen. Umso mehr, als gerade Jugendliche gefährdet sind, sowohl was ihre soziale Einbindung als auch ihr Krankheitsrisiko betrifft.

Allerdings birgt die Frage, ob Fettleibigkeit als Krankheit anerkannt wird, einiges an sozialem Sprengstoff.[22] Antwortet die Medizin mit ja, würde Ärzten und Pharmaunternehmen vorgeworfen, sie hätten ein wirtschaftliches Interesse an einer entsprechenden Einstufung. Denn sie würden zweifellos davon profitieren, wenn eine Behandlung der Fettleibigkeit generell von den Krankenkassen finanziert würde.

Medikalisierung des Lebens

Hintergründiger ist der Vorwurf, die Anerkennung von starkem Übergewicht als Krankheit leiste einer immer weiter um sich greifenden »Medikalisierung des Lebens«[23] Vorschub; pädagogische, soziale und gesundheitspolitische Defizite in einer Gesellschaft würden durch eine medizinische Behandlung maskiert, statt die Probleme an der Wurzel zu packen.

Noch grundsätzlicher ließe sich fragen, ob mit der Fettleibigkeit nicht lediglich die Abweichung von einem gesellschaftlich standardisierten Körperbild (schlank, jugendlich, dynamisch, sportlich) als krank stigmatisiert wird.

Die Anreize für eine eigenverantwortliche Bekämpfung des individuellen Übergewichts würden durch eine Anerkennung als Krankheit gegebenenfalls schwächer werden, der Einzelne könnte das Problem auf die Medizin abwälzen und die Situation der Betroffenen sich dadurch verschlimmern.

Doch die Bewertung der Fettleibigkeit als Krankheit bietet auch Chancen. Zum Beispiel eine Entlastung gegenüber dem gesellschaftlichen Schlankheitsideal. Man schafft sich mit der Krankheit einen Freiheitsraum und entzieht sich der gesellschaftlichen Bewertung. Und trotz aller Kritik an der Medikalisierung weiterer Lebensbereiche liegt bei Fettleibigkeit zweifellos eine biomedizinische Fehlfunktion von körpereigenen Regelkreisen vor. Vor diesem Hintergrund wäre es sicher sinnvoll, zumindest schwere Fälle von Übergewicht als Krankheit einzuordnen.

Aus juristischer Sicht ist die Frage, ob Fettleibigkeit eine Krankheit ist, vor allem dahingehend wichtig, inwiefern sich daraus Leistungsansprüche gegenüber den Krankenkassen ableiten lassen. Krankheit ist nach deren Definition ein regelwidriger Körper- oder Geisteszustand, der ärztlicher Behandlung bedarf. Regelwidrig ist alles, was vom Leitbild des gesunden Menschen abweicht, der problemlos in der Lage ist, seinen Alltag zu bewältigen. Aus dem Grunde sind zum Beispiel reine Schönheitsoperationen in den meisten Fällen ausgeschlossen. Ansonsten aber öffnet diese Regelung verschiedensten Interpretationen Tür und Tor.

2.4 Das Schönheitsideal als Norm

Das Idealbild, das die meisten Menschen von einem schönen Körper haben, ist von den neuen Erkenntnissen über die Zusammenhänge von Gewicht und Krankheit allerdings gänzlich unbeeinflusst.

»Wenn Sie wählen könnten: Wären Sie lieber blind oder fettleibig?« Diese Frage stellten amerikanische Wissenschaftler vor einigen Jahren einer Gruppe von extrem fettleibigen Menschen, die gerade abgenommen hatten.[24] Deren Antwort fiel ziemlich eindeutig aus. Fast neun von zehn Befragten wollten lieber ihr Augenlicht verlieren, anstatt wieder auf ihr Ausgangsgewicht zurückgeworfen zu werden. Eine Begründung für diese erschütternde Antwort lautete: »Wenn man blind ist, wollen einem andere Menschen helfen. Aber niemand hilft dir, wenn du fett bist.«

Sogar 91 Prozent der Befragten sagten, sie würden sich lieber ein Bein amputieren lassen, als ihre hart erkämpfte schlanke Linie aufzugeben. Alle Befragten gaben an, lieber normalgewichtig als ein dicke Millionär zu sein. Ob diese amerikanische Untersuchung auf Deutschland zu übertragen ist – wer weiß? Aber sie zeigt, wie hart der Kampf gegen die Pfunde gewesen sein muss. Und wie sehr die Befragten zuvor unter ihnen gelitten haben. Dass sie ihr neues Gewicht lange halten, ist dennoch alles andere als wahrscheinlich.

Bedarf es angesichts solcher Selbstwahrnehmung nicht dringend mehr Toleranz und Gelassenheit? Schließlich ist nicht zuletzt der Schlankheitswahn mit daran schuld, dass es neben übergewichtigen Menschen auch immer mehr Menschen mit Essstörungen gibt und junge Mädchen, die sich zu Tode hungern.

Warum fokussieren Menschen sich so auf diese eine Eigenschaft: »Übergewicht«? Schließlich neigen die meisten von uns mitunter zu riskanten Verhaltensweisen: Die einen rauchen, andere riskieren beim Sport ihre Knochen, wieder andere arbeiten bis zur körperlichen und seelischen Erschöpfung.

Ein Exkurs in die Geschichte kann Antworten geben – und erklären, weshalb es zu einer so tiefgreifenden Stigmatisierung von Menschen kommen kann, die dem heutigen Schönheitsideal nicht entsprechen.

Der Wandel des Schönheitsideals

Bei flüchtiger Betrachtung ließe sich der Eindruck gewinnen, der Idealtypus eines schönen Körpers habe historisch gesehen nichts Beständiges. Und tatsächlich ist das, was als attraktiv empfunden wird, zu einem Großteil kulturell bedingt. In der griechischen Antike hatten ideale Frauenfiguren ein breites Becken und eher kleine Brüste, in Rom war selbst Fettleibigkeit kein Makel. Die Männer sollten vor allem athletisch sein. Im Mittelalter kam bei Frauen dann ein mädchenhaft-schlanker Körper in Mode; weiße Haut, blonde Locken und ein kleiner Mund galten als attraktiv. Bei den Männern stand der muskulöse, breitschultrige Typus in hohem Ansehen, vor allem wenn er lange blonde Haare hatte.

In der Renaissance war dann wieder der gerundetere Frauenkörper gefragt, mit breiten Hüften und üppigen Brüsten; der Barockmaler Peter Paul Rubens prägte den Typus der

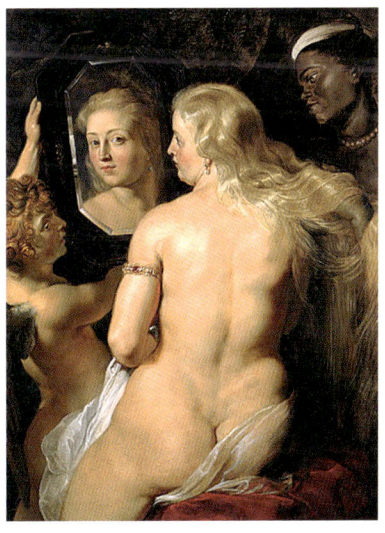

Rubens' Toilette der Venus

Rubensfrau, wohlbeleibt und sinn-
lich-attraktiv. Danach zwängten
Frauen ihre Figuren für lange Zeit
in Korsetts, und die so geschaffene
Sanduhrform wurde zum Zeichen
für Weiblichkeit. Im viktoriani-
schen Zeitalter kam die größere
Leibesfülle noch einmal zu kurzen
Ehren – wurde dann aber abgelöst
vom Puritanismus und später der
Jugendbewegung, für die Fett ein
Zeichen von Verweichlichung war.
Der schlanke, von Sport oder Ar-
beit geformte Körper wurde zum
Ideal, bei Frauen wie bei Männern.

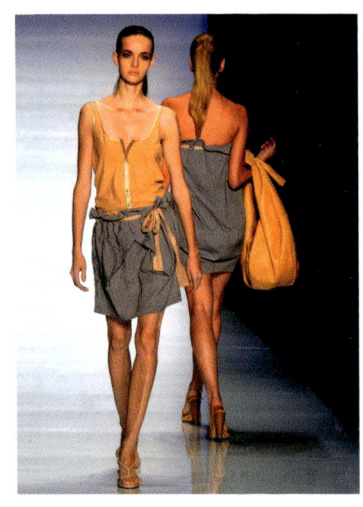

Modewoche in Athen 2006

Die vom Nahrungsmangel gekennzeichnete Nachkriegszeit
brachte eine weitere kurze Renaissance etwas üppigerer Figuren, ideal verkörpert durch Filmstars wie Marilyn Monroe. In den 1960ern
Jahren griff dann ein genereller Schlankheitskult um sich, zu deren
früher Ikone das Bohnenstangen-Modell Twiggy wurde. Bis in die
1990er Jahre, so zeigen Untersuchungen, sind Models immer schlanker geworden; ihr Gewicht sank unter das Normalgewicht – und die
Kluft zwischen dem Durchschnittskörper von Frauen und dem der
Models wurde zunehmend größer.

Der durchschnittliche BMI von Playboy-Models von 1978 bis
1998 beträgt gerade einmal 18,1;[25] damit gelten sie als untergewichtig.
Ähnlich bei den Gewinnerinnen von Miss-Wahlen. Viele haben ein
Gewicht, das heute als ein Kriterium für eine Essstörung betrachtet
wird. In den letzten Jahren allerdings scheinen sowohl BMI als auch
Taillenumfang wieder leicht zugenommen zu haben.[26]

Sind Schönheit und Attraktivität also historisch betrachtet relativ
– und ist unser heutiger Schlankheitswahn nur eine Art Abwehrreak-
tion auf die dick machende Umwelt?

Ja und nein. Die Attraktivitätsforschung geht davon aus, dass die jeweiligen Schönheitsideale bei aller kultureller Verschiedenheit durchaus Gemeinsamkeiten haben. So werden etwa bei Frauen ein symmetrisches Gesicht und Körper, kindliche Gesichtszüge und eine makellose Haut als attraktiv wahrgenommen – zu allen Zeiten und auf der ganzen Welt. Schönheitsideale enthalten demnach einen überkulturellen harten Kern.

Das erklärt auch, weshalb die Ikonen vergangener Jahrhunderte und Jahrtausende, wie beispielsweise Nofretete, Michelangelos David, die Venus von Milo oder Raffaels Madonnen auch von heutigen Menschen als schön empfunden werden. Ohnehin stabiler ist das Bild der idealen Männerfigur: ein kräftiger Oberkörper in V-Form und eine möglichst große Körperhöhe galten früher als attraktiv und wirken auch heute noch so.

Schön ist, wer sich erfolgreich fortpflanzen kann
Woher aber rühren diese über Zeiten und Kulturen erhabenen Schönheitsvorstellungen? Die Evolutionspsychologie bietet eine Erklärung an:[27] Der Grundgedanke ist, dass Menschen als Träger von Genen bestrebt sind, diese weiterzugeben – sich also fortzupflanzen. Dafür bedarf es eines geeigneten Partners. Woran aber erkennt Mann beziehungsweise Frau den? Zum Beispiel an den oben genannten Merkmalen wie glatter Haut (ein Zeichen für Gesundheit), kindlichen Gesichtszügen (ein Zeichen von Jugend und damit Fruchtbarkeit) und einem symmetrischen Körper (lässt ebenfalls auf Gesundheit schließen).

Aber auch andere Merkmale der Figur können Aufschluss darüber geben, ob eine Frau dazu geeignet ist, gesunde Nachkommen hervorzubringen und zu ernähren. Fett an bestimmten Stellen zum Beispiel symbolisiert Fruchtbarkeit, nicht zuletzt weil der Körper eines Mädchens überhaupt erst einen entsprechenden Fettanteil aufweisen muss, damit die Regelblutung einsetzt und so die körperliche Grundvoraussetzung gegeben ist, um schwanger zu werden. Polster an Hüften und Brüsten signalisieren die erwünschte Reproduktionsfähigkeit und gelten daher auch meist als ein Zeichen von Attraktivität.

Ein dicker Bauch hingegen kann auch durch eine bereits bestehende Schwangerschaft (also keine Chance auf sofortige Fortpflanzung) oder schlechte Ernährung (Vorsicht – könnte ein Krankheitsanzeichen sein!) bedingt sein.

Daher waren evolutionär gesehen nicht die extrem schlanken Frauen des heutigen Modeltyps am gefragtesten, deuteten ihre Körper doch auf Unterernährung hin. Als attraktiver eingeschätzt wurden solche Frauen, die an den »richtigen« Stellen gut gepolstert waren und insgesamt deutlich mehr wogen als das heutige Ideal. Als bestes Maß dafür, welche Frauenfiguren Männer attraktiv finden, galt lange das Verhältnis von Taille zu Hüfte (waist-hip-ratio, WHR) – ein Maß für die Fettverteilung, das von dem US-amerikanischen Evolutionspsychologen Devendra Singh eingeführt wurde.[28] Seinen Forschungen zufolge war die »Sanduhr-Figur« bereits zu grauen Vorzeiten attraktiv.

Ein waist-hip-ratio von etwa 0,7 (Taillenumfang 70 Prozent vom

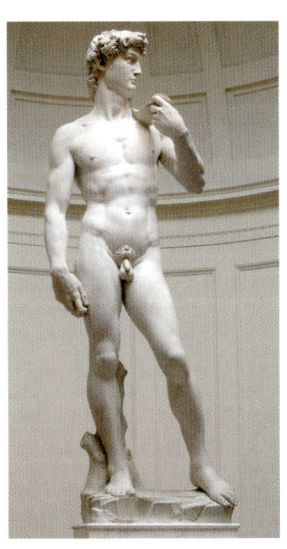

Hüftumfang) soll demnach eine optimalen Fettverteilung und hohe Fruchtbarkeit versprechen. Tatsächlich ergab sich nach einer Messung der entsprechenden Hormone, dass Frauen mit größeren Brüsten und Frauen mit einem vergleichsweise niedrigen WHR besonders fruchtbar sind.[29]

Wie beharrlich sich die Verknüpfung von Fruchtbarkeit und Attraktivität bis in die Gegenwart gehalten hat, zeigt eine Vergleichsstudie zwischen Zulu in Südafrika und weißen Briten.[30] Letztere verknüpfen ein hohes Körpergewicht gedanklich mit schlechter Gesundheit und niedriger Fruchtbarkeit, während das Umgekehrte

Michelangelos David

für die Zulu gilt. Dort signalisiert ein vergleichsweise hohes Körpergewicht große Überlebensfähigkeit, weil es nicht selbstverständlich ist, ständig genug zu essen zu haben. Diese Einstellung änderte sich jedoch bei jenen Zulu, die nach Großbritannien übersiedelten. Sie übernahmen nach einiger Zeit die Einstellung der Briten.

Ganz ähnlich das Ergebnis einer Untersuchung aus den 1980er Jahren, die zeigte, dass von 62 untersuchten Kulturen die Hälfte eher fülligere Frauen bevorzugte, vor allem solche mit wohlgerundeten Hüften. Bei einem Drittel der Kulturen werden mittlere Gewichtsklassen und nur bei 20 Prozent dünne Figuren bevorzugt. Es gab einen klaren Zusammenhang mit der Sicherheit der Nahrungsversorgung: Je unsicherer diese war, desto attraktiver waren füllige Frauen.[31]

Liebe geht durch den Magen

Wie sich ein evolutionär erlerntes Verhalten auch heute noch in Kulturen, die dem Schlankheitswahn unterliegen, Bahn brechen kann, zeigt eine Studie britischer Psychologen an 61 männlichen Probanden.[32] Demnach entscheidet der Grad des Hungers darüber, welche Frauentypen in dem Moment gerade interessant sind. Die Testpersonen mussten auf einer Skala zunächst ihren Grad an Hungergefühl eintragen und danach 50 verschiedene Frauen in eng anliegenden Kleidern oder Leggings nach ihrer Attraktivität beurteilen. Ergebnis: Hungrige Männer schenkten den schlankeren Figuren weniger Aufmerksamkeit und beurteilten dickere Frauen als attraktiver. Das macht deutlich, wie sehr die Biologie unsere Empfindungen und Denkprozesse noch immer beeinflusst.

Der BMI als Maß für Schönheit

Allerdings ist das Verhältnis der Taillen- und Hüftumfänge als Maßstab für Attraktivität in jüngster Zeit vom BMI abgelöst worden. Das schlichte Verhältnis von Körpergröße und Gewicht scheint mit größerer Treffsicherheit Auskunft darüber zu geben, ob eine Frau als gut aussehend eingeschätzt wird.[33] Der Bereich größter Attraktivität, so

Der Durchschnittstyp ist besonders schön

Bereits Darwin und Kant setzten Schönheit mit Durchschnitt gleich. Das ist evolutionär sogar sinnvoll, da bei der Fortpflanzung zweier durchschnittlich attraktiver Menschen ein sehr geringes Risiko besteht, dass beim Nachwuchs unerwünschte Körpermerkmale auftreten. Und wenn für Testreihen mehrere Gesichter fotografisch oder computertechnisch übereinandergelagert werden, ist das resultierende Durchschnittsgesicht für die meisten Menschen attraktiver als die Einzelgesichter, aus denen es hervorgegangen ist. Umfragen wie jene des Meinungsforschungsinstituts Forsa im Auftrag der Kosmetiklinie Dove bestätigten die Befunde:[34] Die 600 im Jahr 2004 befragten Männern und Frauen sollten ihren Idealtyp auswählen. Die Frauen gaben eher dem »normalen und natürlichen«

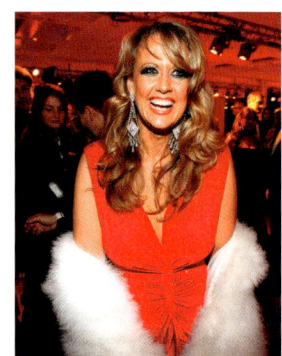

Frauentyp à la Franka Potente den Vorzug (44 Prozent), gefolgt von einer »straffen und kurvigen« Frau wie Barbara Schöneberger (34 Prozent); bei Männern ist die Rangfolge umgekehrt. Abgeschlagen bei beiden Geschlechtern sind hingegen die Figurtypen »sportlich und muskulös« wie Franziska van Almsick (9 Prozent), »schlank und schmal« wie Claudia Schiffer (6 Prozent), »vollbusig und mollig« wie Anna Nicole Smith (2 Prozent) und »dünn und knabenhaft« wie Kate Moss (1 Prozent).

Barbara Schöneberger

zeigen viele Untersuchungen, liegt bei einem BMI von 18 bis 20, also an der unteren Grenze des Normalgewichts. Unter 18 fällt die Attraktivität stark ab. Bei einem Wert von mehr als 20 fällt sie hingegen nur langsam ab, so dass erst sehr fettleibige Frauen als ebenso unattraktiv eingeschätzt werden wie stark Untergewichtige.

Die Selbsteinschätzung weicht davon deutlich ab: Frauen mit Übergewicht halten sich oft generell für wenig attraktiv, solche mit Untergewicht halten sich indes für sehr attraktiv, obwohl sie das für Männer nicht sind. Männer mit Übergewicht hingegen schätzen sich als attraktiver ein als gleich schwere Frauen, während Männer mit Untergewicht sich für unattraktiver halten als gleich dünne Frauen. Bei Männern gibt es übrigens einen wichtigeren Indikator für Attraktivität als den BMI: das Verhältnis von Bauch- zu Brustumfang. Frauen bevorzugen eindeutig die Form breite Brust – schmale Hüften.[35]

Mit dem Fortschreiten der Globalisierung und vor allem durch das Fernsehen breitet sich das westliche Schlankheitsideal weltweit immer stärker aus. Auf der Südseeinsel Samoa etwa hat sich nicht zuletzt durch amerikanische TV-Sendungen das Essverhalten vieler junger Frauen geändert. Schlank zu sein gilt plötzlich als modern, und in den Geschäften werden Diätprodukte verkauft.[36]

2.5 Wie Übergewichtige stigmatisiert werden

Angesichts der historisch so unterschiedlichen Einschätzung von Schönheit ließe sich eigentlich mehr Toleranz im Umgang mit den so unterschiedlichen Körperformen der Mitmenschen erwarten.

Doch fast alle Menschen im westlichen Kulturkreis schleppen – ob bewusst oder unbewusst – Vorurteile gegen Übergewichtige mit sich herum. Fast jedem dürfte schon einmal das Getuschel aufgefallen sein, wenn eine extrem fettleibige Person den Raum betritt oder sich in die S-Bahn setzt. Mit Blicken werden oft in Bruchteilen von Sekunden Bewertungen über dicke Menschen ausgetauscht. Übergewicht ist in der allgemeinen Wahrnehmung eine negative Eigenschaft, die noch dazu schnell und quasi im Vorbeigehen erfasst werden kann.

Und wer gerade für einen Überseeflug eingecheckt hat, mag oftmals inständig hoffen, keinen Sitznachbarn mit starkem Übergewicht zu bekommen. Auch in Theatern, Bussen und Zügen fallen Übergewichtige besonders auf, wenn das eigene Platzbedürfnis darunter leidet. Interessant ist, dass der Schlanke sich meist über die Betroffenen ärgert und nicht auf die Idee kommt, seinen Ärger gegen die Airlines oder Theaterbetreiber zu richten, die derart eng bestuhlen.

Mit Übergewicht fliegen

Für Fluggesellschaften sind übergewichtige Passagiere ein Problem. Meist weil deren Sitznachbarn sie als Problem ansehen, denn bei den schmalen Sitzen kann es tatsächlich eng werden. Bei Hapag-Lloyd wurde den gewichtigen Passagieren daher mitunter angeboten, einen Crewsitz einzunehmen. Gäste, die sich durch einen dicken Nachbarn in ihrem Raumgefühl beeinträchtigt sehen, könnten in Einzelfällen sogar eine teilweise Erstattung ihres Ticketpreises erwarten – das Geld könnte dann eventuell vom Verursacher eingetrieben werden, hieß es 2002 in der »Zeit«.[37] In Deutschland gebe es aber keine einheitliche Regelung für den Umgang mit dicken Menschen im Flugzeug. Condor halte zumindest einen Verlängerungsgurt bereit, falls der normale Sicherheitsgurt nicht ausreicht. Bei der US-Gesellschaft Southwest muss der Fluggast zwei Sitze bezahlen, wenn sich der Sicherheitsgurt nicht schließen oder die Armlehne nicht mehr niederdrücken lässt; immerhin – so berichtet ein Fluggast auf der Webseite der »National Association to Advance Fat Acceptance« – erhält man das Geld zurück, wenn der Flug nicht ausgebucht war. Ähnlich bei American Airlines; dort dürfen extrem übergewichtige Passagiere nicht an Notausgängen sitzen, weil ihnen nicht zugetraut wird, bei einer Evakuierung mitzuhelfen. Und sie müssen sich notfalls einen zweiten Sitz kaufen – dafür haben sie dann aber das Recht auf doppeltes Freigepäck und, ironischerweise, zwei Mahlzeiten. Was allerdings nichts nutzt, wenn das Übergewicht erst im vollbesetzten Flieger auffällt. Denn noch werden die Fluggäste nicht zusammen mit ihrem Gepäck gewogen oder bei der Buchung nach ihrem Gewicht gefragt.

Welche Auswirkungen hat nun eine negative Bewertung von Übergewicht auf die Betroffenen? Normalerweise muss selbst ein deutlich erhöhtes Gewicht keine schlechte Stimmungslage zur Folge haben. Wenn man einmal von der oft schlechteren körperlichen Gesundheit und Fitness absieht, erfreuen sich Übergewichtige meist einer besseren Gemütslage als ihre dünneren Zeitgenossen;[38] übergewichtige Männer etwa begehen deutlich seltener Selbstmord als Normal- oder

Untergewichtige.[39] An diesem Befund ändert auch die Stigmatisierung, also die diskriminierende Charakterisierung durch andere Menschen nichts.

Wie aber kommt es, dass Menschen angesichts der augenfälligen Eigenschaft »übergewichtig«, die sie negativ bewerten, nur noch bedingt die Person dahinter erfassen – mit ihren möglicherweise vielen guten Eigenschaften?

Gemäß der psychologischen »Attributionstheorie« fragt sich jeder Mensch unwillkürlich, was denn die Ursache für eine offensichtliche Eigenschaft ist. Da wir gleichzeitig davon ausgehen, dass der Einzelne zum Großteil für seine Lebenssituation selbst verantwortlich ist, scheint klar, dass Übergewichtige an ihren Kilos selbst schuld sind. Schließlich weiß jeder, dass man mit ein wenig Anstrengung rasch einiges an Gewicht abnehmen kann. Vergessen wird dabei, dass dies meist nur kurzfristig gelingt.

Wie relativ unwillkürlich wir solchen Einstellungen ausgeliefert sind, zeigt sich am besten daran, dass selbst der berufliche Umgang mit übergewichtigen Menschen nicht vor deren Diskriminierung schützt. So wurden während eines internationalen Adipositas-Kongresses rund 400 Ärzte und Wissenschaftler nach ihren Einstellungen gegenüber normalgewichtigen und übergewichtigen Menschen befragt: Auch die Gesundheitsexperten brachten Übergewicht in Verbindung mit Faulheit, Dummheit und Wertlosigkeit.[40]

Das belegt eindrucksvoll, wie auch Ärzte sich von weit verbreiteten gesellschaftlichen Wertungen über den menschlichen Körper, ihr Spezialgebiet, nicht freimachen können. Für übergewichtige Patienten eine höchst unangenehme Situation, denn sie müssen vermuten, dass ihr Arzt sie als fauler, dümmer und wertloser einschätzt als schlanke Patienten und sie daher womöglich auch mit weniger Engagement behandelt.

Wie tief solche Einstellungen verwurzelt sind, zeigt auch eine Untersuchung, wonach sich selbst stark Übergewichtige untereinander negativ bewerten.[41] Überspitzt gesagt, droht die negative Einschätzung von Übergewichtigen die Form eines neuen »Rassismus« anzunehmen.

Supermodel wird fettleibig

Wie sich Stigmatisierung am eigenen Leib anfühlt, hat das Supermodel Tyra Banks, Covermodell von Cosmopolitan, Elle und Vogue, erlebt. Sie zwängte sich in ein spezielles Kostüm, das ein Körpergewicht von etwa 160 Kilogramm vortäuscht, und ging unerkannt durch die Straßen. »Dass die Leute mich anstarrten und lachten, hat mich am meisten schockiert«, berichtet Banks. Am Ende zog sie Konsequenzen aus dem Schlankheitswahn. Nachdem ihr Agent ihr trotz ihrer schlanken Figur immer wieder Abmagerungskuren verordnete, sagte Banks dem Laufsteg adieu und ging

beim Dessous-Hersteller »Victoria's Secret« unter Vertrag, der laut Banks ausdrücklich nicht magersüchtige Mädchen als Models verpflichten wollte, sondern vor Gesundheit und Lebensfreude strotzende Frauen. Im Jahr 2005 hängte sie ihre Model-Karriere endgültig an den Nagel, mit den Worten: »Gott sei gedankt, meine Oberschenkel-Zellulitis kümmert jetzt niemanden mehr, und endlich kann ich im Bett so viel Eiskrem essen, wie ich will.«

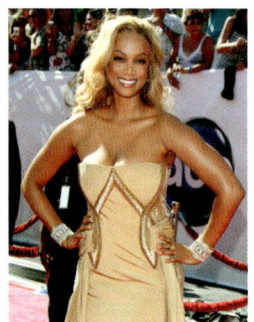

Tyra Banks

Die Stigmatisierung hat zugenommen

Für eine deutsche Studie wurden Bundesbürgern in den Jahren 1971, 1979 und 1989 jeweils fünf einfache Strichmännchen vorgelegt, die Personen symbolisieren sollten – von außerordentlich dünn bis fast kugelrund.[42] Während 1971 noch 43 Prozent der Befragten den am stärksten übergewichtigen Typus für den verträglichsten Zeitgenossen hielten, sank der Prozentsatz 1979 auf magere 11 Prozent und 1989 auf nur noch 10 Prozent. Auch bei Fragestellungen wie »Wer hat die meiste Freude im Leben?« oder »Mit wem möchten Sie gern befreundet sein?« wurden 1971 die beiden rundesten Darstellungen noch vergleichsweise positiv bewertet. Das änderte sich in den späteren Untersuchungen ebenso.

Das Alter der Befragten spielt für solche Einstellungen kaum eine Rolle, selbst Kinder bewerten ihresgleichen ganz ähnlich. Das zeigte bereits eine der ersten Untersuchungen zur Stigmatisierung übergewichtiger Kinder von 1961:[43] Die Forscher wiesen 640 Schulkinder im Alter von zehn bis elf Jahren an, sich sechs Bilder von Altersgenossen anzuschauen und sie danach zu ordnen, mit wem sie am ehesten befreundet sein möchten. Vier der Bilder zeigten Kinder mit körperlichen Gebrechen (darunter ein Kind im Rollstuhl, eines mit einer Entstellung im Gesicht). Ein weiteres Bild zeigte ein übergewichtiges Kind, ein anderes ein normalgewichtiges Kind ohne körperliche Gebrechen. Ergebnis: Mit dem übergewichtigen Kind wollten die befragten Jungen und Mädchen am wenigsten gern befreundet sein.

Diese Abwehrhaltung hat in den letzten Jahrzehnten noch zugenommen. Im Jahr 2001 wurde die ursprüngliche Studie mit denselben Bildern wiederholt. Wieder bewerteten die Kinder die Zeichnung ihres übergewichtigen Altersgenossen am schlechtesten – doch nicht nur das, sie wurde noch deutlich ablehnender bewertet als 40 Jahre zuvor.[44]

Stigmatisierung vom Kindesalter an

Das Ausmaß der Hänseleien von Kindern lässt sich allerorten beobachten. So etwa anlässlich eines Klassenausflugs mit Übernachtung auf einem Campingplatz: In einem Zelt teilte sich ein etwa zehn Jahre altes, fettleibiges Mädchen den Platz mit zwei Jungen. Die Jungen bezeichneten es andauernd und lautstark als Fettsau, Schlampe und Fettwanst. Selbst Drohungen, sie nach Hause zu schicken, beeindruckten die Jungen wenig. Das Mädchen aber war relativ gelassen; ganz offensichtlich war es eine derartige Behandlung gewöhnt und gar nicht angetan von den Gegenmaßnahmen der Erwachsenen. Vielleicht ahnte das Kind, dass die Einmischung ihre Außenseiterrolle nur verstärkte.

Die Stigmatisierung beginnt mitunter bereits im Alter von drei Jahren und nimmt dann im weiteren Verlauf der Kindheit zu. Vierjährige können bereits angeben, dass das Übergewicht der Grund für ihre ablehnende Haltung gegenüber einem Kindergartenkameraden ist.[45]

Fragt man Jugendliche, ob sie jemals wegen ihres Gewichts von Gleichaltrigen gehänselt wurden, so bejaht dies fast jedes dritte Mädchen und jeder vierte Junge. Bei den schwersten fünf Prozent der Jugendlichen ist der Anteil noch weit höher.[46] Leidet das Kind selbst unter seinem Gewicht, ist einsam und hat wenig Selbstvertrauen, dann wird es oft noch umso mehr gehänselt – im Gegensatz zu Kindern, die sich nicht so viel aus ihrer Leibesfülle machen. Zwar glauben die meisten übergewichtigen Kinder, dass die ihnen gegenüber geäußerten Vorurteile eigentlich ungerecht und unwahr sind – und doch meinen fast ebenso viele, dass die Hänseleien weniger würden, sobald sie abnähmen.

Einen deutlichen Unterschied gibt es zwischen den Geschlechtern: Das Schlankheitsideal wird von den Mädchen stärker angenommen als von den Jungen: Sollen Mädchen eine dünne, eine normalgewichtige und eine übergewichtige Silhouette bewerten, so lehnen sie neben der übergewichtigen auch die normalgewichtige ab; Jungen lehnen hingegen nur die übergewichtige ab.[47] Zudem läuft die Stigmatisierung unter Mädchen meist subtiler ab, es kommt etwa zum Ausschluss aus dem Freundeskreis oder es wird in Abwesenheit abschätzig über sie geredet. Bei Jungen ist eher ein offenes Mobbing die Folge.[48]

Insofern erstaunt es nicht, wenn sich Übergewicht als Hindernis bei der Partnersuche erweist: Übergewichtige Jugendliche haben seltener eine Verabredung und sind im Hinblick auf die Zahl ihrer Dates auch unzufriedener als schlanke Gleichaltrige. Einer Studie zufolge haben nur 12 Prozent der Jugendlichen eine Verabredung mit jemandem gehabt, der übergewichtig war; dabei kommt es jedoch häufiger vor, dass ein Mädchen sich mit einem übergewichtigen Jungen trifft als umgekehrt ein Junge mit einem übergewichtigen Mädchen.[49]

Auch Lehrer und Eltern machen mit
Lehrer und Erzieher bilden leider nicht immer ein Gegengewicht zur Stigmatisierung durch die Gleichaltrigen. Verschiedene Untersuchungen ergaben: Mehr als jeder zweite Grundschullehrer gibt an, dass

Mangel an Selbstkontrolle und psychologische Probleme die Hauptursachen für die Entstehung von Übergewicht seien.[50] Jeder zweite
Lehrer erklärt Übergewicht auch als Folge eines Mangels an Liebe
oder Zuwendung durch nahestehende Menschen.[51] Jeder fünfte Lehrer gibt an, dass Übergewichtige unordentlich seien, weniger erfolgreich und häufiger Familienprobleme hätten. Besonders ausgeprägt
sind die Vorurteile bei Sportlehrern – kein Wunder, dass dicke Kinder
dem Sportunterricht häufig fernbleiben.[52]

Selbst die Familie ist kein Schutzraum gegen die Stigmatisierung
– auch dann nicht, wenn die Eltern selbst übergewichtig sind. Für eine Studie wurden 86 übergewichtigen Elternpaaren drei Bilder von
Kindern vorgelegt: eines normalgewichtig, eines übergewichtig und eines körperlich behindert. Dann wurden sie gebeten, ihrem eigenen
Kind eine Geschichte zu jedem der drei Kinder zu erzählen. Dem übergewichtigen Kind wurde dabei das niedrigste Selbstwertgefühl zugeschrieben; seine Geschichte nahm häufig ein unglückliches Ende.[53]
Und fragt man übergewichtige Jugendliche, ob sie innerhalb ihrer Familie gehänselt werden, räumten 47 Prozent der Mädchen und 34 Prozent der Jungen dies ein – wobei die Hänseleien etwas häufiger von den
Müttern auszugehen scheinen als von den Vätern.[54]

Ursache ist vermutlich, dass die Eltern den – wohl nicht falschen
– Eindruck haben, dass Dritte ihnen persönlich die Schuld am Übergewicht ihres Kindes geben. Sie berichten außerdem von Wut, Frustration und Schuldgefühlen, wenn sie ihrem Kind nicht erfolgreich abzunehmen helfen können. Diesen Druck geben sie dann, ob bewusst
oder unbewusst, oft an ihr Kind weiter.

Dick macht arm

Insbesondere bei Frauen hat Übergewicht im Jugendalter langfristige
wirtschaftliche Konsequenzen. So werden sie, wie eine Untersuchung
aus den USA zeigt, trotz gleicher schulischer Leistungen seltener in einem College angenommen,[55] und auch ihre finanzielle Unterstützung
fällt geringer aus.[56] Bei Mädchen in England zeigte sich, dass sie im

Alter von 23 Jahren umso weniger verdienten, je mehr Übergewicht sie im Alter von 16 Jahren hatten – und zwar unabhängig von der schulischen Leistung und davon, ob sie im Erwachsenenalter noch immer übergewichtig waren.[57]

Übergewichtige Menschen finden offenbar generell schwerer einen Job und verdienen weniger[58] – aber ganz besonders trifft dies auf Frauen zu. Bereits ein entsprechendes Foto in einer Bewerbungsmappe senkt die Wahrscheinlichkeit, zu einem Vorstellungsgespräch eingeladen zu werden. Übergewichtige Angestellte werden zudem als faul, unordentlich, weniger kompetent und selbstdisziplinert angesehen. Das wirkt sich erwartungsgemäß negativ auf das Gehalt und mögliche Beförderungen aus.

Aus der Praxis von Professor Hebebrand

Die Mutter eines 125 Kilogramm schweren Jugendlichen erzählte mir von ihren Erlebnissen an einer Universitätsklinik: Sie hatte den Chefarzt aufgesucht, um sich im Hinblick auf das Übergewicht ihres Sohnes beraten zu lassen. Durch Gesten, Blicke und Äußerungen vermittelte man ihr das Gefühl, sie sei schuld an seinem Zustand. Viel angenehmer waren ihre Erfahrungen mit einem amerikanischen Arzt, den sie aus gleichem Anlass aufgesucht hatte. Dieser riet ihr, das Übergewicht nicht zu thematisieren, nichts dagegen zu tun und den Sohn »in Ruhe zu lassen«. Falls er selbst später etwas gegen sein Übergewicht tun wolle, könne er sich nach seinem 18. Geburtstag möglicherweise operativ behandeln lassen. Ein Rat, der zunächst seltsam erscheinen mag, aber so abwegig nicht ist, wie Kapitel 4 zeigen wird.

Sind Vorurteile gegen Übergewichtige berechtigt?

Vorurteile haben ja mitunter einen wahren Kern. Wie sieht es mit Vorurteilen gegenüber dicken Menschen aus?

Gezielte Studien dazu gibt es nur wenige. Eine chinesische Untersuchung ergab bei übergewichtigen Kindern einen niedrigeren IQ als bei normalgewichtigen.[59] Als Kinder bei einer Einschulungsuntersuchung in Aachen getestet wurden, zeigte sich wiederum keinerlei Zusammenhang zwischen Körpergewicht und IQ.[60] In Thailand fanden sich bei übergewichtigen Schülern der Klassen 7 bis 9 niedrigere Leistungen als bei normalgewichtigen; bei jüngeren Kindern konnten jedoch keine Unterschiede ermittelt werden.[61]

In einer amerikanischen Studie mit mehr als 11.000 Kindern zeigten Übergewichtige im Kindergarten und am Ende der ersten Klasse niedrigere Rechen- und Leseleistungen als normalgewichtige Kinder.[62] Berücksichtigte man aber Einflussgrößen wie zum Beispiel die soziale Herkunft, gab es keine Unterschiede aufgrund des Gewichts mehr. Vielmehr scheint es so zu sein, dass Leistungsprobleme in der Schule mitunter erst zur Entstehung von Übergewicht beitragen können. Hinzu kommt: Übergewichtige Mädchen und Jungen empfinden sich häufiger als leistungsschwach als unterdurchschnittlich begabte Schüler.

Zahlreiche psychologische Untersuchungen gingen auch der Frage nach, ob sich Persönlichkeitsmerkmale in Abhängigkeit vom Körpergewicht unterscheiden. Fasst man die Studien zusammen, so findet sich kein Hinweis darauf, dass Übergewichtige – entgegen allen Vorurteilen – unordentlicher oder weniger ehrgeizig wären als Normalgewichtige. Allenfalls beruhen Unterschiede auf der unterschiedlichen Schichtzugehörigkeit der Untersuchten. Insgesamt spricht also kaum etwas dafür, dass sich Begabung oder Persönlichkeit von übergewichtigen Menschen und Normalgewichtigen unterscheiden.

Auswirkungen der Diskriminierung auf die Gesundheit

Untersuchungen haben mehrfach gezeigt, dass das Selbstwertgefühl von übergewichtigen Kindern nicht schlechter ist als das Normalgewichtiger.[63] Mit einer Ausnahme: Es ist niedriger bei jenen übergewichtigen Jungen und Mädchen, die an Abnehmprogrammen teilnehmen. Diese Kinder leiden unter ihrem Gewicht – werden sie doch ständig mit der angeblichen Unzulänglichkeit ihres Körpers und ihres Essverhaltens konfrontiert.

Übergewichtige Beamte

Wer starker Raucher ist oder sogar alkoholabhängig, kann das bei Einstellungsuntersuchungen – etwa jener für Beamte – hervorragend verbergen, obwohl das damit verbundene Gesundheitsrisiko enorm ist. Anders bei Übergewichtigen; diese fallen dem Amtsarzt sofort auf. So auch der Karlsruher Hauptschullehrer Stefan Bauer, der bei einer Körpergröße von 1,83 Meter 110 Kilogramm wog, was einem BMI von 33 entspricht.[64] Beim Gesundheitscheck vor der Verbeamtung wurde Bluthochdruck wegen Übergewichts diagnostiziert – ein Ausschlusskriterium in dem Bundesland. Der Gewerkschaft Erziehung und Wissenschaft (GEW) Baden-Württemberg sind mehrere ähnliche Fälle bekannt. Die fachliche Eignung der Lehrer spiele dann keine Rolle mehr, heißt es. Die GEW hat sogar ein Infoblatt herausgegeben mit dem Titel: »Der schlanke Staat will schlanke Beamt/innen!« Das Stuttgarter Kultusministerium beruft sich darauf, dass laut Gesetz die gesundheitliche Eignung getestet werden müsse und dass ab einem BMI über 30 Blutdruck, Blutzucker und Cholesterin getestet würden. Die Amtsärzte nähmen dann eine individuelle Einschätzung des Risikos für den Anwärter vor, vorzeitig dienstunfähig zu werden. Dem Nichtraucher und Wenigtrinker Bauer wurde eine Diät empfohlen, in einem Jahr könne er sich dann wieder vorstellen und so lange seinen Beruf als Angestellter ausüben.

Der Philologenverband Baden-Württemberg hält Übergewicht indes nicht für ein aussagekräftiges Kriterium für das Risiko einer vorzeitigen Dienstunfähigkeit; die sei in den allermeisten Fällen psychisch bedingt.

Auch Depressionen treten bei übergewichtigen Kindern und Jugendlichen nur dann häufiger auf, wenn sie an Abnehmprogrammen teilnehmen.[65] Diese Jugendlichen berichten auch zwei- bis dreimal häufiger über Selbstmordgedanken. Ursache sind wahrscheinlich auch hier wieder die Hänseleien, wie eine große Studie gezeigt hat.[66]
Übergewichtige Kinder und Jugendliche schätzen ihre gesamte Lebensqualität nicht wesentlich niedriger ein als normalgewichtige

Kinder. Sie fühlen sich aber weniger fit und leiden häufiger unter körperlichen Beschwerden. Die Lebensqualität von durchschnittlich zwölf Jahre alten Jugendlichen mit extrem hohem Übergewicht erwies sich einer Untersuchung zufolge allerdings als vergleichbar mit der krebskranker Kinder.[67]

Das Ausmaß der Unzufriedenheit mit der Figur hängt also stark damit zusammen, wie sehr die Kinder unter Hänseleien zu leiden haben. Vor allem aber scheinen die blöden Sprüche eine Langzeitwirkung zu entfalten: Wenn man erwachsene Frauen nach dem Ausmaß an Unzufriedenheit mit ihrem Körper befragt, so wird dieses umso höher eingeschätzt, je häufiger sie als Mädchen mit abfälligen Bemerkungen zu ihrem Gewicht konfrontiert worden waren.[68]

Bei übergewichtigen Jugendlichen und ganz besonders bei denen, die schon häufig eine Diät gemacht haben, bestehen zusätzlich eine ganze Reihe gesundheitlicher Risiken. Sie neigen stärker als andere zu ungezügelten Essattacken, einem stärkeren Alkoholkonsum und einem risikoreicheren Sexualverhalten – vermutlich weil sie nicht nur unter dem Übergewicht und den Reaktionen der Umwelt leiden, sondern dazu noch an ihrem Scheitern. Insbesondere bei Jugendlichen, die ihr Gewicht durch drastische Maßnahmen wie Fasten, Erbrechen oder das Auslassen ganzer Mahlzeiten unter Kontrolle bringen wollen, kommt es häufiger zu Selbstmordversuchen.[69] Nicht allein das Gewicht führt also zu Frustrationen, sondern vor allem der Kampf dagegen. Es scheint folglich zu psychischer Stabilität zu führen, wenn dicke Jugendliche sich nicht als übergewichtig wahrnehmen.

Hilft es den Jugendlichen, wenn sie auf ihr Gewicht achten? Anscheinend nicht: Wenn sie sich häufig selbst wiegen, kommt es bei Mädchen oft zu einer Gewichtszunahme, zu Essattacken und ungesunden Gegenstrategien wie zum Beispiel Erbrechen.[70] Möglicherweise aber führt das Hänseln auch ganz direkt zu einer zusätzlichen Gewichtszunahme und anderen Gesundheitsproblemen: Forscher entdeckten, dass der Blutdruck Jugendlicher umso höher war, je häufiger sie gehänselt wurden.[71] Dann führt die Stigmatisierung zu mehr

Stress, einem veränderten Stoffwechsel und insbesondere zu einem hohen Kortisolspiegel. Der wiederum begünstigt die Anlagerung von Fettzellen im Bauchbereich – was das Übergewicht und damit wiederum die Stigmatisierung verstärkt. Ein klassischer Teufelskreis entsteht.

Erhöht Stigmatisierung die Bereitschaft zur Veränderung?

Jeder, der in den USA in den letzten Jahren in Gesellschaft eine Zigarette geraucht hat, dürfte die Erfahrung gemacht haben, dass man als Raucher als nicht sonderlich intelligent eingestuft wird. Und als jemand, der bereit ist, seine eigene Gesundheit und die anderer zu schädigen. Diese Art der Stigmatisierung hat dazu geführt, dass Amerikaner kaum mehr in der Öffentlichkeit rauchen.

Beim Abnehmen jedoch ist die öffentliche Ächtung offenbar kontraproduktiv. Die Stigmatisierung hat zwar in den letzten Jahrzehnten zugenommen – aber der Anteil der Übergewichtigen an der Bevölkerung nicht abgenommen. In einer Untersuchung konnte gezeigt werden, dass jene Mädchen, die aufgrund ihres Gewichts gehänselt worden waren, ein doppelt so hohes Risiko hatten, nach fünf Jahren immer noch übergewichtig zu sein. Darüber hinaus neigten sie zu einem extremeren Essverhalten. Mädchen hingegen, die sich positiv über ihren Körper äußerten, nahmen weniger zu als solche, die mit ihrem Körper unzufrieden waren.[72] Offenbar führt die Unzufriedenheit zu einer Art Verkrampfung, die dann genau das hervorbringt, was man eigentlich vermeiden wollte.

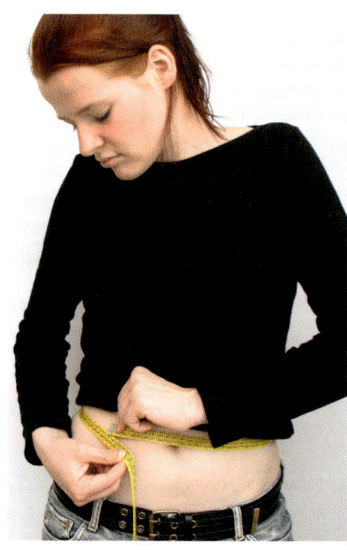

Wenn sie damit nicht aufhört, nimmt sie tendenziell eher zu als ab

Vorsicht vor Präventionsprogrammen!

Aufgrund der Befürchtung, eine Stigmatisierung weiter zu verstärken, sind Experten heute zunehmend zurückhaltend gegenüber Präventionsprogrammen, die gegen Übergewicht im Kindes- und Jugendalter vorgehen wollen.

In einem Fall hatte eine Krankenkasse eine Ausschreibung für ein Abnehmprogramm gestartet, an der sich viele Kindergärten beteiligten und ausgefeilte Projektanträge einreichten – alle ohne wissenschaftliche Begleitforschung. Die Erzieherinnen betrachteten vor allem ein gesundes Ernährungsverhalten und viel Bewegung als eine gute Strategie gegen Übergewicht. Bei den Programmen war aber am Ende des Projekts gar nicht klar, ob sie tatsächlich Einfluss auf die langfristige Gewichtsentwicklung der Kinder hatten. Viel wahrscheinlicher ist, dass die Kinder – wenn überhaupt – nur kurzzeitig abgenommen und dann wieder zugenommen haben. Und wahrscheinlich haben sich dabei die Vorurteile gegenüber den dicken Kindern noch verstärkt.

Das lässt nicht zuletzt das Beispiel eines Kindergartens vermuten, in dem wöchentlich eine Wiegeliste ausgehängt wurde. Die Kinder konnten anhand der Liste sehen, auf welchem Platz sie standen. Solche vielleicht gut gemeinten, aber voreilig initiierten Aktionen zeigen, dass das Problem der Stigmatisierung sträflich unterschätzt wird.

Erzieherinnen lernen in ihrer Ausbildung kaum etwas über die Entstehung von Übergewicht und über die komplexen Zusammenhänge zwischen Stigmatisierung und den Folgeproblemen. Vielfach aber engagieren sich gerade solche Erzieherinnen stark für die Prävention von Übergewicht bei ihren Schützlingen, die selbst mit ihrem Gewicht unzufrieden sind. Daher ist es auch nicht mehr als eine gut gemeinte Idee, dass gerade Kindergärtnerinnen und Erzieherinnen die Prävention erfolgreich voranbringen sollen, so wie dies die vom Landwirtschaftsministerium initiierte »Plattform Ernährung und Bewegung«[73] fordert. Es bleibt zu hoffen, dass sich die Nebenwirkungen solcher Programme in Grenzen halten.

Letztlich kann nur durch eine sorgfältige wissenschaftliche Beurteilung von Abnehmprogrammen verhindert werden, dass mehr Schaden als Nutzen entsteht. Zumindest haben die neuen Erkenntnisse zur Stigmatisierung dazu geführt, dass moderne Präventionsprogramme ganz allgemein das Gesundheitsbewusstsein fördern wollen – ein Fokus auf das Thema Übergewicht soll bewusst vermieden werden.

Aber auch solche Programme müssen gut bedacht werden. Das zeigte sich bei dem CHILT-Programm (Children Health Interventional Trial), das von Wissenschaftlern der Sporthochschule Köln durchgeführt wurde. Jahrelang erhielten 433 Grundschulkinder Gesundheitsunterricht und wurden zu mehr körperlicher Aktivität angeregt, etwa durch regelmäßige Bewegungspausen im Unterricht. Davon profitiert haben aber vor allem die normalgewichtigen Kinder. Vermuteter Grund: die soziale Ausgrenzung, das »Motorik-Mobbing« der vermeintlich ungeschickten dicken Kinder, zu dem es im Rahmen des Programms umso mehr Gelegenheit gab. Auch das kann den letzten Rest Bewegungsfreude zerstören und einen Teufelskreis von Immobilität, Ungeschicklichkeit und steigendem Gewicht entstehen lassen.[74]

2.6 Essen nicht zum Thema machen! Was sich gegen Stigmatisierung tun lässt

Auch Eltern tun ihren Kindern keinerlei Gefallen, wenn sie deren Übergewicht problematisieren, Nahrungsmittel in Gut und Böse einteilen und ständig Kalorien zählen.

Den wohl besten Beleg dafür, dass eine dauernde Thematisierung des Essens besonders für ohnehin übergewichtige Kinder von Nachteil ist, hat eine Untersuchung von Forschern der University of Pennsylvania School of Medicine erbracht.[75] Die Wissenschaftler hatten das Essverhalten zweier Gruppen untersucht: das dicker Kinder und deren Mütter, die einen BMI von etwa 30 hatten. Und das dünner Kinder und Mütter mit einem BMI von etwa 20. Als die Kinder fünf und sieben Jahre alt waren, füllten die Eltern einen Fragebogen aus, mit Angaben zu ihrem Ernährungsstil und ihrer generellen Einstellung zur Ernährung. Beides änderte sich innerhalb der beiden Jahre nicht. Wohl aber etwas anderes: Wenn die Eltern versuchten, die Kinder dazu anzuhalten, weniger zu essen, und sich viele Sorgen um deren Essverhalten machten, nahmen diese zu – besonders die ohnehin schon dicken Die Kritik hatte die Kinder offenbar aus ihrem normalen Essverhalten gerissen. Darauf deutet auch eine andere Studie hin,[76] wonach elterliche Ermahnungen, weniger zu essen, bei übergewichtigen fünfjährigen Mädchen dazu führte, dass diese auch dann aßen, wenn sie gar nicht hungrig waren.

Was können Eltern nun tun? Einen ganz praktischen Rat haben britische Forscher, die Studien zum Thema »Verhaltensweisen der Eltern bei der Kinderernährung« gesichtet haben:[77] Sie plädieren für eine Aufteilung der Verantwortlichkeit in der Hinsicht, dass Eltern ihren Kindern gesunde Nahrungsmittel anbieten, diese aber alleine entscheiden dürfen, wie viel sie davon essen; Kinder müssten letztlich für sich selbst lernen, wie sie ihre Nahrungsmenge regulieren, sie müssten ihre eigenen Hunger- und Sättigungssignale interpretieren und danach handeln. Denn je älter die Kinder werden, desto sicherer werden sie – zum Beispiel angeregt durch Freunde, aber auch mithilfe ihres Taschengeldes – ihren eigenen Essgelüsten nachgehen, und umso schwieriger wird es für die Eltern, Einkaufswünsche der Kinder dauerhaft auszuschlagen.

Eltern von älteren Kindern tun gut daran, sich entspannt zurückzulehnen, darauf zu achten, dass die Kinder regelmäßig zu essen bekommen, und für eine positive Atmosphäre beim Essen zu sorgen. Gleichzeitig gilt es, Bewegung zu fördern und das Selbstwertgefühl der Kinder zu stärken.[78]

Vorbeugung ohne Stigmatisierung?
Letztlich weiß niemand so recht, wie man Übergewicht vorbeugen kann, ohne die Stigmatisierung weiter zu verstärken.

Selbst wenn Kinder medizinische Informationen zur Entstehung von Übergewicht erhalten, die nicht dem Einzelnen die Schuld für das Übergewicht zuschieben, hat das nur begrenzt Auswirkungen auf die Einstellung der Kleinen. In einer Studie mit Kindern der Klassen drei bis sechs besserte sich nur bei den Drittklässlern die Einstellung gegenüber Gleichaltrigen mit Übergewicht. Ältere Kindern schätzten ihre dickeren Altersgenossen nur noch negativer ein.[79] Eine andere Studie wies nach, dass eine Aufklärung über die Ursachen zwar dazu führt, dass die Eigenverantwortlichkeit der Übergewichtigen geringer eingestuft wird als zuvor – doch das änderte nichts an den Vorurteilen.[80]

Wünschenswert wäre, wenn immerhin die Leser dieses Buches künftig weniger gnadenlos über eigenes oder fremdes Übergewicht urteilten. Es ist ein ausgesprochenes Anliegen dieses Buches, den Blick auf das Übergewicht zu verändern – und ihn dafür zu schärfen, dass die Ursachen vielfältig sind und meist nicht dem Willen der Betroffenen unterliegen.

Leider sind in der Werbung und vielen Medien die Stereotypen ziemlich fest zementiert. So haben Forscher der Michigan State University untersucht, wie Dicke im US-Fernsehen dargestellt werden.[81] Von den weiblichen Charakteren waren nur drei Prozent fettleibig, in der Normalbevölkerung sind es dagegen 25. Dafür waren bei den Fernseh-Frauen 31 Prozent untergewichtig, im richtigen Leben trifft das nur auf fünf Prozent der Amerikanerinnen zu.

Wenn Dicke im TV auftreten, dann meist als Versager: Sie haben weniger Dates als Normalgewichtige, weniger Sex und werden Opfer von Witzen und Hänseleien; nur äußerst selten haben sie Führungspositionen inne. Sie sind die geborenen Verlierer. Von Ottfried Fischer (»Der Bulle von Tölz«) und Marianne Sägebrecht (»Out of Rosenheim« und »Charlotte und ihre Männer«) einmal abgesehen, ist das in Deutschland nicht grundsätzlich anders.

2.7 Schönheit einmal anders – die Dove-Kampagne

Der Erfolg der »Initiative für wahre Schönheit« der Kosmetiklinie Dove zeigt, dass es bei vielen Menschen ein Unbehagen an dem gängigen Schönheitsideal gibt. Wohl jeder hat schon die großformatige Plakatwerbung oder die Anzeigen in Zeitschriften mit den keineswegs schlanken oder auch älteren Frauen gesehen.

Eine von ihnen ist Elke Görsch. Aus einer Laune heraus hatte die 63-jährige Berlinerin bei einem Casting mitgemacht – und kam als einzige Deutsche in die Endauswahl. Schließlich posierte sie nackt für die Körperpflegeprodukte von Dove. Als Frau strahlt sie Selbstbewusstsein aus und war insofern eine glaubwürdige Protagonistin für die Werbebotschaft: Frauen sollen sich mögen dürfen, so, wie sie sind. Auf der Website www.initiativefuerwahreschoenheit.de wird gegen gängige Klischees zu Felde gezogen, mit aufwendig produzierten Filmen, die zum Beispiel die Verwandlung eines durchschnittlich aussehenden Mädchens durch Styling und Computerbearbeitung zu einer sexy Werbeikone zeigen.

Mit dieser Art Ansprache hat Dove eine Marketinglücke entdeckt und viele Menschen berührt. Bei dem Unternehmen Unilever, zu dem Dove gehört, gingen viele begeisterte Briefe ein. Laut Unilever gehört Dove inzwischen zu den am schnellsten wachsenden Körperpflegemarken. Als Partner gewann Dove glaubwürdige Unterstützer wie das Frankfurter Zentrum für Ess-Störungen. Die Kampagne war

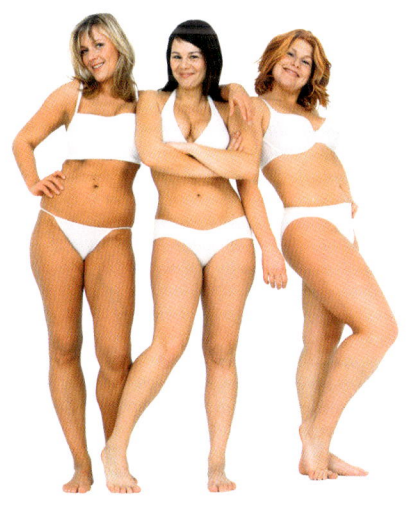

Dove-Models

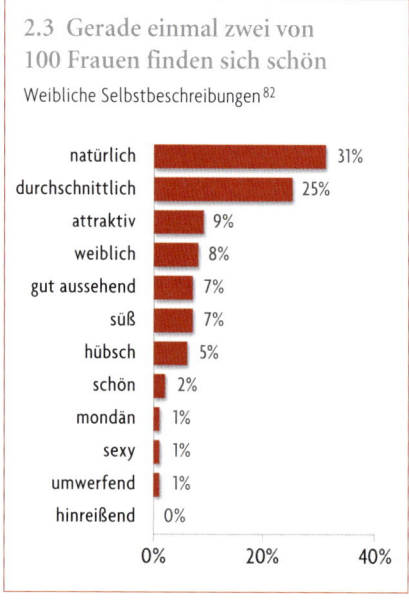

2.3 Gerade einmal zwei von 100 Frauen finden sich schön
Weibliche Selbstbeschreibungen[82]

natürlich	31%
durchschnittlich	25%
attraktiv	9%
weiblich	8%
gut aussehend	7%
süß	7%
hübsch	5%
schön	2%
mondän	1%
sexy	1%
umwerfend	1%
hinreißend	0%

so erfolgreich, dass Unilever sie zunächst für Großbritannien und die USA und dann weltweit übernahm.

In gewisser Weise zeigt die Kampagne aber auch die Schizophrenie der Werbung. Für das Deodorant Axe – ebenfalls aus dem Haus Unilever – wird ganz herkömmlich mit den Geschlechterklischees gespielt: »Axe ist der Joker im Spiel der Verführung« und »Axe ist und macht sexy«.

Wie verbreitet und hartnäckig das westliche Schönheitsideal ist, zeigte nicht zuletzt die Dove-Studie »The Real Truth About Beauty: A Global Report«, die 2004 in Zusammenarbeit mit Nancy Etcoff von der Harvard Medical School und Susie Orbach von der London School of Economics durchgeführt wurde.[83] 3.500 Frauen aus 11 Ländern wurden befragt, die meisten aus westlichen Industriestaaten, aber auch Frauen aus Brasilien und Argentinien.

Zwar geben 77 Prozent der Befragten an, dass Intelligenz, Ausstrahlung und Charakter genauso schön machen wie Figur und Aussehen. Gleichzeitig aber beschreiben sich gerade einmal zwei Prozent der Befragten als »schön« (Abbildung 2.3)! 25 Prozent finden ihr Äußeres eher »durchschnittlich«, gerade einmal 13 Prozent sind mit der eigenen Figur und dem Gewicht total zufrieden. Und: Fast jede zweite Frau findet ihr Gewicht zu hoch, obwohl sie normalgewichtig ist!

Die wichtigsten Fakten auf einen Blick

▪ Der BMI von 25 für die Grenze zwischen Normal- und Übergewicht ist reine Willkür. 1995 wurden in den USA über Nacht 35 Millionen Bürger übergewichtig, weil die Gesundheitsbehörden den Wert von 27,8 auf 25 senkten.

▪ Für die Beurteilung der gesundheitlichen Gefährdung ist der Bauchumfang besser als der BMI.

▪ Ab dem mittleren Lebensalter haben leicht Übergewichtige eine höhere Lebenserwartung als Normalgewichtige. Bei Fettleibigkeit erhöht sich das Sterberisiko deutlich, allerdings auch bei starkem Untergewicht.

▪ Neun von zehn sehr fettleibigen Menschen, die es geschafft haben abzunehmen, würden sich lieber ein Bein amputieren lassen, als erneut zuzunehmen.

▪ Frauen mit einem Body Mass Index an der Grenze zum Untergewicht (BMI 18 bis 20) werden von Männern als am attraktivsten eingeschätzt – es sei denn, die Betrachter haben Hunger oder leben in einem Land, in dem die Nahrungsversorgung nicht gesichert ist.

▪ Übergewichtige könnten sich einer stabileren Psyche als Schlanke erfreuen – wenn sie nicht stigmatisiert würden.

▪ Die negative Einschätzung von Dicken hat in den letzten Jahrzehnten zugenommen – bei Erwachsenen, aber auch schon bei kleinen Kindern.

▪ Übergewicht erweist sich als vielfaches Hindernis im Leben: sowohl bei der Partnersuche, bei Bildungschancen als auch bei der Jobsuche.

▪ Selbst Ärzte und Wissenschaftler schätzen dicke Menschen unbewusst als dümmer, fauler und wertloser ein.

- Auch in der eigenen Familie werden übergewichtige Kinder oft gehänselt, sogar von Eltern, die selbst übergewichtig sind.
- Die – auch unbeabsichtigte – Stigmatisierung dicker Menschen führt oft dazu, dass diese noch mehr zunehmen.
- Wenn Eltern versuchen, Kinder dazu anzuhalten, weniger zu essen, und sich viele Sorgen um deren Essverhalten machen, nehmen diese eher zu als ab.

Wie der Körper uns formt

3.1 Unsere Ahnen mit den knauserigen Genen

Dass für unsere Ahnen ein gutes Fettspeichervermögen überlebenswichtig war, erkannte Anfang der 1960er Jahre James Neel.[1] Der amerikanische Humangenetiker prägte dafür den Begriff der »knauserigen Gene« (thrifty genotype); damit waren allerdings keine einzeln identifizierbaren Gene gemeint, sondern allgemein das Erbgut des Menschen.

Die knauserigen Gene veranlassen den Körper dazu, Reserven anzulegen, koste es was es wolle – heute kostet es vor allem die schlanke Figur. Früher unterbrachen oftmals Hungerperioden die Zeiten, in denen es genug zu essen gab. In der entwickelten Welt, in der wir leben, sind Mangelzeiten allerdings Geschichte. Heute gibt es nur noch fette Jahre – und immer mehr Menschen tragen Reserven mit sich herum, die sie niemals im Leben aufbrauchen werden.

Um an die heutige dick machende Umwelt gut angepasst zu sein, benötigte der Mensch eigentlich eine ganz andere genetische Ausstattung. Doch das Erbgut stellt sich nicht so schnell auf die rasant gewandelten Lebensbedingungen ein: Während sich die Umwelt in den letzten 200 Jahren drastisch verändert hat, vollziehen sich grundlegende Änderungen im Genom erst im Laufe vieler hundert Menschengenerationen. Daher trifft die Menschheit heute gewissermaßen ein »genetischer Bumerang«.

Der Körper ist eine Überlebensmaschine

Der Sinn der knauserigen Gene liegt auf der Hand: Wären wir und unsere Urahnen nicht in den Millionen Jahren unserer Entwicklung stän-

3.1 Mehr Bewegung und besseres Essverhalten

Unsere nicht sesshaften Vorfahren, von denen wir die Gene geerbt haben, hatten in vieler Hinsicht einen gesünderen Lebenswandel als wir.[2]

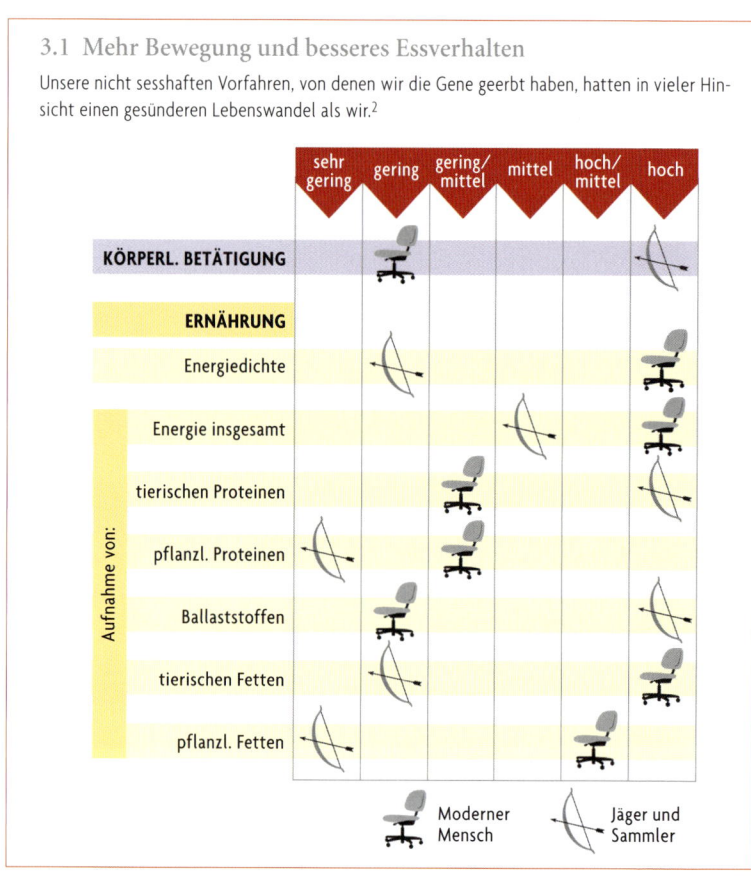

	sehr gering	gering	gering/ mittel	mittel	hoch/ mittel	hoch
KÖRPERL. BETÄTIGUNG		Moderner Mensch				Jäger und Sammler
ERNÄHRUNG						
Energiedichte		Jäger und Sammler				Moderner Mensch
Energie insgesamt				Jäger und Sammler		Moderner Mensch
tierischen Proteinen			Moderner Mensch			Jäger und Sammler
pflanzl. Proteinen	Jäger und Sammler		Moderner Mensch			
Ballaststoffen		Jäger und Sammler				Moderner Mensch
tierischen Fetten	Jäger und Sammler					Moderner Mensch
pflanzl. Fetten	Jäger und Sammler				Moderner Mensch	

Aufnahme von:

Moderner Mensch   Jäger und Sammler

dig vom Hunger motiviert worden, etwas zu essen aufzutreiben und die aufgenommene Energie in Form von Fett zu speichern, wäre die Menschheit schon lange ausgestorben. Daher gelten die Prioritäten der uralten Programmierung noch immer.

- Der Körper muss unter allen Umständen einen größeren Gewichtsverlust vermeiden, denn sonst kann es gefährlich werden, etwa die Kraft nicht mehr für eine erfolgreiche Jagd ausreichen. Es gibt demnach nichts Wichtigeres als zu essen und für Notzeiten einen Vorrat im Körper anzulegen. Gibt es etwas besonders Schmackhaftes und Gehaltvolles zu essen, sollte der Körper die Gelegenheit nutzen und sich Fette, Eiweiße und Salze in großen Mengen einverleiben, bis alle Speicher gefüllt sind. Dieser Eiszeit-Mechanismus macht uns derzeit besonders zu schaffen, weil viele der heutigen Nahrungsmittel kalorienreicher sind als die der Jäger und Sammler (Abbildung 3.1), wir dies aber nicht ohne weiteres erkennen können. Und der Fußweg in die Küche kostet praktisch keine Energie.

· Sinnlose Bewegung ist hingegen zu vermeiden, denn sie knabbert an den Vorräten.

Es gibt zwar Regulationsmechanismen, die uns bei Nahrungsmangel am Leben erhalten – der umgekehrte Fall aber, ein Leben im Schlaraffenland, ist uns genetisch nicht einprogrammiert. Sollte die heutige Form des Überflusses allerdings über Jahrhunderte oder gar Jahrtausende anhalten, dürfte sich das Erbgut langfristig an die neuen Bedingungen anpassen. Vielleicht würden wir dann sogar eine Fast-Food-Ernährung gut vertragen. Doch so weit sind wir noch lange nicht.

Der Urmensch in uns

Wie die Urmenschen-Gene in uns noch immer aktiv sind, zeigte jüngst ein Versuch amerikanischer Wissenschaftler der University of California in Santa Barbara:[3] *Diese brachten 86 Frauen und Männer in eine Markthalle mit vielen verschiedenen Ständen. Nach einem Rundgang versammelten sich alle Personen in der Mitte der Halle. Nun sollten sie in die Richtung bestimmter Stände zeigen. Das gelang den Männern besser als den Frauen – eine Fertigkeit ähnlich der, die unsere Vorfahren bei der Jagd benötigten, um wieder nach Hause zu finden. Die Frauen schnitten dafür deutlich besser ab bei der Frage, wo denn kalorienreiche Lebensmittel wie Olivenöl und Honig zu finden seien, und zwar unabhängig davon, ob sie diese persönlich gerne aßen oder nicht. Auch in Urgemeinschaften von Sammlern ist genau diese Fähigkeit gefragt, sich Orte einzuprägen, an denen sich für das Überleben wertvolle Nahrungsmittel befinden.*

3.2 Stoffwechsel und Setpoint-Theorie

Schon Ende der 1950er Jahre hat eine vergleichsweise simple Studie[4] die traditionelle Sichtweise in Zweifel gezogen, Übergewicht sei vor allem der persönlichen Zügellosigkeit des Einzelnen geschuldet. Forscher um Jules Hirsch von der amerikanischen Rockefeller University setzten fettleibige Testpersonen auf eine wochenlange Radikaldiät: gerade mal 600 Kalorien am Tag, verabreicht als eiweißhaltiges Getränk. Das ist weniger als ein Drittel des normalen Tagesbedarfs eines Erwachsenen. Wie vorhergesehen, nahmen die Probanden rasch ab, im Schnitt um 45 (!) Kilogramm. Ihre vormals großen Körperfettzellen schrumpften auf ein Maß wie bei normalgewichtigen Menschen.

Die Wissenschaftler gingen nun davon aus, dass die ehemals Dicken dauerhaft dünn bleiben würden, zumal das auch der ausdrückliche Wunsch der Teilnehmer war (die Macht des Jo-Jo-Effekts war damals noch nicht bekannt). Doch fast ohne Ausnahme legten in den Folgemonaten alle Probanden wieder mächtig zu. Die Forscher wiederholten die Untersuchung mehrfach. Doch das Ergebnis blieb immer dasselbe, die Teilnehmer kehrten wie automatisch immer wieder zu ihrem Ausgangsgewicht zurück.

Die Studien erbrachten auch Hinweise darauf, warum das so ist. Der wohl erstaunlichste: Dicke Menschen, die nach einer Radikaldiät schlank aussehen, gleichen in vielen anderen Eigenschaften keineswegs schlanken Menschen. Sie ähneln eher Verhungernden. Messungen zeigten, dass ihr Stoffwechsel sich drastisch verändert hatte: Ihre Körper verbrannten im schlanken Zustand ein Viertel weniger Kalorien als die Körper von Haus aus dünner Menschen. Ihr Organismus ging offenbar davon aus, dass er eine Hungerperiode überstehen müsste, und reduzierte den Energieverbrauch.

Unter einer Diät leidet oft die geistige Wendigkeit
Auch die Psyche wird bei lang andauernden Diäten in Mitleidenschaft gezogen, eine Nebenwirkung, die viele aus eigener Diät-Erfahrung

kennen. Während sich zu Beginn einer Abnehmkur nicht selten ein Stimmungshoch und eine verbesserte Konzentrationsfähigkeit einstellen, verschlechtert sich nach einer großen Gewichtsabnahme die Stimmung oft merklich. Die nunmehr kleinen Mahlzeiten werden über Stunden zubereitet und gegessen. Es entwickeln sich regelrechte Essrituale; die geistige Kreativität, die alte Wendigkeit im Denken gehen hingegen verloren.

Viele Menschen ziehen sich sozial zurück, selbst die Lust am Sex geht mitunter verloren. Sie verbringen viel Zeit damit, sich Gedanken über das Essen zu machen, träumen vom Essen, werden ängstlich und teilweise depressiv. Als Folge davon lässt auch die körperliche Leistungsfähigkeit nach. Werden schließlich alle Essbeschränkungen abgelegt, schlägt das Pendel in die andere Richtung aus, es wird mehr gegessen als zuvor, und regelrechte Essattacken überfallen die Ausgehungerten. Diese Symptome zeigten auch die Teilnehmer der Studie von Jules Hirsch.

Die Fragen, die sich aus all dem ableiten lassen, liegen auf der Hand: Entscheidet tatsächlich allein der Wille, sich den Verlockungen zu widersetzen, über dick oder dünn? Oder anders gefragt: Ist das Gewicht womöglich zum großen Teil angeboren?

Wie aber sollte man herausfinden, ob vor allem die genetischen Anlagen oder vor allem die Umwelt und der Wille oder gar ein Mix aus allem entscheidend für die Körperfülle sind? Wegweisend war eine Untersuchung von Albert Stunkard von der University of Pennsylvania. Der Forscher war auf Unterlagen von mehr als 4.000 etwa 20-jährigen dänischen Adoptivkindern aus den Jahren 1927 bis 1947 gestoßen. Diese Datensammlung enthielt genaue Angaben über Größe und Gewicht der Kinder, der leiblichen Eltern und der Adoptiveltern.[5]

Ein großer genetischer Einfluss

Für seine Studie wählte Stunkard jeweils vier Prozent der sehr dünnen, der normalgewichtigen, der übergewichtigen und der fettleibigen Adoptivkinder aus. 1986 publizierte er seine Ergebnisse, und sie waren eindeutig: Die dünnen Adoptivlinge hatten deutlich dünnere leibliche Mütter und Väter als die normalgewichtigen und übergewichtigen.

Ein Zusammenhang zwischen dem Gewicht der Adoptivkinder und den mit ihnen nicht verwandten Adoptiveltern fand sich hingegen nicht. Das ließ nur einen Schluss zu: Es musste einen bedeutsamen genetischen Einfluss auf das Gewicht geben. Stunkard schätzte diesen auf 60 bis 80 Prozent.

Vier Jahre später bestätigte der Forscher seine These mithilfe einer weiteren Studie.[6] Diesmal waren es schwedische Zwillinge, von denen einige gemeinsam aufgewachsen waren und die übrigen getrennt. Überraschenderweise waren sich die eineiigen Zwillingspaare, die gemeinsam in einer Familie aufgewachsen waren, gewichtmäßig ebenso ähnlich wie die getrennt lebenden Zwillinge, obwohl Letztere in ganz unterschiedlichen Umwelten groß geworden waren. Dies war umso verblüffender, als die Trennung teilweise bereits kurz nach der Geburt erfolgt war.

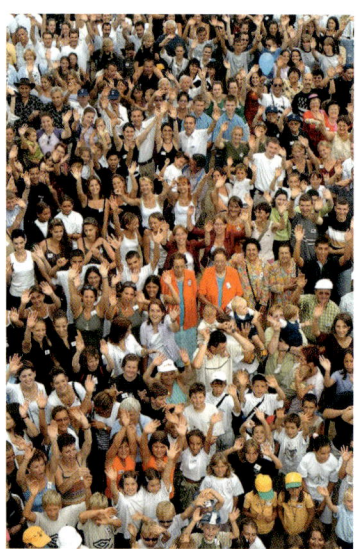

Das alljährliche Zwillingstreffen im französischen Pleucadeuc

Die zweieiigen Zwillinge, die sich – wie Geschwister – im Durchschnitt nur 50 Prozent ihrer Erbanlagen teilen, unterschieden sich vom Gewicht her viel stärker voneinander; aber auch bei ihnen waren sich die getrennt aufgewachsenen Zwillinge nicht unähnlicher als die gemeinsam aufgewachsenen. Auch das ein sehr deutlicher Beleg für die überaus wichtige Rolle, die das Erbgut spielt.

Besonders augenscheinlich wird die Rolle der Gene auch, wenn Sie sich in Ihrer eigenen Familie umschauen: Viele von Ihnen werden feststellen, dass Vater und Mutter in jüngeren Jahren ein dem Ihrigen vergleichbares Gewicht hatten. Auch Ihre Geschwister haben häufig ein ähnliches Gewicht wie Sie. Und wenn Sie sich an das Lebensalter zurückerinnern, in dem Sie so alt waren wie heute Ihr Sohn oder Ihre Tochter, wird das Gewicht ebenfalls häufig übereinstimmen. Die moderne Gewichtsforschung führt diese Ähnlichkeiten – nicht nur in puncto Gewicht übrigens, sondern sogar beim Fettverteilungsmuster – zum allergrößten Teil auf genetische Faktoren zurück.[7]

Offenbar hat jeder Organismus ein für ihn optimales Gewicht. Und das bewegt sich bei gleichbleibenden Umweltbedingungen in einer recht engen Bandbreite. Manche Fachleute nennen das den »Setpoint«. Er beschreibt das biologisch vorgegebene Körpergewicht bei gegebenen Umweltbedingungen; kommt es zu kurzfristigen Abweichungen durch eine Diät oder eine Abfolge von Festessen, alarmiert ein Fehlersignal die körpereigenen Regelkreise, um den Setpoint nicht zu verlassen.

Untergewicht als Übergewichtiger

Der Setpoint ist von Individuum zu Individuum sehr verschieden: Bei dem einen oder der anderen 20-Jährigen liegt er bei einem BMI von zum Beispiel 21. Aber es gibt auch Setpoints im Bereich der Fettleibigkeit. Wie genau es dazu kommt, ist nicht abschließend aufgeklärt. Es könnte sein, dass bei Übergewicht der interne Regelmechanismus für das Körpergewicht genetisch bedingt zu hoch eingestellt ist. Manche Forscher gehen aber auch davon aus, dass sich ein normaler Setpoint durch eine längerfristige Überernährung dauerhaft nach oben verstellen kann.

Klar ist allerdings: Verschiebt sich dann das Gewicht – etwa durch eine Diät – nach unten, so tut der Körper viel dafür, wieder den Setpoint zu erreichen. Er ändert nicht nur das Bewegungsverhalten, sondern auch den Stoffwechsel beziehungsweise den Grundumsatz. Versuchen Übergewichtige dauerhaft ein Gewicht unterhalb ihres Setpoints zu halten, so können sie nach biologischen Kriterien untergewichtig und unterversorgt sein – selbst wenn sie immer noch einen BMI von über 25 haben.

Ein interessanter Befund ergab sich aus der amerikanischen Studie,[8] die sich mit dem großen Wunsch so vieler Menschen beschäftigt hat: der dauerhaften Gewichtsabnahme. Dabei stellte sich heraus, dass viel Bewegung dazu führen kann, dass der Körper bei einer Diät den Energieverbrauch in seinen Ruhephasen nicht ganz so stark herunterfährt – man sollte also, wenn man schon eine Diät macht, diese tunlichst mit einer Steigerung der körperlichen Aktivität verknüpfen.

Insbesondere kleine Kinder, die genetisch zu Übergewicht neigen, könnten mittels viel Bewegung womöglich schlank bleiben und ihren Setpoint verstellen: Viel Bewegung in einer frühen Entwicklungsphase, so die Annahme, macht das Gehirn empfindlicher für Sättigungssignale. Tierversuche zeigen sogar einen langfristigen Effekt: Junge Nager, die zur Fettleibigkeit neigten, bekamen ein Laufrad in den Käfig gestellt und benutzten das auch intensiv. Selbst als man es ihnen nach einiger Zeit wegnahm, wurden sie nicht dick.[9]

3.3 Wie die Nahrungsaufnahme reguliert wird

Der Körper, so viel ist deutlich geworden, handelt ziemlich autonom – und kümmert sich wenig um unser Wunschgewicht. Letztlich ist er – so biologistisch es klingt – eine Überlebensmaschine, darauf programmiert, sich fortzupflanzen; auf neumodische Schlankheitsideale kann er da keine Rücksicht nehmen, schließlich könnten die in vergleichsweise kurzer Zeit schon wieder überholt sein.

Wie aber reguliert der Körper die Abfolge von Hunger und Sättigung im Detail, wie steuert er langfristig die Energieaufnahme?

Stellen Sie sich einmal vor, Sie würden über einen sehr langen Zeitraum täglich 20 Kalorien mehr essen, als Sie durch den Grundumsatz Ihres Körpers und durch Bewegung verbrauchen. 20 Kalorien sind nicht viel, gerade einmal etwas mehr als zwei Gramm Fett oder knapp fünf Gramm Zucker, also etwa ein Stück Schokolade. Würde der Körper diese zusätzliche Energie ausschließlich in Fettmasse umsetzen, käme es zu einem erstaunlichen Effekt: Nach nur einem Jahr wären Sie ein Kilogramm schwerer, nach fünf Jahren fünf Kilogramm und nach zehn Jahren zehn Kilogramm. Selbst diese winzige positive Energiebilanz reicht theoretisch aus, um über längere Zeiträume das Gewicht hochzufahren. Tatsächlich aber ist die Gewichtszunahme deutlich kleiner, denn es kommt auch zu einem erhöhten Grundumsatz des Körpers. Schließlich wird auch die Muskelmasse mehr, die für die Bewegung des schwereren Körpers benötigt wird. Somit würde sich bereits nach einer geringen Gewichtszunahme ein neues Gleichgewicht einstellen.

Ein Mensch verspeist 110 Kilogramm Fett im Jahr

Unser Gewicht wird also erstaunlich fein reguliert. Man stelle sich nur einmal vor, welche Mengen an Essen man im Laufe eines Jahres verspeist. Durchschnittlich sind das fast eine Million Kilokalorien, die dem Energiegehalt von 110 Kilogramm reinem Fett entsprechen. Wenn man dann noch bedenkt, dass wir jahreszeitlich bedingt mal etwas mehr, mal etwas weniger essen, uns mal mehr, mal weniger bewegen – und das Gewicht trotzdem meist recht konstant bleibt –, so gleicht das einem kleinen Wunder.

Letztlich kommt es bei den meisten Menschen im Laufe des Lebens, vor allem zwischen dem 18. und 60. Lebensjahr nur zu einem kleinen »Gewichtsüberschuss« von durchschnittlich 100 bis 400 Gramm pro Jahr – ein Polster, das in möglichen Krankheitsphasen des Alters eine gewisse Schutzwirkung haben kann. Der Überschuss kann sich nach 40 Jahren allerdings zu einer Gewichtszunahme bis zu 16 Kilogramm addieren. Bei Männern kommt hinzu, dass der Anteil der Fettmasse am Körpergewicht von 18 Prozent in jungen Jahren bis auf etwa 30 bis 40 Prozent ansteigt.

Wie die Gewichtsregulation genau funktioniert, wird inzwischen eingehend erforscht und zunehmend besser verstanden. Das Gehirn fungiert dabei als oberste Steuerzentrale. Von dort aus werden die Aufnahme der Nahrung und der Energieumsatz reguliert. Die wichtigste Rolle spielt dabei der Hypothalamus, ein Teil des Zwischenhirns. Schon vor einigen Jahrzehnten wurden dort zwei Regionen identifiziert, die sich genau entgegengesetzt auf die Nahrungsaufnahme auswirken: der ventromediale Hypothalamus, der als Sättigungszentrum fungiert, und der laterale Hypothalamus, das Hungerzentrum. Ist das eine Zentrum aktiv, wird das andere gehemmt – und umgekehrt.

Magen und Hirn stehen in engem Kontakt

Grob gesagt verfügt der Körper über eine langfristige und eine kurzfristige Nahrungsregulation. Die kurzfristige Regulation wird durch Hunger und Sättigung gesteuert. Dabei liefern die Dehnung des Magens und des Darms sowie deren Inhalt die wichtigsten Sättigungssignale. Hinzu kommen Kaubewegungen sowie Sinnesempfindungen in Nase, Mund, Rachen und Speiseröhre. Über die Zusammensetzung der Nahrung erhält das Gehirn über zwei Wege Meldung: über den Vagusnerv, der mit feinen Verästelungen den Verdauungskanal durchzieht, sowie über bestimmte Zellen des Magens und der Darmschleimhaut.

Bei der mittel- und langfristigen Regulation misst der Körper die Energiereserven an Glykogen (Kohlenhydrate werden in der Leber als Glykogen gespeichert) und Fett. Den Glykogenvorrat registrieren der Hypothalamus und andere Hirnareale anhand der Glukosekonzentration im Blut. So führt zum Beispiel eine künstliche Infusion von Glukose dazu, dass erst gar kein Hungergefühl entsteht; umgekehrt bewirkt die Infusion von Insulin – des Stoffes also, der die Zuckeraufnahme der Zellen fördert – massiven Heißhunger und Essattacken.

Die Fettreserven, also das langfristige Energiedepot, vergleicht der Körper permanent mit der aktuellen Energieabgabe und passt die Aufnahme entsprechend an. Für die Messung der Füllhöhe des Fettspeichers ist das Hormon Leptin entscheidend. Je mehr Fettgewebe vorhanden ist, desto mehr Leptin wird produziert und desto höher ist dessen Konzentration im Blut. Obwohl eine ganze Reihe von Sättigungssignalen bekannt sind, ist Leptin das wichtigste Langzeitsignal. Nach aktuellem Kenntnisstand hat Leptin jedoch nicht – wie ursprünglich vermutet – die Aufgabe, den Körper vor zu viel Nahrungsaufnahme zu schützen. Im Gegenteil, die Hauptaufgabe des Hormons

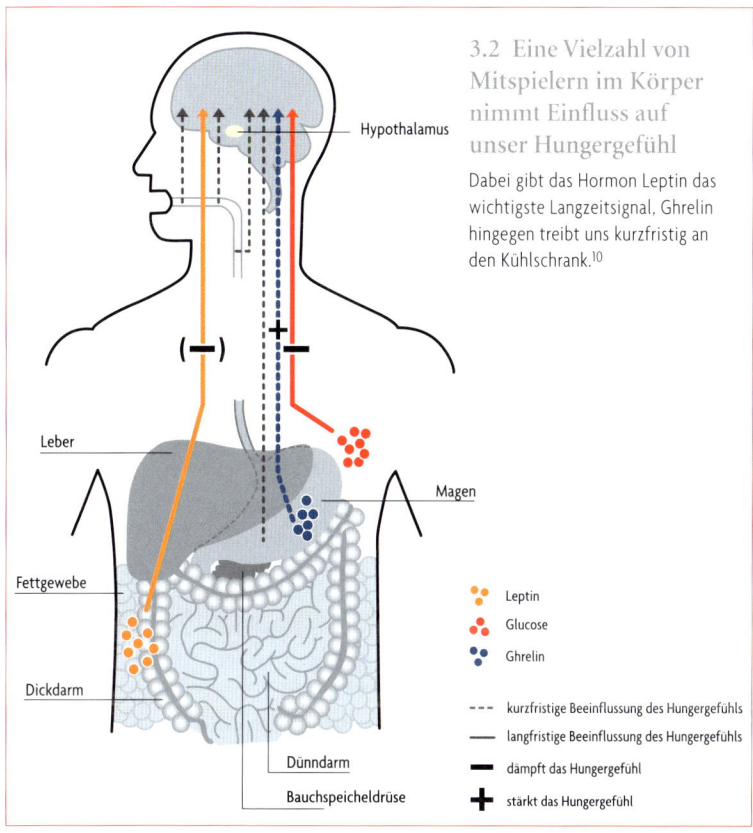

3.2 Eine Vielzahl von Mitspielern im Körper nimmt Einfluss auf unser Hungergefühl

Dabei gibt das Hormon Leptin das wichtigste Langzeitsignal, Ghrelin hingegen treibt uns kurzfristig an den Kühlschrank.[10]

Hypothalamus

Leber

Magen

Fettgewebe

Dickdarm

Dünndarm

Bauchspeicheldrüse

● Leptin
● Glucose
● Ghrelin

--- kurzfristige Beeinflussung des Hungergefühls
— langfristige Beeinflussung des Hungergefühls
▬ dämpft das Hungergefühl
✚ stärkt das Hungergefühl

besteht darin, den Organismus beziehungsweise den Stoffwechsel »runterzufahren«, wenn es weniger zu essen gibt, so dass Energie »gespart« wird.[11] Tritt ein Leptinmangel auf, reagiert der Körper zudem mit Hungergefühl – während ein Überschuss nicht zwangsläufig den Appetit reduziert.

Bei Magersucht bleibt die Periode aus

Sind die Fettspeicher des Körpers leer und befindet sich somit nur wenig Leptin im Blut, werden auch Immunsystem und Fruchtbarkeit herunterreguliert, um Energie zu sparen und das Überleben zu sichern. Typisches Beispiel für diesen Prozess ist der Umstand, dass bei magersüchtigen Frauen die Regelblutung ausbleibt. Und bei pubertären Mädchen beginnt die Regelblutung erst, wenn der Körper einen bestimmten Fettgehalt aufweist und der Leptinspiegel einen Schwellenwert überschritten hat.[12] So stellt die Natur sicher, dass eine Schwangerschaft erst eintritt, wenn der Körper einer Frau genügend Energiereserven aufgebaut hat, um das Kind im Mutterleib und anschließend den Säugling mit Milch zu versorgen.

Ein weiterer wichtiger Akteur im Spiel um Hunger und Sättigung ist das in der Magenschleimhaut produzierte Hormon Ghrelin, das vor allem bei leerem Magen im Blut schwimmt und uns an den Kühlschrank treibt. Nach dem Essen sinkt der Ghrelinspiegel ab.

Inzwischen sind Dutzende Mitspieler aus Gehirn, Magen, Darm, Leber und Bauchspeicheldrüse bekannt, die allesamt auf die Regulation von Energieaufnahme und -verbrauch Einfluss nehmen und somit das Körpergewicht bestimmen beziehungsweise kontrollieren (Abbildung 3.2).

Überraschend war die Entdeckung, dass auch das Fettgewebe selbst an dieser Regulation beteiligt ist. Während man noch vor einigen Jahren das Fett als stoffwechselmäßig inaktiv einstufte, weiß man jetzt, dass Fettzellen eine Vielzahl von Eiweißen und Hormonen herstellen, die wiederum für die Regulation des Gewichts von Bedeutung sind.

Dass sich ein solch verzweigtes Netzwerk von Regelkreisen nicht durch simple Diätregeln oder Pillen überlisten lässt, liegt auf der Hand. Denn wenn es so einfach wäre, dann gäbe es den Menschen schon lange nicht mehr. Das doppelt und dreifach abgesicherte System sorgt dafür, dass wir unbewusst, ohne Waage und Kalorientabelle, ob als Marathonläufer oder Couch-Potato, normalerweise immer gerade so viel essen, wie für die Erhaltung eines bestimmten Körpergewichts – des Setpoints – nötig ist.

Manche Wissenschaftler allerdings glaubten dennoch (und glauben es noch), dass es so etwas wie den magischen Schalter für das Gewicht gibt.

3.4 Die Entdeckung des Leptins

Bereits Anfang der 1950er Jahre erregte eine Mutation bei Mäusen Aufsehen, die zu extremem Übergewicht führt. Ob/ob-Tiere (für obese = fett, übergewichtig) entwickelten einen gewaltigen Appetit. Sie nahmen rapide zu, hatten schlechte Blutfettwerte und bekamen frühzeitig einen Altersdiabetes. In all dem ähnelten sie auf verblüffende Weise fettleibigen Menschen.

Ende 1994 zierte dann eine Waage mit drei Mäusen die Titelseite von Nature, einem der bedeutendsten Wissenschaftsmagazine der Welt. Der amerikanische Genforscher Jeffrey Friedman und seine Mitarbeiter[13] hatten die genetische Ursache für die Fettleibigkeit dieser Mäuse entdeckt. Friedman bestimmte das spezielle Gen der dicken Mäuse – und vor allem: Er fand auch dessen menschliche Variante. Dieses Gen liefert die Bauanleitung für das hauptsächlich vom Fettgewebe ausgeschüttete Hormon Leptin. Da man zunächst annahm, dass das Hormon dazu diente, die Nahrungsaufnahme zu reduzieren, erhielt es den Namen »Leptin«, vom griechischen leptos für dünn oder schlank.

Den fetten Mäusen fehlte dieses Sattmacher-Hormon völlig. Wird es ihnen allerdings künstlich zugeführt, so nehmen sie sehr rasch ab, werden rank und schlank. Und anders als bei einem normalen Nahrungsentzug baut sich ausschließlich Fettgewebe ab, aber keine Muskelmasse.

Viele Forscher und Unternehmen waren wie elektrisiert. Sollten sie das Wundermittel entdeckt haben, das aus gerundeten Wohlstandsleibern schlanke Körper formt? Es klang zu schön, um wahr zu sein – einfach das appetitzügelnde Hormon einnehmen, und schon purzeln die Pfunde. Der Biotech-Riese Amgen bezahlte der Rockefeller-Universität 20 Millionen Dollar für die exklusive Nutzung von Produkten auf der Basis von Leptin. Ein wirksames Präparat für eine zuverlässige Gewichtsabnahme ohne Nebenwirkungen hätte Aussichten auf Milliardenumsätze.

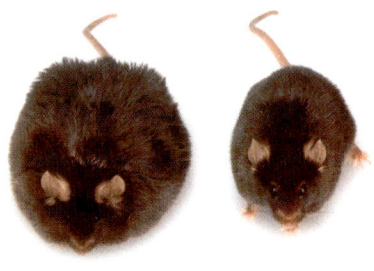

Der linken Maus fehlt das Hormon Leptin

Wenn Leptin fehlt: 94 Kilogramm mit acht Jahren

Bei zwei Kindern aus einer Familie pakistanischen Ursprungs funktionierte der Eingriff in den Leptin-Haushalt auch prima:[14] Ein Junge und seine Cousine hatten bereits in den ersten Lebensmonaten eine stark ausgeprägte Fettleibigkeit entwickelt. Die Kinder hatten ständig Hunger und aßen ohne jedes Maß. Der Junge wog mit drei Jahren 42 Kilogramm, das Mädchen mit acht Jahren 94 Kilogramm.

Bei keinem der Kinder konnte im Blut Leptin nachgewiesen werden. Bei ihnen war wie bei den zuvor beschriebenen dicken Mäusen das Leptin-Gen defekt. Das Gehirn bekam keine Meldung über die vorhandene Fettmasse und konnte die Nahrungsaufnahme daher nicht entsprechend regulieren.

Dann erhielten die Kinder gentechnisch hergestelltes Leptin. Der Erfolg war durchschlagend: Das Essverhalten der Kinder normalisierte sich innerhalb von Tagen; und nach zwei Jahren wog der Junge nur noch knapp 33 Kilogramm, das Mädchen verringerte das Gewicht um fast 20 auf 76 Kilogramm. Die Kinder reduzierten während der Zeit wie von selbst drastisch die Energieaufnahme, ohne dass sie dabei hätten Hunger leiden müssen oder es ihnen anderweitig schwergefallen wäre, etwa wie bei einer Diät. Und es nahm auch bei ihnen nur die Fett-, nicht aber die Muskelmasse ab.

Die Ernüchterung aber folgte kurz darauf – und sie war gewaltig: Denn es stellte sich heraus, dass Leptin nur bei jenen Menschen eine durchschlagende Wirkung erzielt, die wie die beiden kleinen Pakistani eine genetisch bedingte Störung der Leptin-Produktion haben. Von denen hat man aber weltweit bislang nur etwa zwei Dutzend entdeckt. Bei übergewichtigen Menschen, die ganz normal Leptin bilden können, wirkt von außen zugeführtes Leptin nicht.

Dennoch brachte die moderne Leptin-Forschung wichtige Einblicke in die Stoffwechsel-Regulation des Körpers. Und in der Folge avancierte die Genforschung zum Übergewicht von einer eher unbeachteten Randerscheinung zu einem Schwerpunkt.

Die Frage nach der persönlichen »Schuld« des Einzelnen für sein Gewicht beantwortet die Forschung inzwischen mit einem ziemlich eindeutigen »Nein«. Im Gegenteil bestätigt sie den großen Einfluss des Erbguts und der körperlichen Regelkreise auf das Gewicht.

3.5 Wenn die Gene das Gewicht bestimmen

Man erkennt sie nicht auf den ersten Blick, und auch nicht auf den zweiten. Sie sind übergewichtig, doch sie unterscheiden sich von anderen Dicken. Sie stellen nur ein bis zwei Prozent aller Übergewichtigen,[15] aber das sind allein in Deutschland immerhin hunderttausend Männer und Frauen. Bei der genauen Betrachtung ihres Erbguts fällt Wissenschaftlern eine kleine Veränderung an einem Gen auf. Eine winzige Änderung mit gewichtigen Folgen. Tritt diese Mutation bei einer Frau auf, so wiegt sie durchschnittlich 30 Kilogramm mehr als eine Familienangehörige ohne die Mutation. Bei einem Mann ist der Unterschied nicht ganz so groß, aber auch er ist immerhin noch 15 Kilogramm schwerer.[16]

Melanokortin-4-Rezeptorgen nennt sich das unscheinbare Stück Erbgut, das so entscheidend an der Regulation der Nahrungsaufnahme beteiligt ist. Treten in ihm bestimmte Veränderungen auf – rund 90 verschiedene sind bislang bekannt – ,funktionieren die entsprechenden Rezeptoren im Gehirn nicht mehr richtig. Diese Rezeptoren liegen vor allem im Hypothalamus und steuern von dort aus den Energiehaushalt des Körpers. Durch eine oder in extrem seltenen Fällen auch mehrere Mutationen bildet der Körper entweder zu wenige, falsch zusammengesetzte oder gar keine Rezeptoren. Das wiederum ist die Ursache dafür, dass ein Sättigungssignal nicht mehr erfolgreich an das Gehirn übertragen werden kann.

Die Betroffenen haben mehr Appetit als andere, und sie werden längst nicht so schnell satt. Hinzu kommt wahrscheinlich, dass ihr Organismus weniger Energie verbraucht als der von Menschen ohne diesen Gendefekt. Aus eigener Kraft können es diese Menschen daher kaum schaffen, normalgewichtig zu bleiben oder Übergewicht abzubauen. Werden die Rezeptoren hingegen künstlich aktiviert, so sinkt der Appetit, und gleichzeitig steigen Aktivität und Energieverbrauch.

Genvarianten können sich in ihrer Wirkung potenzieren
Die allermeisten genetischen Einflüsse wirken sich nicht so stark aus wie Mutationen im Leptin-Gen oder im Melanokortin-4-Rezeptorgen. Gegenwärtig versuchen Forscher auch Genvarianten ausfindig zu machen, die das Körpergewicht womöglich nur um einige hundert Gramm nach oben oder nach unten regulieren. Im Zusammenspiel einer Vielzahl dieser Varianten liegt dann meist der Grund für ein erhöhtes Körpergewicht. Dabei ist es nicht unwahrscheinlich, dass bestimmte Genvarianten sich in ihrer Wirkung nicht nur addieren, sondern sogar potenzieren.[17]

Das Zusammenwirken der Erbanlagen kann man sich vereinfacht in etwa so vorstellen: Geht man von 100 Erbanlagen aus, die es sowohl in der Variante A (Risiko für 500 Gramm mehr an Gewicht) als auch in der Variante B (kein Risiko für Gewichtszunahme) gibt, dann hätte ein Mensch, der durchgängig über alle 100 Erbanlagen jeweils einmal über die Variante A verfügt, ein um durchschnittlich 50 Kilogramm höheres Gewicht als Personen ohne eine einzige A-Variante. Kommen bei ihm diese Varianten sogar doppelt vor, also jeweils eine von Vater und Mutter, könnte dies zu einem Mehrgewicht von 100 Kilogramm führen (2 x 100 Genvarianten x 500 Gramm = 100 kg). Ein Mensch mit vorwiegend Variante B hätte demgegenüber ein Risiko für Untergewicht, normalgewichtige Menschen hätten in etwa gleiche Anteile von A und B.

Die Körpergewichte der Menschen ergeben sich demnach daraus, dass diese unterschiedlich viele Genvarianten haben, die für Übergewicht oder Untergewicht empfänglich machen. Das bedeutet allerdings: Es nutzt meist wenig, wenn man herausfindet, dass jemand die eine oder andere Variante eines bestimmten Gens hat – denn dessen Effekt ist gering.

Eine Sisyphos-Arbeit für Genforscher

Anders, wenn es gelänge, sämtliche wichtige Varianten zu finden und bei einer Person individuell zu bestimmen. Dass dies in überschaubarer Zeit möglich sein wird, ist durchaus wahrscheinlich. Dafür müsste allerdings eine sehr große Zahl von Menschen genetisch untersucht werden – die neuesten molekulargenetischen Arbeiten zum eindeutigen Nachweis des Zusammenhangs einer Genvariante mit Übergewicht beruhen auf der Untersuchung von über 90.000 Personen![18]

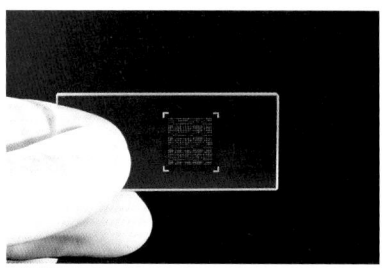

Mit diesem DNA-Chip lässt sich eine Vielzahl an Genvarianten gleichzeitig nachweisen

Die fortschreitende Technik molekulargenetischer Verfahren macht dies möglich. Hierzu werden so genannte DNA-Chips verwendet, mit denen sich bei einem Menschen bis zu einer Million Varianten gleichzeitig nachweisen lassen. Auf ihnen werden bestimmte DNA-Sequenzen aufgebracht, die es ermöglichen festzustellen, ob jemand zwei Mal die Variante A, zwei Mal die Variante B oder sowohl Variante A als auch B aufweist.

Für jede einzelne Variante ist dann zu prüfen, ob sie bei den Übergewichtigen häufiger als bei Normalgewichtigen vorkommt. Um sicherzugehen, dass solche Befunde nicht zufällig zustande kommen, müssen die Ergebnisse mehrfach in unabhängigen Stichproben bestätigt werden. Eine echte Sisyphos-Arbeit also.

Die aber ist nötig, weil die Auswirkung einzelner Genvarianten minimal und daher oft schwer zu identifizieren ist. Man spricht in Bezug auf Übergewicht daher von polygener Vererbung – das heißt, es müssen viele das Übergewicht begünstigende Varianten zusammenkommen, damit es entstehen kann. Vorsicht ist also geboten, wenn Sie lesen, dass Forscher ein oder gar *das* Übergewichtsgen entdeckt hätten. Richtig formuliert müsste es lauten: Forscher haben eine neue Genvariante entdeckt, die das Risiko zur Entwicklung von Übergewicht erhöht.

Ein Beispiel dafür ist ein Gen mit dem Namen »Fat mass and obesity associated« (FTO).

Überraschung auf Chromosom 16

Beim FTO-Gen handelt es sich möglicherweise um ein besonders »gewichtiges« Stückchen Erbgut. Es ist eher zufällig im Jahr 2007 entdeckt worden:[19] Britische Forscher, die Genvarianten für den Alterszucker finden wollten, verglichen Datensätze von Diabetikern mit denen gesunder Menschen. Auf Chromosom 16 lauerte eine Überraschung.

Mehrere Varianten innerhalb dieses FTO-Gens traten bei den Diabetikern deutlich häufiger auf als bei den Kontrollpersonen. Da Übergewichtige häufiger Diabetes haben als Normalgewichtige, prüften die Forscher, ob der Gewichtsunterschied etwas mit dem genetischen Befund zu tun hat. Tatsächlich stellte sich heraus, dass FTO sich offenbar direkt auf das Gewicht auswirkt und insofern nur indirekt das Risiko für die Entwicklung von Altersdiabetes erhöht. Die entsprechende Studie erschien in der renommierten Wissenschaftszeitschrift Science. Normalerweise urteilt man dort sehr nüchtern, aber der Überraschungsfund FTO wurde als »mysteriöses, weit verbreitetes« Fettleibigkeits-Gen bezeichnet, als »der erste eindeutige Beleg, der zu erklären hilft, warum einige Menschen fett werden und andere dünn bleiben.«

Das Ergebnis der Forschung ist tatsächlich beeindruckend: Das Körpergewicht kann allein aufgrund des FTO-Gens bis zu drei Kilogramm variieren. Vor allem aber sind die FTO-Genvarianten weit verbreitet. Etwa jeder sechste Europäer (16 Prozent) hat sie sowohl von seinem Vater als auch von seiner Mutter mitbekommen, jedem zweiten wurden sie zumindest von einem Elternteil vererbt. Bei der ersteren Gruppe erhöht sich das Risiko für Fettleibigkeit um fast 70 Prozent, das für Diabetes um rund 40 Prozent. Wer das FTO-Gen nur von einem Elterteil mitbekommen hat, muss immerhin noch mit einem erhöhten Risiko für Fettleibigkeit von etwa 30 Prozent und für Diabetes von rund 25 Prozent leben. Ein Effekt der FTO-Variante lässt sich bereits im Alter von sieben Jahren nachweisen.

Damit haben die britischen Wissenschaftler den bisher wohl wichtigsten Zusammenhang zwischen einem Erbfaktor und dem Body Mass Index aufgedeckt.

2.000 Lastwagen voller Fett dank einer Genvariante
Folgende Berechnung verdeutlicht die Auswirkungen dieses Gens: Gehen wir davon aus, dass in Deutschland 65 Millionen Erwachsene über 18 Jahre leben. Die 32,5 Millionen Menschen, die das Gen nur von einem Elternteil mitbekommen haben (50 Prozent), schleppen somit eine zusätzliche Last von 48.750.000 Kilogramm mit sich herum, die 10,4 Millionen Menschen, denen es von beiden Elternteilen vererbt wurde (16 Prozent), rund 31.200.000 Kilogramm. Das macht zusammen fast 80.000.000 Kilogramm oder 80.000 Tonnen! Das entspricht 2.000 Lastwagen mit jeweils 40 Tonnen Ladung.

Einer sehr speziellen Ladung! Denn die Wissenschaftler haben festgestellt, dass das Mehrgewicht durch FTO fast ausschließlich durch Fett zustande kommt. Das heißt, die mehr als 2.000 Laster wären mit jeweils 40 Tonnen Fettmasse beladen.

3.6 Das Wechselspiel zwischen Genen und Umwelt

Bei all den Befunden zur Erblichkeit von Übergewicht darf nicht vergessen werden, dass es sich stets nur um Veranlagungen handelt. Damit diese zum Tragen kommen kann, muss eine entsprechende Umwelt hinzukommen (siehe Kapitel 1).

Die Genvarianten, die die Wahrscheinlichkeit erhöhen, dass ein Mensch übergewichtig wird, können zudem ganz verschiedene Auswirkungen haben: Die eine führt womöglich dazu, dass einem Menschen fettige Speisen besonders gut schmecken; eine andere bewirkt, dass der Darm dieses Menschen sehr effektiv Fett und Kohlenhydrate aus dem Darm aufnimmt; eine dritte dämpft den Drang zur Bewegung.

Insofern haben Genvarianten auch eine Auswirkung auf den Lebensstil des Einzelnen: Wenn der Appetit bei Menschen unterschiedlich stark ausfällt, kommt dem einen das Essen nur selten in den Sinn, ein anderer ist dagegen ständig in einer Verführungssituation. Ähnlich beim Bewegungsverhalten: Der eine hat aufgrund seiner genetischen Ausstattung einen großen Bewegungsdrang, ist Mitglied in drei Sportvereinen und kann schwerlich länger als zwei Stunden sitzen. Ein anderer versucht, jede unnötige Bewegung zu vermeiden, und liebt es, einen Spielfilm nach dem anderen zu schauen. Und ob jemand seinen Appetit zügeln kann, ist ebenfalls teilweise von den Erbanlagen abhängig.

Jeder Mensch passt seine biologisch vorgegebenen Eigenschaften also der Umwelt an. Aber auch die Rückkopplungen aus der Umwelt, vor allem die Erziehung, spielen eine wichtige Rolle: Geschmacksvorlieben etwa werden durch das Essen im Säuglings- und Kleinkindesalter mitgeprägt. Das Bewegungsverhalten der Kinder wird maßgeblich durch das der Eltern bestimmt: Verbringen diese die Wochenenden im Wohnzimmer, wird ihrem Kind nicht vermittelt, wie schön es sein kann, sich in der Natur zu bewegen, und es ist auf Kindergarten und Schule angewiesen, um zu lernen, dass Sport Spaß machen kann.

Besonders drastisch lässt sich der Einfluss der Umwelt aufzeigen, wenn ein Mensch die gewohnte Umwelt verlässt. Austauschschüler, die in die USA gehen, nehmen oft in kurzer Zeit stark zu. Umgekehrt verlieren etwa US-Amerikaner, die längere Zeit in Afrika leben, häufig an Gewicht – ohne dass sie Hunger leiden. Aber auch dabei spielt die genetische Ausstattung eine Rolle: Nur derjenige Austauschschüler hat ein Problem, der eine gewisse genetische Veranlagung zur Entwicklung von Übergewicht hat.

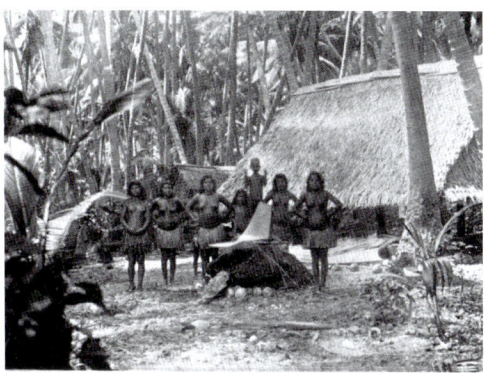

Ende des vorletzten Jahrhunderts noch schlank, ...

Auf der Insel Nauru ist jeder Zweite zuckerkrank

Selbst bei ganzen Völkern ist etwas ganz Ähnliches zu beobachten – wenn die Menschen innerhalb weniger Jahre ihre traditionelle Ernährungsweise über Bord werfen. Wohl nirgends hat sich das drastischer gezeigt als auf dem Südsee-Atoll Nauru. Während Schwarzweißbilder aus den 1930er Jahren schlanke Menschen zeigen, sind auf aktuellen Fotos fast nur noch extrem dicke Inselbewohner zu sehen.

Die Evolution hatte die Menschen von Nauru mit einem Erbgut ausgestattet, das Fett besonders effektiv speichert. In früheren Zeiten war das für lange Fahrten im Kanu und angesichts der regelmäßigen Hungersnöte überlebenswichtig. Der Abbau und Export von Phosphat seit den 1920er Jahren hat viele Bewohner wohlhabend gemacht. Nahrung war im Überfluss vorhanden, statt des Körpers wurden mehr und mehr Autos bewegt. Den ersten Fall von Diabetes diagnostizierten Ärzte 1925; heute ist fast jeder zweite Nauruaner zuckerkrank – mehr als in jedem anderen Staat der Welt.[20]

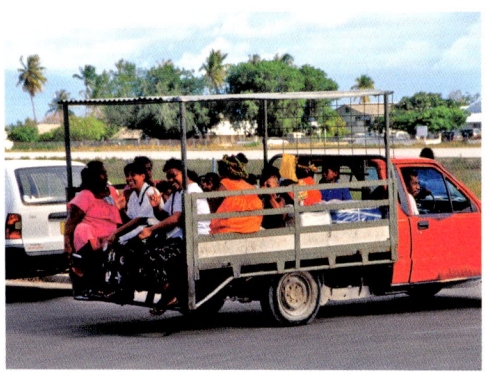

... sind die Nauruaner heute das fettleibigste Volk der Welt

»Fettleibige« Staaten

Laut dem Gesundheits-Statistik Report 2006 der Weltgesundheitsorganisation[21] *stehen im Hinblick auf den Anteil Fettleibiger an der Bevölkerung fast ausschließlich Staaten auf den ersten zehn Plätzen, deren Bewohner sich vor nicht allzu langer Zeit auf eine westliche Ernährungsweise umgestellt haben.*

1. *Nauru (72 Prozent der Männer, 77 Prozent der Frauen gelten als fettleibig)*
2. *Cook-Inseln (59/66)*
3. *Samoa (48/68)*
4. *Marshall-Inseln (38/53)*
5. *Mikronesien (30/57)*
6. *Vereinigte Arabische Emirate (26/40)*
7. *Bahrain (23/34)*
8. *Kuwait (27/30)*
9. *Fidschi (13/34)*
10. *Ägypten (13/33)*

Mit Abstand:

USA (20/21)

Deutschland (14/12)

Etwas ganz Ähnliches geschah auf Okinawa. Die japanische Insel galt lange Zeit als Hort der Langlebigkeit. Herzkrankheiten waren weithin unbekannt, und die meisten alten Männer hatten nie etwas von Prostatakrebs gehört. Die Inselbewohner aßen viel Gemüse, Früchte sowie Meeresprodukte – und sie hielten sich an die Tradition des hara hachi bu: nicht zu essen, bis man satt ist, sondern nur, bis der Magen zu etwa 80 Prozent voll ist.[22]

Die jüngeren Insulaner ernähren sich jedoch seit einiger Zeit nordamerikanisch, mit viel Fast Food. Die Dichte von Hamburger-Restaurants ist auf Okinawa inzwischen größer als in der Hauptstadt Tokio. Die Folgen sind messbar: Innerhalb weniger Jahre ist die Lebenserwartung der jüngeren Insulaner deutlich gesunken.

Das persönliche Risiko für Übergewicht und Diabetes ermitteln
Doch was sagt das ganze komplizierte genetische Geschehen dem Ein-

zelnen, der beim Blick auf die Waage erschrickt? Lässt sich heutzutage schon etwas über das eigene »genetische Schicksal« erfahren?

Das isländische Unternehmen deCODE Genetics hat einen Test auf den Markt gebracht, der eine Genvariante nachweisen kann, die für ein erhebliches Altersdiabetes-Risiko verantwortlich ist.[23] Für 500 Dollar lässt er sich über das Internet beziehen. Künftig will deCODE – wie auch andere Firmen – gleich mehrere Genvarianten für verschiedene Erkrankungen und Übergewicht nachweisen können. Diese Gewissheit soll für rund 1.000 Dollar zu erlangen sein.

Die Faszination, die von einer persönlichen Gendiagnostik ausgeht, wird sicher den einen oder die andere dazu verleiten, viel Geld auszugeben. Ein ähnliches Ergebnis können Sie aber auch viel einfacher erzielen, wie im Folgenden gezeigt wird (womit sich die Ausgabe für dieses Buch bereits um ein Vielfaches bezahlt gemacht hätte):

Kommt in Ihrer Familie Fettleibigkeit vor, insbesondere bei einem oder beiden Elternteilen, so ist Ihr eigenes Risiko umso höher, je jünger Sie sind. Sind Sie erst einmal 45 Jahre alt und nicht übergewichtig, dann brauchen Sie sich keine Gedanken mehr zu machen. Die Wahrscheinlichkeit, dass Sie noch stark Gewicht ansetzen, ist sehr gering.

Sind Sie aber erst 20 Jahre alt, ist Ihr Risiko insbesondere dann sehr groß, wenn Sie schon einen BMI von mehr als 25 haben. Das Risiko erhöht sich weiter, falls die Adipositas bei Ihrem Vater oder Ihrer Mutter erst im Alter von über 20 Jahren aufgetreten ist, falls mehrere Familienmitglieder Adipositas haben oder falls extreme Adipositas bei Verwandten ersten Grades vorkommt.

Auch bei Diabetes ist der Blick auf die Familie entscheidend: Falls ein Elternteil zuckerkrank ist, besteht auch für Sie ein deutlich erhöhtes Risiko; es ist etwa zwei- bis viermal so hoch wie bei einem Menschen mit gesunden Eltern. Noch höher ist es, wenn Diabetes bei beiden Eltern, bei Geschwistern oder bei weiteren Familienmitgliedern vorliegt.

Als Nächstes schauen Sie bitte sich selbst an, ob einer der wichtigen Risikofaktoren für einen Altersdiabetes auf Sie zutrifft:

- Sie sind über 65 Jahre? Ab diesem Alter ist die Wahrscheinlichkeit einer Erkrankung am größten.
- Sie haben einen BMI von über 27 (bei unter 30-Jährigen über 25)
- Sie haben einen erhöhten Blutdruck
- Sie haben hohe Cholesterinwerte
- Sie sitzen überwiegend und treiben nicht regelmäßig Sport beziehungsweise gehen nicht mindestens täglich eine halbe Stunde flott spazieren
- Sie haben als Mann einen Bauchumfang von mehr als 100 Zentimetern (bei unter 30-Jährigen mehr als 90 bis 95 Zentimeter), als Frau von mehr als 95 Zentimetern (bei unter 30-Jährigen mehr als 85 bis 90 Zentimeter). Jeder weitere Zentimeter erhöht das Risiko nochmals.
- Sie hatten als Frau einen Schwangerschaftsdiabetes (Kinder, die bei Geburt mehr als 4.000 Gramm wogen, sind ein Indiz dafür). Dies allein erhöht das Risiko um das Vierfache.

Gegenwärtig kann keine molekulargenetische Diagnostik die Aussagekraft der Familiengeschichte und der Ermittlung Ihrer persönlichen Risikofaktoren übertreffen. Kommt beispielsweise Altersdiabetes bei Ihrer Mutter oder Ihrem Vater vor, haben Sie einen BMI größer als 27 und einen Bauchumfang von mehr als 100 Zentimetern, ist Ihr Diabetesrisiko fünf- bis sechsfach erhöht. Und damit weit mehr, als wenn Sie über zwei Kopien jener Genvarianten verfügen, die der deCODE-Gentest ermittelt. In diesem Fall sollten Sie sich einmal jährlich auf einen beginnenden Diabetes untersuchen lassen, da eine frühe Diagnose günstig für eine Behandlung der Erkrankung ist. In jedem Fall sollten Sie Ihren Arzt auf Ihr erhöhtes Risiko hinweisen.

Und das Beste, was Sie zur Vorbeugung oder wenn Sie bereits Diabetes haben, tun können? Sich bewegen, jeden Tag eine halbe Stunde flott spazieren gehen.

3.7 Erfahrungen im Mutterleib

Wenn eine übergewichtige Frau ein dickes Kind bekommt, liegen zwei Gründe dafür auf der Hand: Möglicherweise hat sie einige dick machende Gene weitervererbt, möglicherweise hat ihr Kind aber auch das problematische Ess- beziehungsweise Bewegungsverhalten der Mutter übernommen. Oder beides zugleich – in diesem Fall wird es das Kind besonders schwer haben, schlank zu bleiben. Für Väter gilt beides natürlich auch, aber die Zusammenhänge zwischen dem Gewicht des Kindes und dem der Mutter haben sich in wissenschaftlichen Untersuchungen als vergleichsweise stärker erwiesen.

Ein dritter Grund allerdings spielt ausschließlich bei Müttern eine Rolle. Denn auch die Bedingungen im Mutterleib können eine wichtige Rolle für die rasante Ausbreitung des Diabetes und der Fettleibigkeit spielen, meinen manche Forscher. Ein neues Forschungsgebiet, die sogenannte fetale Programmierung, untersucht diese Zusammenhänge zwischen Schwangerschaft, Geburt und der Gesundheit in späteren Jahren.

Untergewicht führt zu Folgekrankheiten

Auf wichtige Hinweise für deren Existenz stieß Mitte der 1980er Jahre der britische Epidemiologe David Barker. Er entdeckte, dass Neugeborene mit Untergewicht später überdurchschnittlich häufig unter Herz-Kreislauf-Krankheiten und Diabetes leiden. Barkers These lautete: Wenn ein Kind im Mutterleib schlecht ernährt wird, ist dessen Gesundheit ein Leben lang besonders stark durch solche Zivilisationsleiden bedroht.[24] Neuere Untersuchungen zeigen, dass das erhöhte Risiko für Übergewicht und Folgestörungen sich besonders auf jene untergewichtigen Neugeborenen auswirkt, die im Säuglingsalter rasch an Gewicht zunehmen.[25]

Der Reproduktionsmediziner Peter Nathanielsz von der Cornell University fasste in den 1990er Jahren Beobachtungen zusammen, wonach das Risiko auf bestimmte Phasen in der Schwangerschaft begrenzt ist. Frauen, die zum Beispiel im holländischen Hungerwinter 1944 in den ersten beiden Dritteln der Schwangerschaft nicht genug zu essen hatten, brachten häufig untergewichtige Kinder zur Welt, die später dann ein erhöhtes Risiko hatten, dick zu werden.[26]

Zwei Erklärungen sind dafür denkbar: Womöglich passt sich der Stoffwechsel des Ungeborenen an die Not im Mutterleib an – und dies führt nach der Geburt dazu, dass der Körper noch mehr Wert darauf legt, so viele Kalorien wie möglich zu speichern, als ohnehin schon. Oder aber es verhält sich so, dass zunächst das Gehirn des ungeborenen Kindes ausreichend versorgt wird, wenn Nährstoffmangel herrscht. Darunter leiden dann andere Organe wie Herz und Bauchspeicheldrüse. Bei knappem Nahrungsangebot im späteren Leben muss das kein Nachteil sein. Wächst das Kind jedoch im Überfluss auf, sind die Organe überfordert – etwa die Bauchspeicheldrüse mit der Herstellung von genügend Insulin, so dass ein Diabetes entsteht.

Ein Test auf Schwangerschafts-Diabetes

Heute sind vor allem die Kinder von jenen Frauen gefährdet, die einen sogenannten Schwangerschafts-Diabetes entwickelt haben. Dies ist das deutlichste Beispiel dafür, wie Bedingungen im Mutterleib das Ge-

---

BMI im Kindesalter

Lässt sich eigentlich vom Gewicht eines Kindes auf sein Gewicht im Erwachsenenalter schließen? Ganz so einfach ist es leider nicht. Solange die Mutter in der Schwangerschaft nicht hungern musste, hat das Gewicht im Säuglingsalter praktisch keine Vorhersagekraft für das spätere Gewicht – egal, ob das Kind ein Wonneproppen ist oder als untergewichtiges Frühchen zur Welt kam. Im Alter von 18 Jahren hat der BMI dann eine deutliche Vorhersagekraft: Würde man ein Dutzend 18-Jähriger nach ihrem BMI aufstellen, so müsste man bis auf ein paar Ausnahmen einige Jahre später nicht viel an der Reihenfolge ändern.

---

wicht im späteren Leben prägen. Mütter mit Schwangerschafts-Diabetes bringen mit einer fast 90 Prozent höheren Wahrscheinlichkeit Kinder zur Welt, die später an Übergewicht leiden. Immerhin erkranken in Deutschland fünf Prozent aller Schwangeren an dem Gestationsdiabetes, in den USA sogar fast doppelt so viele – und in vielen Fällen wird die Erkrankung nicht entdeckt.

Die Kinder kommen dann bereits mit einem überdurchschnittlichem Gewicht von über 4.000 Gramm und erhöhtem Körperfettanteil zur Welt. Die Experten sind sich aber nicht einig, ob dieses Risiko auch unabhängig von einer ohnehin bestehenden genetischen Veranlagung zur Entwicklung von Übergewicht wächst, die das Kind vor allem von seiner Mutter mitbekommen hat. Verfechter der Barker-Hypothese behaupten nämlich, es reiche schon, dass das Kind in der Gebärmutter dem Stoffwechsel seiner diabetischen Mutter ausgesetzt war; dadurch käme es zu einer Fehlprogrammierung von Gehirnzentren und anderen Organen, die Nahrungsaufnahme, Stoffwechsel und Körpergewicht regulieren.

Wird ein Schwangerschaftsdiabetes adäquat behandelt, so sinkt dadurch die Wahrscheinlichkeit, dass es bei der Geburt Komplikationen gibt – und möglicherweise ebenso das Risiko für Übergewicht im späteren Leben des Neugeborenen. Ob aber generell ein Test auf Schwangerschaftdiabetes empfohlen werden sollte, ist unter Experten umstritten. Dagegen spricht zum Beispiel, dass durch die Behandlung im Einzelfall auch eine Unterzuckerung bei der Mutter auftreten kann.[27]

3.8 Unersättliche Zwillinge – direkte und indirekte genetische Effekte

Stellen Sie sich einmal folgendes Extrembeispiel vor: Ein eineiiges und damit genetisch identisches Zwillingspaar kommt mit einem schwer zu stillenden Hunger auf die Welt. Bei beiden stellt sich ein Sättigungsgefühl erst nach großen Portionen ein, und es hält immer nur kurz an. Ganz gleich, ob dieser übermäßige Hunger durch die Veränderung einer einzigen Erbanlage bedingt ist oder durch sehr viele Genvarianten mit einem jeweils kleinen Effekt – in beiden Fällen sprechen wir von einem sogenannten direkten genetischen Effekt.

Was bedeutet dies für die Eltern und insbesondere die Mutter? Klar, sie haben zwei Säuglinge, die viel schreien. Aber schon in den ersten Lebenstagen bemerkt die Mutter, dass beide kräftig an ihrer Brust saugen und das Schreien so vorübergehend gestoppt werden kann. Die Kleinen sind halt hungrig, sagen sich die Eltern. Und da man ihnen den Start ins Leben nicht unnötig schwer machen will, legt die Mutter sie häufig an. Die Eltern werden gelobt, wie rasch die Kinder zunehmen. Das Lob nehmen sie gern an, umso mehr, als gerade Zwillinge meist mit einem vergleichsweise niedrigen Gewicht zur Welt kommen.

Wer lässt sein Neugeborenes schon lange schreien?

Egal, in welchem Land der Welt die Eltern leben, ob sie reich oder arm sind, sie werden, wenn sie irgend können, ihren Neugeborenen viel zu essen und trinken geben, um deren Hunger zu stillen. Die genetische Ausstattung der Zwillinge schafft sich sozusagen eine passende Umwelt – indem die Eltern dazu gebracht werden, für ständigen Nachschub an Nahrung zu sorgen. Das nennt man den indirekten genetischen Effekt.

Warum ist das wichtig zu wissen? Wenn man abschätzen will, wie groß der genetische Effekt auf das Körpergewicht eines Menschen ist, lässt sich letztlich nicht zwischen direkten und indirekten Effekten unterscheiden. Daher zählt die Reaktion der Eltern auch nicht zu den Umwelteinflüssen; deren Verhalten wird einfach dem genetischen Anteil zugerechnet. Verschiedenen Untersuchungen zufolge erklären erbliche Faktoren, indirekte genetische Effekte mit eingeschlossen, bis zu 70 Prozent des Körpergewichts.

Wie stark diese scheinbar hilflosen Zwillinge ihre Umwelt bestimmen, zeigt der Fortgang der Geschichte: Die beiden nehmen rapide zu, und die Mutter bemerkt schon in den ersten zwei Wochen nach der

Wie der Körper uns formt

Geburt, dass ihre Milchproduktion dem Ansturm dieser beiden Kinder nicht gewachsen ist.

Jetzt sind zwei Entwicklungen denkbar: Die Eltern sind von den Vorteilen des Stillens so überzeugt, dass für sie eine Umstellung auf Flaschenkost nicht in Frage kommt. Aber die hungrigen Zwillinge wissen sich zu wehren und schreien ständig, vor allem nachts. Die Mutter ist körperlich und nervlich höchst belastet. Sie geht schließlich zum Kinderarzt. Der stellt fest, dass die Kinder keineswegs zu wenig zu essen bekommen – ihre Gewichtszunahme ist im Gegenteil überdurchschnittlich; aus diesem Grund ergeht die Empfehlung, weiter zu stillen. Die Eltern akzeptieren den ärztlichen Rat, und es bleibt alles so furchtbar wie bisher. Es ist nur eine Frage der Zeit, bis die Mutter völlig am Ende ihrer Kräfte angelangt ist.

Die Freude über den Babyspeck
Die zweite Möglichkeit: Die Großeltern sind beim ersten Besuch ganz begeistert von der rasanten Entwicklung der Kleinen. Sie freuen sich, wie der Babyspeck wächst. Und wie die saugen können; eben richtige Kerle! Die Großmutter empfiehlt angesichts der erschöpften Tochter, dass die Kinder zusätzlich Flaschenmilch erhalten. Auch der Kinderarzt hat nichts dagegen. Tatsächlich werden die Jungen nun ruhiger; sie trinken eine ganze Flasche im Nu weg und sind dann deutlich länger zufrieden. Die Mutter kann aufatmen, die familiäre Anspannung lässt nach. Um nachts nicht gestört zu werden, bereitet die Mutter schon vor dem Schlafengehen vier volle Flaschen vor.

Das Beispiel zeigt, wie Eltern schon im Säuglingsalter unterschiedlich auf hungrige Kinder reagieren – und damit Einfluss auf deren Gewicht nehmen. Denn klar ist, dass die Flaschenkinder nach einiger Zeit deutlich mehr wiegen werden als die nur gestillten Kinder.

Wenn Eltern überdurchschnittlich hungriger Kinder einen stark kontrollierenden Einfluss auf diese ausüben wollen, ist das ein stetiger Kampf. Und sobald die Eltern die Umwelt ihrer Kinder nicht mehr vollständig kontrollieren können, werden diese Mittel und Wege fin-

111

den, das beständige Hungergefühl durch Essen zu bekämpfen. Es fängt damit an, dass sie im Säuglingsalter versuchen, alles in den Mund zu stecken, was ihnen in die Finger kommt. Ein wenig älter geworden, entdecken sie rasch, wo in der Küche was zu finden ist. Und schließlich werden sie Mittel und Wege entdecken, die Großeltern, die Eltern ihrer Freunde oder Kindergärtnerinnen davon zu überzeugen, dass sie dringend etwas zu essen benötigen. Und später dann werden sie ihr Taschengeld dazu verwenden, ihren beständigen Appetit zu bedienen.

Manchmal hilft nur noch, die Küche abzusperren

Kinder, die mit einem abnormen Hunger geboren werden, gibt es zum Glück nur selten. Intuitiv haben viele der Eltern solcher Kinder gelernt, dass sie die Küche absperren, Lebensmittel verschlossen aufbewahren und alle Menschen entsprechend informieren müssen, mit denen das Kind in Kontakt kommt.

Hunger- und Sättigungsgefühl sind also bereits im Säuglingsalter und auch später im Leben von Mensch zu Mensch sehr unterschiedlich stark ausgeprägt. Der eine isst gern und viel, der andere macht sich nicht so viel aus Essen, muss stundenlang nicht daran denken. Wer von beiden ein Problem mit Übergewicht bekommen könnte, ist leicht zu erraten. Das sollte bei wohlgemeinten Ratschlägen an Kinder oder Eltern bedacht werden; vor allem Menschen mit einem geringen Appetit können sich oft gar nicht vorstellen, wie es ist, wenn man ständig großen Appetit entwickelt.

Zurück zum Zwillingsbeispiel. 20 Jahre später sind beide Männer mit großer Sicherheit extrem übergewichtig. Aber sie wiegen wahrscheinlich nicht dasselbe. Der eine liegt vielleicht bei 180 Kilogramm, der andere bei

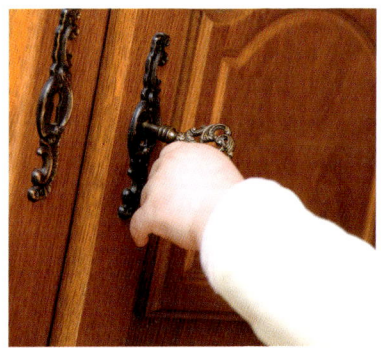

Vor manchem Kind ist kein Versteck sicher

150 Kilogramm. Wie aber kommt der Unterschied von immerhin 30 Kilogramm zustande? Schließlich haben beide Männer dieselbe genetische Ausstattung, die Erbanlagen können also nicht die Ursache dieses Unterschieds sein.

Wie sich die Umwelterfahrungen auswirken

Auch die Gewohnheiten der Zwillinge sind ähnlich: Beide sind Nichtraucher, beide trinken am Abend gern zwei bis drei Flaschen Bier, essen gern Salziges und eine deftige Brotzeit mit Blut- und Leberwurst, Senf und Zwiebeln. Aber nur der »Leichtere« von beiden geht mit seiner Freundin am Freitag- und Samstagabend tanzen. Außerdem hat er, im Gegensatz zu seinem Bruder, eine Ganztagsschule besucht, in der viel Sport getrieben und auf gesunde Ernährung geachtet wurde. Diese getrennt gemachten Umwelterfahrungen erklären den Gewichtsunterschied.

Vater und Mutter haben im Kindes- und Jugendalter beide Kinder ermahnt, nicht so viele fette Sachen zu essen. Der »leichte« Zwilling hat fast immer versucht zu gehorchen, auch wenn es ab und an Ausrutscher gab. Aber der zweite, der ohnehin mehr Stress mit den Eltern hatte, aß aus Trotz oftmals umso mehr.

Diese unterschiedliche Art und Weise, auf die gleichen Umweltreize zu reagieren, würde allerdings keinesfalls dazu führen, dass der eine Zwilling ein schlanker Hering wäre. Und mehr noch: Selbst wenn die Zwillinge von einer schlanken Familie adoptiert worden wären, würden sie niemals so dünn sein wie die leiblichen Kinder dieses Paares.

Das bedeutet, dass das Übergewicht von Kindern einer Familie eben nicht ausschließlich durch die familiären Ernährungs- und Bewegungsgewohnheiten erklärt werden kann. Verantwortlich sind nicht so sehr das reichhaltige und fettreiche Kochen der Mutter und auch nicht der übermäßige Fernsehkonsum des Vaters.

Viel wichtiger ist es, ob das Kind ein Erbgut hat, das für Übergewicht anfällig macht.

Aus der Praxis von Professor Hebebrand

Die Eltern eines fünfjährigen Jungen klagten mir ihr Leid: Der Junge sei schon im Säuglingsalter durch seinen übermäßigen Appetit aufgefallen. Er habe nur noch geschrien, wenn er nicht gefüttert wurde. Später dann habe er die Nahrung regelrecht in sich hineingeschlungen und stets sehr schnell aufgegessen. Auch heute noch würde er sich quasi jede Stunde mit Hungergefühlen melden. Der Junge habe dann im Alter von vier Jahren begonnen, sich selbstständig in der Küche zu bedienen. Die Eltern hätten sich nicht anders zu helfen gewusst, als die Küche abzuschließen. Erst kürzlich hätte der schwergewichtige Junge die Tür durchbrochen, um in die Küche zu gelangen. Nun hätten die Eltern eine robustere Tür mit einem zusätzlichen Riegel eingebaut. Im Kindergarten habe es zunächst erhebliche Probleme gegeben, da die Kindergärtnerinnen den Hungergefühlen des Jungen ständig nachgegeben hätten. Nachdem sie dann von den Eltern über seinen Hunger informiert wurden, wären sie restriktiver geworden. Dann sei es aber aufgrund von Wutausbrüchen schwierig geworden, das Kind im Kindergarten zu halten. Grundsätzlich würde der Junge auch in der Nachbarschaft und bei Angehörigen um Nahrung betteln, die er auch häufig erhalten würde. Er verstünde es ganz hervorragend, Mitleid zu erzeugen. Vermutlich liegt eine bislang nicht diagnostizierte organische Ursache für den übermäßigen Hunger des Jungen vor. Bis diese erkannt ist, kann man nur versuchen, den Eltern die Schuldgefühle zu nehmen: Die Erziehung ist nicht verantwortlich für das Gewicht des Kindes.

3.9 Gibt es Risikoperioden für starke Gewichtsänderungen?

Während einer Schwangerschaft nehmen die meisten Frauen mehr zu, als das Neugeborene wiegt. Dafür sorgt das Hormonsystem, und zwar deswegen, damit das Ungeborene ausreichend mit allen Nährstoffen versorgt werden kann. Nach der Geburt kommt es dann zu einem interessanten Phänomen: Manche Frauen haben nach kurzer Zeit wieder exakt das Gewicht von vor der Geburt, andere sind auch längerfristig um fünf oder gar 15 Kilogramm schwerer. Dauerhaft bleibt es im Durchschnitt aller Frauen bei einem zusätzlichem Gewicht von einem halben bis drei Kilogramm. Je größer das Gewicht schon vor der Schwangerschaft war und je mehr die werdende Mutter währenddessen zugenommen hat, desto wahrscheinlicher werden ihr die hinzugekommenen Pfunde auch nach der Geburt erhalten bleiben.[28]

Auch in den Wechseljahren nehmen einige Frauen deutlich zu; bei vielen kommt es durch den Abfall der weiblichen Hormone zu einer Veränderung der Fettverteilung. Insbesondere das Bauchfett nimmt zu, und in der Folgezeit steigt das Risiko eines Altersdiabetes, von Bluthochdruck und Herzinfarkt auf ähnlich hohe Raten wie bei den Männern. Regelmäßige körperliche Aktivität kann dem allerdings vorbeugen.[29]

Männer hingegen legen oft zu, wenn sie eine feste Lebensgemeinschaft mit einer Partnerin eingehen oder heiraten. In den ersten Jahren des gemeinsamen Lebens kommt es nicht selten zu Gewichtszunahmen von mehreren Kilogramm. Häufig erfolgen in dieser Zeit der Einstieg in das Berufsleben und die Geburt des ersten Kindes. Ein Mann, der bis dato regelmäßig Sport betrieben hat, sieht sich nun neuen Herausforderungen gegenüber und bewegt sich oft weniger.

Sicher kann das nicht als Patentrezept empfohlen werden – aber nach Trennungen nehmen sowohl die Frau, vor allem aber auch der Mann meist ab.[30] Das muss nicht nur mit dem Stress der Trennung zu tun haben. Für Evolutionspsychologen ist das ein Zeichen dafür, dass Singles sich wieder fit machen für eine neue Partnersuche.

3.10 Wie der Geschmackssinn das Essverhalten beeinflusst

Die Zunge des Menschen und auch seine Nase sind die entscheidenden Torwächter für das, was in den Körper gelangt. Klar, faulig riechendes oder schmeckendes Fleisch kommt nicht auf den Teller. Und auch ansonsten wissen der Geruchs- und Geschmackssinn sehr wohl, was sich miteinander verträgt und was nicht – etwa Rotwein sehr gut mit Käse, nicht aber mit Chips. Oder welche Substanzen Nahrungsgifte neutralisieren können: So wird zum Beispiel in den heißen Regionen der Welt, in denen Nahrungsmittel schnell verderben, häufig mit Chili gewürzt; darin enthalten sind Substanzen, die Bakterien, Pilze und Parasiten abtöten.

Doch nicht nur verschiedene Umweltbedingungen sorgen dafür, dass Menschen in ganz unterschiedlichen»Geschmackswelten« leben. Rund ein Viertel der Menschheit, darunter überdurchschnittlich viele Frauen und Asiaten, Spitzenköche und Berufsgourmets, gelten als so genannte»Super-Schmecker«. Aufgrund winziger Genvarianten haben sie besonders viele Geschmacksknospen auf der Zunge.

Wie Geschmacksrezeptoren das Gewicht beeinflussen
Unlängst wurde auf Chromosom 7 ein Bitterrezeptorgen identifiziert, dessen Varianten rund 60 Prozent der Unterschiede beim Bitterschmecken erklären.[31] Super-Schmecker reagieren sehr sensibel auf starke Geschmacksreize, empfinden Grapefruits und selbst Brokkoli oft als zu herb und schmecken aus Süßem schon geringste Mengen an Bitterstoffen heraus. Zu Urzeiten war das ein wichtiger Überlebensvorteil, denn viele tödliche Gifte sind bitter.

Super-Schmecker sind auch empfindlicher für Alkohol, Chili und andere von Nahrungsmitteln ausgelöste Schmerzreize, ebenso nehmen sie Fett intensiver wahr. Daher essen sie nicht so gern stark fett- oder zuckerhaltige Speisen. Außerdem geht man davon aus, dass sie eher weniger rauchen und Alkohol trinken. In einzelnen Studien erwiesen sich Super-Schmecker auch als dünner im Vergleich zu anderen Menschen. In den kommenden Jahren wird die molekulare Forschung sicher weiter aufklären, in welchem Umfang sich Übergewicht auf genetisch unterschiedliche Geschmacksrezeptoren zurückführen lässt.

Das Geschmacksempfinden eines Menschen entwickelt sich schon im Mutterleib. Bereits in der 14. Schwangerschaftswoche lassen sich bei einem Ungeborenen erste Geschmackszellen nachweisen. Theoretisch kann es das ab diesem Zeitpunkt aufgenommene Fruchtwasser der Mutter auch schmecken. Da dieses süßlich ist, entwickelt sich womöglich schon früh die Vorliebe für Süßes und die Ablehnung von Bitterem.

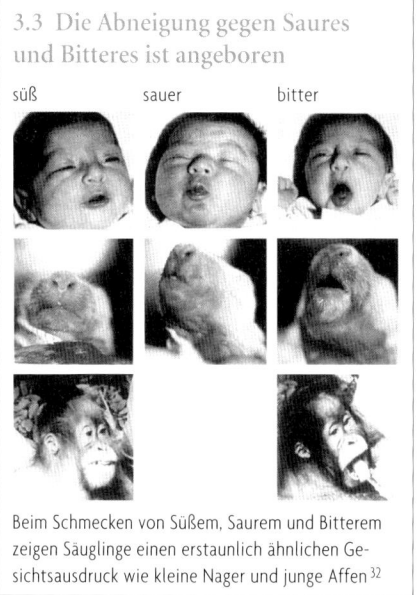

3.3 Die Abneigung gegen Saures und Bitteres ist angeboren

süß   sauer   bitter

Beim Schmecken von Süßem, Saurem und Bitterem zeigen Säuglinge einen erstaunlich ähnlichen Gesichtsausdruck wie kleine Nager und junge Affen [32]

Nach der Geburt tritt dies deutlich zutage: Babys saugen kräftiger an einem gesüßten als an einem ungesüßten Schnuller. Saures ebenso wie Bitteres wird abgelehnt. Das ist evolutionär sinnvoll, denn häufig deuten diese Geschmacksrichtungen auf Ungenießbares hin. Die Ablehnung zeigt sich deutlich in den verzerrten Gesichtszügen von menschlichen Neugeborenen und auch manchen Tieren (Abbildung 3.3).

Geschmacksvorlieben werden auch von den Genen bestimmt

Erst jüngst haben britische Forscher [33] nachgewiesen, dass Geschmacksvorlieben zu fast 50 Prozent von den Genen bestimmt werden. Die Wissenschaftler hatten die Essgewohnheiten von insgesamt mehr als 3.000 eineiigen und zweieiigen Zwillingen verglichen. Dabei zeigte sich, dass die geschmacklichen Vorlieben eineiiger Zwillinge sehr viel stärker übereinstimmten als die der zweieiigen. Besonders die Vorliebe für Kaffee und Knoblauch ist stark genetisch geprägt. Ähnliches scheint auch für eine Ernährungsweise mit viel Fleisch und Kohlenhydraten zu gelten. Deswegen ist es auch so schwierig, Familien, die solche Vorlieben haben, Gesundheitsbotschaften wie fünfmal Obst und Gemüse am Tag zu essen zu vermitteln.

Lebensmittel mit hohem Kaloriengehalt werden jedoch generell bevorzugt, weil sich nach ihrem Genuss vergleichsweise schnell ein angenehmes Sättigungsgefühl einstellt. Das ist nicht zuletzt mit ein Grund dafür, dass die meisten Menschen Nachspeisen lieben: Nicht nur weil sie süß sind, sondern auch weil das Sättigungsgefühl, das nach dem Essen des gesamten Menüs einsetzt, unbewusst der Nachspeise als letztem Gang zugeschrieben wird.

Wir mögen, was wir essen

Aber auch die Prägung in frühen Lebensphasen spielt für die Geschmackspräferenzen eine wichtige Rolle: Sieben Monate alte Säuglinge, die bereits früh an die unangenehm schmeckende Hydrolysat-Nahrung für allergiegefährdete Kinder gewöhnt wurden, nahmen diese ohne Probleme an. Säuglinge, die diese Kost erstmalig mit sieben Monaten erhielten, lehnten sie hingegen ab.

Der vierte Lebensmonat scheint eine Schwelle zu sein, vor der unangenehme Geschmäcker noch relativ leicht neu eingeführt werden können. Mit Ausnahme von süßen und salzigen Nahrungsmitteln, die rasch akzeptiert werden, müssen andere allerdings mehrfach angeboten werden, bis das Kind diese als schmackhaft empfindet. Da man Babys aber nicht mit zu vielen verschiedenen oder gar exotischen Nahrungsmitteln füttern sollte, um nicht das Risiko für Allergien zu erhöhen, sollten Eltern später Geduld haben und bestimmte Dinge immer wieder anbieten. Die Befürchtung, Kinder könnten zu wenig Geschmacksrichtungen kennenlernen, ist jedenfalls unnötig. Schon der Geschmack der Muttermilch ändert sich in Abhängigkeit von der Speisenauswahl der Mutter. Auf diese Weise machen Babys sehr früh ganz unterschiedliche Geschmackserfahrungen. Und schon im Alter von vier bis fünf Jahren entwickeln sie dann ausgeprägte Vorlieben und Abneigungen, die denen Erwachsener ähnlich sind.[34]

Ein starker Lerneffekt bei Geschmackserfahrungen entsteht später vor allem über Assoziationen, d. h. wenn ein Geschmack mit einem angenehmen Ereignis in Verbindung steht: der berühmte Apfelkuchen der Großmutter, der nicht nur gut schmeckte, sondern in familiär entspannter Atmosphäre gegessen wurde. Oder das Glas Wein, das nach getaner Arbeit besonders gut mundet.

3.11 Fettleibigkeit – eine Suchterkrankung?

Menschen, die für ihr Leben gern Schokolade essen, werden sicher zustimmen, wenn jemand behaupten würde, nach bestimmten Nahrungsmitteln könne man geradezu süchtig werden. Solange sich eine solche Abhängigkeit nur auf einzelne Lebensmittel bezieht und sich nicht allzu sichtbar in den Körperproportionen niederschlägt, ist das jedoch kein Grund zur Sorge.

Anders aber, wenn ein Mensch süchtig nach Essen an sich wäre. Ist das überhaupt möglich? Können fettleibige Menschen von Nahrungsmitteln ähnlich abhängig werden wie Drogenabhängige von Kokain?

Es gibt Indizien für die Suchttheorie. Jene zwei Teenager, die kein Leptin produzieren konnten, waren immer hungrig, ganz gleich, ob sie gerade zuvor gegessen hatten oder schon vor einigen Stunden. Die Forscher konnten zeigen, dass durch die Essensfotos besonders jene Areale im Gehirn stark aktiviert wurden, die als Belohnungs- oder Suchtzentren bekannt sind, darunter auch der Nucleus accumbens.[35] Dort wird, wenn wir etwas Angenehmes oder Überraschendes erleben, aber auch durch bestimmte Drogen der Botenstoff Dopamin freigesetzt. Von genetisch veränderten Mäusen, die gar kein Dopamin mehr produzieren können, ist hingegen bekannt, dass diese Tiere jegliche Motivation verlieren, darunter auch die Lust zu essen.[36] Gibt man ihnen dann Dopamin, entwickeln sie wieder einen ganz normalen Hunger.

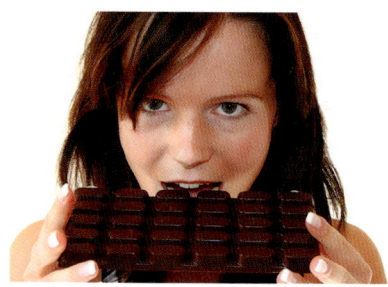
Süchtig nach Schokolade?

Offenbar ist das bei Menschen ganz ähnlich. Nora Volkow vom amerikanischen National Institute on Drug Abuse entdeckte einen engen Zusammenhang zwischen dem BMI von Versuchspersonen und der Dopaminausschüttung.[37] Demnach könnten manche Übergewichtige wie Suchtkranke an einem Dopaminmangel leiden und daher ständig nach neuen Belohnungen suchen: die einen nach Heroin und Kokain, die anderen nach Würstchen und Weingummi.

Wenn das Gehirn den Körper manipuliert

Die Entscheidung, mehr oder weniger zu essen, wird ohnehin bei den meisten kaum rational getroffen. Vielmehr vermag das Gehirn den Körper zu manipulieren, wie Wissenschaftler des amerikanischen Brookhaven National Laboratory zeigen konnten, indem sie Versuchspersonen sogenannte Magenstimulatoren implantierten:[38] Nahrungsmittel, die in den Magen gelangen, berühren dort die Magenwand und versenden über den Vagusnerv, der vom Magen zum Gehirn verläuft, ein Signal, das dann dort interpretiert wird: entweder als »weiter essen« oder »essen einstellen«. Wurden die Magenstimulatoren angeschaltet, aktivierten sie den Vagusnerv, und dieser veranlasste den Magen, sich auszudehnen und Peptide zu produzieren, die dem Hirn Sättigung vermeldeten.

Dann gaben die Forscher den »satten« Probanden radioaktiv markierten Zucker zu essen. Mit einem Scanner konnten sie verfolgen, dass dadurch vor allem eine bestimmte Region im Gehirn aktiviert wurde: ein seepferdchenähnliches Gebilde namens Hippocampus. Die Probanden verlangten daraufhin mehr Zucker. Der Hippocampus ist normalerweise für Erinnerungen und Belohnungen wichtig – und die dort aktivierten Regionen stimmten mit jenen überein, die auch bei Drogenabhängigen aktiv sind.

Ergebnis des Versuchs: Obwohl das Gehirn der Fettleibigen durch den Magenstimulator bereits eindeutig die Meldung »satt« erhalten hatte, kam es durch die Gabe von Zucker zu einem Verlangen nach noch mehr Nahrung. Das kann durchaus als eine Art Suchtverhalten interpretiert werden.

Ernährungsreize verarbeitet das Gehirn wie Suchtreize
Insofern ist es auch gar nicht mehr erstaunlich, dass es für fettleibige Menschen unglaublich schwierig sein muss, Diät zu halten. Selbst wenn sie vom Magen das Signal für Sättigung erhalten haben, ist das Verlangen zu essen offenbar übermächtig, sobald sie mit ihrer »Droge« konfrontiert werden. Ernährungsreize verarbeitet unser Gehirn ganz ähnlich wie andere Suchtreize auch. Ob also der Spielsüchtige an einem Automaten vorbeikommt, der Alkoholiker an einem Weinladen oder der Fettleibige an einer Pommesbude – die Reaktionsmuster im Gehirn der drei Personen unterscheiden sich nicht grundlegend voneinander.

Daher lag der Gedanke nahe, ob womöglich Medikamente zur Suchttherapie auch bei Fettleibigkeit helfen könnten – und tatsächlich werden sie heute bei starkem Übergewicht eingesetzt. Der Wirkstoff Rimonabant – ein noch recht neuer Appetitzügler gegen Fettleibigkeit – blockiert einen Rezeptor des körpereigenen Belohnungssystems. Entwickelt wurde das Medikament ursprünglich zur Raucherentwöhnung (Näheres siehe Kapitel 4).

Auch von psychiatrischer Seite gibt es Hinweise dafür, dass starkes Übergewicht bei manchen Menschen eine Art Suchtverhalten ist. Zwar fanden sich bei der Häufigkeit psychiatrischer Störungen zwischen Normalgewichtigen und stark Übergewichtigen keine großen Unterschiede. Wohl aber bei der Art der Störungen: Während die Übergewichtigen häufiger Depressionen und Angststörungen hatten, litten die Normalgewichtigen häufiger an Suchterkrankungen.[39] Daraus lässt sich schließen, dass manche Übergewichtige durch übermäßiges Essen das Belohnungssystem bereits bedient haben und weniger häufig süchtig nach anderen Dingen werden.

3.12 Wieso bleiben manche Menschen mühelos schlank?

Manchen Menschen gelingt es offenbar ohne Anstrengung, dünn zu bleiben. Wir sehen den Nachbarn vor uns oder die Kollegin, die nie eine Nachspeise stehen lassen und sich auch ansonsten beim Essen nicht zurückhalten. Sie haben es offenbar noch nicht einmal nötig, viel Sport zu treiben. Da kann man zu Recht neidisch werden. Aber was steckt dahinter?

Auch hier spielt die Genetik eine entscheidende Rolle. Wenn Sie nachfragen, ob diese Menschen übergewichtige Eltern oder Geschwister haben, würde die Antwort in den meisten Fällen »nein« lauten. Dünne Menschen verfügen oft über eine Vielzahl von Genvarianten, die in der Summe bewirken, dass der Appetit nicht so stark ist, die Sättigung schneller eintritt, oder gar beides zusammen.

Möglicherweise ist auch der Stoffwechsel aktiver, der Körper verbrennt mehr Kalorien in kürzerer Zeit. Das lässt sich zum Beispiel an einer geringfügig erhöhten Körpertemperatur nachweisen; es reichen dafür schon 0,1 Grad. Eine weitere Ursache könnte sein, dass die Fette in der Nahrung vom Darm nicht so gut aufgenommen werden, und auch die Fettzellen selbst können Fette mehr oder weniger gut absorbieren.

Es gibt nur eine kleine Untergruppe von dünnen Menschen, die deshalb dünn sind, weil sie ihre Energieaufnahme bewusst niedrig halten, bewusst sehr viel Sport betreiben oder aber beides verbinden. Dazu ist allerdings eine enorme Willensanstrengung erforderlich, die längst nicht jedem gegeben ist.

Eine solche Willenskraft zeigt sich dann oft auch beruflich. So ergab eine Studie, dass die typische deutsche »Business-Frau« einen Durchschnitts-BMI im unteren Normalbereich hat – und unter ihnen doppelt so viele Frauen untergewichtig sind wie im Durchschnitt der Bevölkerung.[40]

Doch die Grenze zwischen Willenskraft und extremen Verhaltensweisen ist manchmal fließend: Sie kann darin münden, dass jemand (meist trifft es Frauen) es gar vermeidet, mit anderen gemeinsam zu essen, und gleichzeitig Sport fast zwanghaft betreibt. Der ganze Tagesablauf kann geprägt sein von dem restriktiven Essverhalten und Lebensstil – und der Weg in die Magersucht ist damit bereitet.

Das »Supersize me«-Experiment

Die meisten schlanken Menschen bewegen sich gewichtsmäßig recht eng um ihren individuellen Setpoint – und können selbst willentlich nicht längerfristig ein großes Übergewicht herbeiessen (genauso wenig, wie es Übergewichtigen gelingt, ein niedrigeres Gewicht zu halten). Das zeigte ein denkwürdiger Versuch an der schwedischen Universität von Linköping. Ein Forscher wollte durch ein »Vielfraß-Experiment« nachzeichnen, was Morgan Spurlock, der Autor des McDonald's-kritischen Films »Supersize me«, ohne wissenschaftliche Kontrolle durchmachte.[41]

18 Versuchspersonen nahmen daran teil, sechs Frauen und zwölf Männer – wobei Letztere leichter zu finden waren. Das Ethik-Komitee der Universität hatte die Studie genehmigt, bestand allerdings darauf, dass die Testpersonen aus gesundheitlichen Gründen nicht mehr als 15 Prozent zunehmen durften. Die Probanden sollten Tag für Tag doppelt so viele Kalorien zu sich nehmen wie empfohlen, rund 6.000 Kalorien, die Hälfte davon als Junk Food. Und sie sollten sich möglichst wenig bewegen. Vor, während und nach dem Experiment wurden die Probanden befragt, wie sie sich fühlten. Die meisten vermissten vor allem die Bewegung und empfanden sich – wen wundert es – fast den ganzen Tag über als »voll«. Ein Mann beschrieb, dass er sich ständig dreckig fühlte: »Auch nachdem ich meine Hände und das Gesicht gewaschen hatte, war alles so fettig.« Viele schafften es kaum, so viel zu essen wie verlangt. Ein Proband schüttete sich Sahne in den Milchshake, um auf die erwünschte Kalorienzahl zu kommen, eine Frau ging dazu über, reines Olivenöl zu trinken.

Eindrücklich war insbesondere, wie unterschiedlich die Menschen auf die gewaltige Kalorienmenge reagierten. Ein Mann musste den Versuch bereits nach zwei Wochen abbrechen, er hatte die Grenze von 15 Prozent Mehrgewicht erreicht. Der größte Teil der Probanden, der zuvor normalgewichtig oder schlank waren, fühlte sich die meiste Zeit warm und verschwitzt, was auf einen erhöhten Stoffwechsel schließen ließ. Die Teilnehmer verbrannten unzählige Kalorien, indem sie mehr Wärme produzierten und mehr schwitzten. Sie nahmen daher auch nicht so schnell zu, wie nach der Zahl der gegessenen Kalorien anzunehmen gewesen wäre. Als die Studie vorbei war, nahmen die Beteiligten in kürzester Zeit wieder ab – und blieben ohne Anstrengung bei dem alten Gewicht.

In Zwillingsstudien ist Ähnliches gemacht worden: Man hat beispielsweise eineiige Zwillingspaare über längere Zeiträume mit sehr viel oder sehr wenig Essen versorgt. Während manche Vielesser-Paare sehr stark zunahmen, nahmen andere nur wenig zu; manche Wenigesser-Paare nahmen nur wenig ab, andere dagegen deutlich. Die Unterschiede zwischen den Zwillingen eines Paares waren hingegen deutlich geringer ausgeprägt. Die genetische Ausstattung entscheidet also nicht nur über das aktuelle Gewicht, sondern auch über den Erfolg einer Diät.[42]

3.13 Übergewicht – gibt es noch andere Ursachen?

Die Hauptursachen für Übergewicht sind nicht wegzudiskutieren: eine genetische Veranlagung und unsere dick machende Umwelt. Doch womöglich gibt es noch weitere Faktoren, die weniger augenfällig sind – und teilweise sogar überraschen mögen.[43]

Medikamente

Falls jemand innerhalb eines kurzen Zeitraums sehr rasch zunimmt, können auch Arzneimittel die Ursache sein.[44] Vor allem Psychopharmaka,[45] und darunter vor allem solche gegen Depressionen, Psychosen beziehungsweise Schizophrenie und epileptische Anfälle. Bei Menschen mit einer Schizophrenie gilt eine übermäßige Gewichtszunahme als eine der gravierenden Nebenwirkungen der medikamentösen Behandlung. Die Mittel Olanzapin oder Clozapin führen oft zu einem Riesenappetit, zum Teil zu regelrechten Essattacken. Da können dann schnell 20 zusätzliche Kilogramm zusammenkommen, in seltenen Fällen sogar über 40 Kilogramm.

Da das aber ein über Monate schleichender Prozess ist, entgeht dem behandelnden Arzt das Problem oft. Dabei wäre es wichtig, rasch einzuschreiten und das Medikament gegen ein anderes auszutauschen. Auch Diabetes-Medikamente, Mittel gegen Bluthochdruck, Allergien und Aids können zu einem Gewichtsanstieg beitragen. Beta-Blocker etwa führen zu einem Mehrgewicht von im Schnitt 1,2 Kilogramm; manche Frauen nehmen auch nach Einnahme der Antibabypille zu.

Wie es genau zu diesen Effekten kommt, ist unklar, aber in vielen Fällen scheinen die Substanzen direkt oder indirekt auf jene Rezeptoren im Körper zu wirken, die für die Gewichtsregulation wichtig sind. Und klar ist: Die meisten dieser Medikamente wurden erst in den letzten Jahrzehnten entwickelt und dann breit eingesetzt. Rund 50 Millionen US-Amerikaner nehmen psychoaktive Medikamente ein, und die Verschreibungszahl bei Kindern hat sich in den vergangenen Jahren verfünffacht.[46] All das geschah parallel zur Entwicklung der Übergewichts-Epidemie. Die Medikamente haben offenbar einen Anteil daran, wenn auch einen kleinen.

Auf der anderen Seite gibt es Medikamente, die zu einer Gewichtsabnahme führen können, vor allem solche gegen Anfallsleiden, wie etwa Topiramat. Mitunter muss das Medikament aus diesem Grund sogar abgesetzt werden. Die Nebenwirkung brachte den Hersteller auf die Idee, die Substanz auch für die Behandlung von Übergewicht zulassen zu wollen. Die ersten beiden Zulassungsphasen überstand das Mittel mit Bravour, und in der Phase 3 schmolz bei vielen übergewichtigen Probanden das Fett regelrecht dahin, mehr als bei allen anderen bislang bekannten Substanzen. Doch bei etwa jedem hundertsten Patienten kam es zu schweren Nebenwirkungen, zu Wortfindungsstörungen bis hin zu psychoseähnlichen Zuständen (siehe auch S. 161).

Freunde

Haben Sie einen dicken Freund? Dann erhöht sich Ihr Risiko, ebenfalls dick zu werden, um fast 60 Prozent. Das jedenfalls ist das Ergebnis einer neuen Studie von Forschern der Harvard Medical School in Boston und der University of California in San Diego.[47] Sie analysierten Daten der berühmten Framingham Heart Study, die bis 1971 zurückreicht, auf Netzwerke unterschiedlichster Beziehungen. Dabei stellte sich heraus, dass Ehepartner von Menschen mit Übergewicht ein um 37 Prozent erhöhtes Risiko haben, ebenfalls übergewichtig zu werden. Das größte Risiko aber hatten Menschen, deren Freund oder Freundin dicker geworden waren: 57 Prozent schlossen sich ihnen gewichtsmäßig an. Ursache hierfür sei nicht, dass man sich Freunde mit ähnlichen Interessen aussucht (z. B. solche, die viel fernsehen oder sich kaum bewegen). Vielmehr führen die Forscher den Effekt darauf zurück, dass ein »dicker Freundeskreis« langfristig die eigenen Normen und Wertvorstellungen verändert.

Schlafmangel

Ausreichend Schlaf ist nicht nur für das Gehirn wichtig, sondern auch für den Körper. Es gibt eine ganze Reihe von Studien, die zeigen, dass Menschen, die nur wenige Stunden pro Nacht schlafen, einen höheren BMI haben als Langschläfer. So etwa die Nurses Health Study aus den USA mit 68.000 Frauen:[48] Jene Frauen, die im Schnitt weniger als fünf Stunden täglich schliefen, nahmen während der Studiendauer mehr

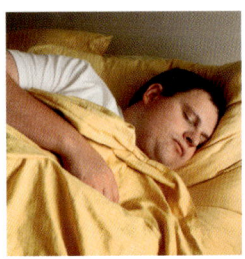

Weniger Schlaf führt zu mehr Gewicht

zu als Frauen, die sechs Stunden schliefen – und diese wiederum legten mehr Gewicht zu als jene, die sieben Stunden schliefen. Bei Kindern scheint es einen ähnlichen Zusammenhang zu geben.

Schlafmangel scheint den Körperstoffwechsel zu verändern. Im Schlaflabor stellte sich heraus, dass bei Männern, die nur vier Stunden in der Nacht schlafen durften, der

Spiegel des Hormons Leptin abfiel und der Ghrelin-Spiegel deutlich anstieg. Das heißt, ihre Körper bekamen weniger eindeutige Sättigungssignale, dafür aber mehr Hungersignale.[49]

Nun könnte es aber sein, dass man Henne und Ei verwechselt – also zuerst die Fettleibigkeit da war und in der Folge weniger geschlafen wird. Das kommt auch vor: Bekannt ist beispielsweise, dass Fettleibige stärker unter Schlafunterbrechungen leiden als Normalgewichtige. Tatsache ist auch, dass die Menschen heute generell weniger schlafen als früher: Die Schlafdauer von US-Bürgern sank von durchschnittlich 8,5 Stunden im Jahr 1960 auf unter sieben Stunden im Jahr 2002.[50] In Deutschland sank sie ebenfalls: von acht Stunden Ende der 1980er Jahre auf heute sieben Stunden und 14 Minuten.[51]

Chemikalien

Stoffe aus der Chemie sind heute allgegenwärtig. Menschen nehmen sie mit der Nahrung auf, atmen sie ein oder absorbieren sie über die Haut. Manche davon können offenbar zu einer Zunahme des Körpergewichts führen. So verdoppeln Mäuse den Anteil an Körperfett, wenn ihnen kleine Mengen des Pestizids Dieldrin verabreicht werden. Ratten nehmen zu, nachdem ihnen das Pestizid Hexachlorbenzol verabreicht wurde – selbst wenn sie danach weniger essen als zuvor. Auch beim Menschen hat man Ähnliches beobachtet: Anwohner der Großen Seen in Nordamerika, die über dort gefangene Fische polychlorierte Biphenyle (PCB) zu sich genommen hatten, legten umso mehr Gewicht zu, je mehr Gift sie aufgenommen hatten. Viele dieser Gifte wirken über den Blutkreislauf. Sie bringen das Hormonsystem und insbesondere die Steuerung von Appetit und Sättigung durcheinander.[52]

Heizung

Besonders in heißen Ländern achten die Betreiber von Restaurants penibel darauf, dass die Klimaanlage funktioniert. Denn fällt die Kühlung aus, isst die Kundschaft weniger. Die Umgebungstemperatur hat ohne Zweifel Auswirkungen einerseits auf die Nahrungsaufnahme, andererseits auch auf den Energieverbrauch des Körpers. Das gilt für alle Organismen, weshalb in der konventionellen Tierhaltung, in der es auf maximale Gewichtszunahme ankommt, streng darauf geachtet wird, dass die Tiere bei optimaler Temperatur gehalten werden.

Menschen leben heute einen Großteil des Tages in der für sie thermoneutralen Zone, die zu einem minimalen Energieverbrauch führt (und die sich je nach Befindlichkeit, Geschlecht und Körpergewicht im Temperaturbereich zwischen 20 und 30 Grad bewegt). Verantwortlich dafür sind die Heizungen, die heute im Winter mehr aufgedreht werden als früher; so stieg in den USA die durchschnittliche Innenraumtemperatur im Winter von 18 Grad (1923) auf 24,6 Grad (1986). Gleichzeitig werden im Sommer immer mehr Gebäude klimatisiert.[53]

Rauchen

Der durchschnittliche Raucher wiegt deutlich weniger als ein durchschnittlicher Nichtraucher. Schwört ein Raucher den Zigaretten ab, so nimmt er meist zu – im Durchschnitt zwischen drei und fünf Kilogramm. Was auch ein psychologischer Grund dafür ist, warum die Entwöhnung vielen Menschen so schwerfällt. Rauchen dämmt den Appetit ein. Manche Fachleute gehen davon aus, dass etwa ein Fünftel der Zunahme an Übergewicht in den USA von Menschen verursacht worden ist, die das Rauchen aufgegeben und an Gewicht zugelegt haben. Aus medizinischer Sicht ist allerdings eindeutig, dass selbst fünf Kilogramm Mehrgewicht im Vergleich zum Weiterrauchen das weitaus geringere Übel sind. Und raucht eine Frau in der Schwangerschaft, so erhöht dies neben vielen anderen Risiken auch die Wahrscheinlichkeit, dass das Kind einmal dick wird.[54]

Heiratsverhalten

Gleich und gleich gesellt sich gern – das gilt auch für das Gewicht. Die Stigmatisierung von Übergewicht führt vermehrt zu Partnerschaften zwischen Übergewichtigen.[55] Und die Kinder dieser Paare

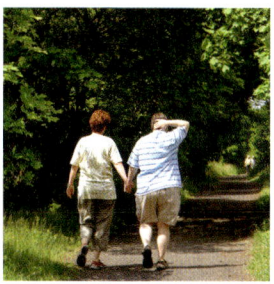

Häufig wählen Übergewichtige auch einen übergewichtigen Partner

kommen schon aufgrund der Gene ihrer Eltern mit einem großen Übergewichtsrisiko auf die Welt.

Fruchtbarkeit

Übergewichtige Frauen haben durchschnittlich mehr Kinder als dünne.[56] Zwei Ursachen sind denkbar: Viele Kinder führen dazu, das Frauen übergewichtig werden – oder das Übergewicht an sich führt zu vielen Kindern. Möglich ist beides. Denn anders als starkes Über- oder Untergewicht erhöht ein leichtes Übergewicht die Fruchtbarkeit.

Schnupfenviren

Forscher hatten den weit verbreiteten Adenovirus-36 schon länger im Verdacht. Könnte es sein, dass dieser simple Schnupfenvirus an der Entstehung von Fettleibigkeit beteiligt ist? Was zunächst abwegig klingt, hat sich nun bestätigt, zumindest in einer Studie der Universität von Louisiana in den USA. Der Adenovirus ist in der Lage, sogenannte Stammzellen im Fettgewebe des Körpers in Fettzellen umzuwandeln, fanden die Forscher heraus. Stammzellen, die nicht in Kontakt mit dem Virus kamen, blieben hingegen unverändert. Ein einzelnes Gen des Schnupfenvirus (E4 ORF-1) scheint diesen dick machenden Prozess voranzutreiben.[57]

Der alleinige Grund für Fettleibigkeit sei der Virus nicht, sagen die Forscher, doch könne eine Infektion das Risiko erhöhen. Das zeige sich daran, dass jeder dritte Fettleibige in der Probandengruppe sich früher einmal mit dem Adenovirus infiziert hatte, aber nur jeder zehnte der schlanken Studienteilnehmer. Und im Fettgewebe von übergewichtigen Menschen, die sich Fett hatten absaugen lassen, fanden sich sogar in jeder zweiten Probe Stammzellen, die mit dem Adenovirus infiziert waren. Forscher spekulieren inzwischen sogar, dass das so bedingte Übergewicht ansteckend sein könnte. Gegen den Adenovirus-36, der beim Menschen Augen- und Atemwegserkrankungen auslöst, helfen antivirale Medikamente, die auch Aids-Patienten gegeben werden, so dass Schutzimpfungen gegen eine durch den Virus ausgelöste Fettleibigkeit denkbar wären.

Ältere Mütter

In westlichen Industriestaaten werden die Menschen immer später Eltern – und oft bleibt es dann bei einem Kind. Beides könnte eine weitere Ursache für Übergewicht sein. Aus einer amerikanischen Studie ist bekannt, dass für alle fünf Jahre, die eine Frau später ein Kind zur Welt bringt, dessen Übergewichts-Risiko um 14 Prozent steigt, unabhängig von anderen Faktoren. Was die genauen Gründe dafür sind, ist indes noch nicht bekannt. Möglicherweise entwickeln die Babys älterer Mütter im ersten Lebensjahr mehr Fettgewebe – ein vergleichbarer Effekt findet sich zumindest bei Schafen.[58]

Darmflora

Analysiert man die natürlich vorhandene Mikrobenbesiedlung in den Därmen fettleibiger und schlanker Menschen, so stößt man auf erstaunliche Unterschiede. Im Darm Fettleibiger ist der Bakterienstamm der Firmicutes besonders häufig anzutreffen, im Darm schlankerer Personen der Stamm der Bacteroidetes. Die Firmicutes gelten als besonders effizient bei der Verdauung und Verarbeitung von Kohlenhydraten, die zu Zucker- und Fettmolekülen umgewandelt werden.[59] Entsprechend wenig Kalorien enthält am Ende der Kot, die Stoffe wurden stattdessen zu einem Großteil im Körper verarbeitet. Bei Mäusen jedenfalls lässt sich schon jetzt durch eine Veränderung ihrer Darmflora das Gewicht beeinflussen.[60]

Auch wenn die Auswirkung jeder einzelnen dieser möglichen Ursachen gering ist – zusammengenommen spielen sie wahrscheinlich, genau wie die einzelnen Genvarianten, eine Rolle bei der Verbreitung von Übergewicht, die sich in jedem Fall weiter zu beobachten lohnt.

Die wichtigsten Fakten auf einen Blick

■ Nach einer Radikaldiät gleichen dicke Menschen biologisch Verhungernden: Ihr Stoffwechsel hat sich drastisch verändert, ihr Körper verbrennt ein Viertel weniger Kalorien als derjenige von Menschen, die immer schon schlank waren.

■ Die Gene sind mächtig: Eineiige Zwillinge sind sich vom Gewicht her sehr ähnlich, ganz gleich, ob sie getrennt in verschiedenen Familien aufwachsen oder gemeinsam erzogen werden.

■ Jeder Mensch hat ein biologisch vorgegebenes Körpergewicht, das sich – solange sich die Umweltbedingungen nicht deutlich ändern – in einer engen Bandbreite bewegt.

■ Ein Mensch in Industrieländern verspeist im Laufe eines Jahres im Schnitt fast eine Million Kilokalorien – das entspricht dem Energiegehalt von 110 Kilogramm reinem Fett.

■ Eine winzige Genmutation kann dazu führen, dass eine Frau 30 Kilogramm mehr wiegt als eine Familienangehörige ohne diese Mutation.

■ Allein das FTO-Gen ist bei Menschen in Deutschland für eine zusätzliche Menge an Körperfett verantwortlich, die der Ladekapazität von 2.000 Vierzigtonnern entspricht.

■ Gene haben auch Auswirkungen auf den Lebensstil: Sie können Appetit auf Fettes machen oder den Bewegungsdrang dämpfen.

■ Manche Übergewichtige leiden wie Suchtkranke an einem Dopaminmangel, so dass sie ständig nach neuen Belohnungen verlangen – seien es Würstchen oder Weingummi.

■ Einige Menschen bleiben ohne Anstrengung ihr Leben lang schlank – sie sind sozusagen ein Glücksfall der Genetik.

■ Genauso selten, wie Übergewichtige es schaffen, dauerhaft abzunehmen, sind Normalgewichtige in der Lage, sich dauerhaft Übergewicht anzufressen – selbst wenn sie das mit aller Macht versuchen.

Diäten machen nicht schlank, sondern krank

4.1 Der Esslust Zügel anlegen? Das funktioniert meist nicht

Essen ist von zentraler Bedeutung für das Wohlbefinden des Menschen. Wenn wir Kummer haben, essen wir allein und mit Vorliebe Süßes, um die Stimmung aufzuhellen; wenn wir etwas feiern wollen, essen wir gemeinsam über Stunden. Mahlzeiten strukturieren unsere Tage, sie sind Bestandteil religiöser ebenso wie weltlicher Rituale, und selbst die Liebe – so heißt es – geht durch den Magen.

Nur eines ist unser Verhältnis zum Essen meist nicht – rational. Verblüffende Experimente haben das immer wieder gezeigt:

Aus dem Auge, aus dem Sinn
Bei einem Versuch am Arbeitsplatz wurde Sekretärinnen entweder eine durchsichtige Konfekt-Schachtel auf den Tisch gestellt oder eine blickdichte. Diejenigen, die eine durchsichtige Schachtel im Blickfeld hatten, griffen mehr als zwei Drittel häufiger hinein als die anderen. Je besser Essen und vor allem Süßigkeiten sichtbar sind, desto häufiger muss man sich ausdrücklich dagegen entscheiden – tut es dann aber doch oft nicht.

Große Packung, großer Hunger
Kinogänger, die kostenlos einen großen Eimer Popcorn erhielten, aßen über die Hälfte beziehungsweise 173 Kilokalorien mehr als jene, die kostenlos einen mittelgroßen Behälter bekommen hatten. Es störte sie auch nicht, dass das Popcorn schon fünf Tage alt war. Ähnlich ein Versuch mit Teilnehmern einer Elternbeiratssitzung, die sich ein Video anschauen sollten und dazu eine Tüte Schokolinsen mit 250 oder 500

Gramm erhielten. Jene mit der großen Tüte aßen 137 Linsen, die mit der kleinen Tüte nur 71 – was einem Unterschied von 264 Kilokalorien entspricht.

Der Glaube versetzt Kalorien
Collegestudenten erhielten ein Erdbeer-Mixgetränk. Die einen ein halb gefülltes Glas, die anderen ein ganz gefülltes Glas, bei dem das Getränk

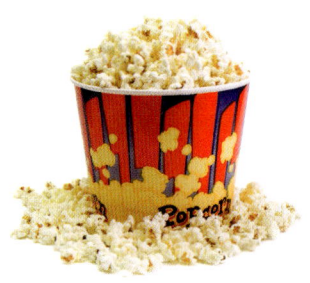

Aus einem großen Behältnis essen die Menschen mehr

mit Luft aufgeschäumt wurde, aber die gleiche Kalorienzahl enthielt. Letztere, denen mittels des randvollen Glases der Eindruck vermittelt wurde, sie hätten schon reichlich zu sich genommen, aßen anschließend nicht nur 12 Prozent weniger zu Mittag, sie gaben auch an, sich satter zu fühlen als die andere Gruppe.

Auch Wissen hilft nicht weiter
Für einen Versuch wurden Studenten in einer 90-minütigen Informationsveranstaltung darüber in Kenntnis gesetzt, dass die Größe von Geschirr und Besteck Einfluss darauf haben kann, welche Mengen Menschen essen. Sechs Monate später lud man dieselben Studenten unter einem Vorwand zu einer Party ein. In einem Raum gab es Chips aus Vier-Liter-Schalen, in einem anderen Raum aus Zwei-Liter-Schalen. Diejenigen, die sich im Raum mit den großen Schalen aufhielten, aßen trotz ihres Informationsstandes 59 Prozent mehr Chips als die anderen.[1] Aber: Auch wenn wir immer wieder »überlistet« werden, sorgt die mittel- und langfristige Regulation des Körpergewichts dafür, dass solche Eskapaden meist ohne Folgen für unsere Figur bleiben.

Wenn zu viel Esskontrolle schadet
Es ist allerdings nicht nur bedenklich, Essen ohne Rücksicht auf das eigene Hungergefühl in sich hineinzustopfen. Auch das andere Extrem, sich ständig Gedanken um das Essen zu machen, ist alles ande-

re als gesund. Die dauerhafte Beschäftigung mit Diäten, das Scheitern an ihnen und vor allem der willentliche Verzicht aufs Essen können dramatische Folgen haben: schwere Störungen der Sättigungsregulation, Magersucht, Heißhungeranfälle, Essattacken, Bulimie, Konzentrationsstörungen und sogar Depressionen.

Über diese drastischen Formen der Essstörungen ist viel geschrieben worden. Aber eine problematische Gruppe, die eher unauffällig ist, dafür aber umso weiter verbreitet, soll hier genannt werden: die der so genannten gezügelten Esser, zu der auch die »Business-Frauen« aus Kapitel 3.12 gehören. Ein gezügelter Esser versucht, sein Ernährungsverhalten rigide zu kontrollieren, hat immer im Hinterkopf, wie viel sie oder er schon gegessen hat und wie viel noch erlaubt ist. Bei jedem Happen regt sich das schlechte Gewissen, das Genießen fällt schwer.

Schon bei kleinen »Fehltritten«, etwa dem Verzehr eines nicht vorgesehenen Riegels Schokolade, setzen gezügelte Esser das innere Kontrollsystem außer Kraft – und die Denkschablone »Nun ist alles egal« gewinnt die Oberhand. Dann wird ungebremst gefuttert. Aus einem ähnlichen Grund leisten auch Diäten der Entwicklung von Essstörungen Vorschub: weil sie mit ständigem Kontrollverhalten verbunden sind.[2]

Die Fallen des gezügelten Essens zeigt das unter Ernährungsexperten weithin bekannte »Preload« (Vorlast)-Experiment kanadischer Psychologen. Dabei bekam eine Gruppe von College-Studentinnen kurz nach einer Mahlzeit einen Milchshake zu trinken, eine andere zwei Milchshakes und eine dritte bekam nichts zu trinken. Zudem war von jeder Testperson bekannt, ob sie »eine stark gezügelte« oder eine »weniger stark gezügelte« Esserin ist. Nach dem Milchshake bekamen die Frauen die Möglichkeit, so viel Eiscreme zu kosten, wie sie wollten.

Die wenig gezügelten Esserinnen verhielten sich wie erwartet: Sie aßen umso weniger Eiscreme je mehr Milchshake sie zuvor getrunken hatten. Anders die stark gezügelten Esserinnen: Die, die keinen Milchshake bekommen hatten, probierten kaum von dem Eis. Jene aber, die einen oder zwei Milchshakes getrunken hatten, schlugen auch beim Eis richtig zu und aßen sogar mehr davon als die wenig gezügelten Esse-

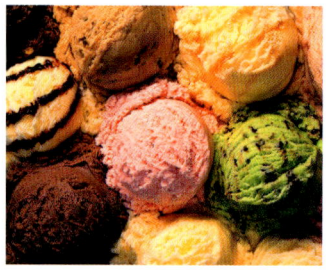

Ist die Kontrolle einmal aufgegeben, schlagen ansonsten gezügelte Esser richtig zu

rinnen. Sie hatten, nachdem sie schon mit dem Milchshake die »erlaubte« Menge überschritten hatten, ihr gezügeltes Essverhalten aufgegeben.[3] Das bedeutet: Normalgewichtige Menschen, die stark auf ihr Gewicht achten, laufen unter bestimmten Umständen Gefahr, mehr zu essen, als es ihrem Hunger entspricht.

Das Trickteller-Experiment

Gibt es Menschen, die für solche psychologischen Fallen besonders anfällig sind? Erforscht worden ist das schon Ende der 1970er Jahre mit einem so genannten Trickteller. Testesser sollten so viel Suppe essen, bis sie satt waren. Die Teller waren jedoch mittels Schlauch unsichtbar mit einem Topf verbunden, so dass immer neue Suppe nachlief. Manche Esser hörten nach einer bestimmten Menge Suppe auf, unabhängig davon, wie viel noch auf dem Teller war. Sie verfügten offenbar über eine funktionierende innere Steuerung. Vor allem Übergewichtige aber versuchten meist, den Teller leer zu essen, sie aßen im Schnitt 70 Prozent mehr; normale Sättigungsgrenzen waren bei ihnen offenbar außer Kraft gesetzt.[4]

4.2 Leere Versprechungen. Weshalb Diäten scheitern

Die meisten Menschen in Deutschland haben wohl irgendwann im Leben schon versucht abzunehmen. Der eine, weil er sich mal wieder in Badehose an den Strand wagen will; die andere, weil sie sich auf einen Marathonlauf vorbereitet und weiß, dass jedes Kilogramm mehr auf die Endzeit drückt. An Ratgebern, die angeblich den Königsweg zu einer schlanken Figur kennen, ist kein Mangel. Und ständig ist von angeblich wissenschaftlichen Studien zu lesen, die besagen, wie gut die eine oder andere Diät beim Abspecken hilft.

Doch in Wirklichkeit gibt es keine einzige Diät, die bei einem größeren Anteil von Menschen zu einer langfristigen Gewichtsabnahme führt. Sicher gibt es Einzelfälle, in denen jemand von einer Diät profitiert – aber die sind die große Ausnahme.

Deshalb ist es nicht sinnvoll, wie andere Bücher es tun, detailliert auf die verschiedenen Diäten einzugehen und ihnen ihre jeweiligen Versäumnisse nachzuweisen. Zwei Vergleichsstudien sollen aber erwähnt werden, die etwas herausgefunden haben, was für alle Diäten gleichermaßen gilt: dass sich die Diät-Konzepte, was den langfristigen Nutzen betrifft, nicht grundlegend unterscheiden. Er ist in jedem Fall sehr klein.

Persönlicher Erfahrungsbericht von Professor Hebebrand

Ich habe vor einigen Jahren einmal bewusst stolze drei Kilogramm abgenommen. Die Strategie lautete: einfach weniger essen. Morgens genehmigte ich mir statt zwei Brötchen nur eines; statt Wurst und Käse wählte ich Honig und Marmelade. Mittags bestellte ich mir bei einem in Kliniknähe gelegenen türkischen Imbiss einen Teller Reis, den ich mit Salz und Chilischoten kräftig würzte. Abends gab es dann viel Obst und Gemüse – und höchstens ein Bier. Tatsächlich bemerkte ich einige Veränderungen in meinem Leben: Ich schlief besser, und die erfolgreiche Gewichtsabnahme erfüllte mich mit Stolz. Allerdings verschlechterte sich nach etwa zehn Tagen meine Stimmung, ich war zu Hause und bei der Arbeit gereizt. Und ich musste viel ans Essen denken. Als ich auf einer Dienstreise am Frankfurter Hauptbahnhof auf den Anschlusszug wartete, ging ich in eine Buchhandlung und suchte – wie von einem Magneten angezogen – die Kochbuchecke auf. Ich blätterte einige Bücher durch und verließ den Laden schließlich mit zwei dicken, reichlich bebilderten Kochbüchern mit Spezialitäten aus deutschen Landen. Nie zuvor hatte ich ein Kochbuch gekauft – und seit der Beendigung meiner Diät eine Woche später habe ich nie wieder in diese Bücher hineingeschaut. Das reduzierte Gewicht habe ich einige Wochen halten können; dann war jedoch rasch wieder alles beim Alten. Ich hatte das Gefühl, keine Zeit mehr dafür zu haben, mein reduziertes Gewicht aufrechtzuerhalten; so wichtig erschien es mir dann doch nicht.

Enttäuschendes Zeugnis für Weight Watchers und Co.

Mediziner der University of Pennsylvania School of Medicine haben im Jahr 2005 mit Unterstützung der Nationalen Gesundheitsbehörden der USA einige der bekanntesten Diät-Programme auf den Prüfstand gestellt.[5] Zunächst einmal stellte sich heraus, dass eine erhebliche Zahl der Teilnehmer die Programme gar nicht durchhielt: 27 Prozent schieden bei den Weight Watchers vorzeitig aus, 34 Prozent bei dem Internet-Programm eDiets.com und sogar 67 Prozent bei dem Selbsthilfeprogramm TOPS (Take Off Pounds Sensibly).

Dabei spricht eine große Zahl von Abgesprungenen weniger gegen das Durchhaltevermögen der Menschen als gegen die jeweilige Diät, die es oft unmöglich macht, bei der Stange zu bleiben.

Vergleichsweise noch am besten – aber dennoch nicht überzeugend – schnitt die Weight-Watchers-Diät ab. Es ist das einzige kommerzielle Programm, das in einer großen Studie, die an mehreren Orten stattgefunden hat, eine gewisse Wirksamkeit gezeigt hat.[6] Auch in der Pennsylvania-Untersuchung zeigte sich, dass die Teilnehmer im Schnitt nach sechs Monaten fünf Prozent ihres Körpergewichts verloren hatten, was etwa vier Kilogramm entsprach. Nach zwei Jahren waren es dann durchschnittlich noch drei Prozent oder zwei Kilogramm weniger Gewicht; wer also 70 Kilogramm gewogen hatte, lag dann bei 68 Kilogramm.

Untersucht wurde ebenso das Optifast-Programm von Novartis,[7] das auch in Deutschland angeboten und unter ärztlicher Aufsicht in Kliniken durchgeführt wird. Dabei werden die Mahlzeiten durch Nährstoffdrinks ersetzt, und es wird versucht, den Teilnehmern ein neues Ess- und Bewegungsverhalten zu vermitteln. Abgesehen davon, dass etwa jeder zweite Teilnehmer das Programm abbrach, war auch der Langzeiteffekt dieses zeitaufwendigen und sehr teuren Programms nicht sonderlich überzeugend.

In einer der untersuchten Optifast-Studien verloren die Teilnehmer zwar mächtig an Gewicht, im Durchschnitt 20 Prozent nach einem halben Jahr. Was aber nicht verwundert, denn sie erhielten in den ersten Wochen kaum mehr als 800 Kalorien am Tag. Der Langzeiterfolg des rigiden Hungerprogramms war dennoch enttäuschend: Nach viereinhalb Jahren waren von dem stolzen Gewichtsverlust weniger als fünf Prozent übrig geblieben. Und das nur bei jenen, die das harte Regiment durchhielten und sich zur Nachuntersuchung zur Verfügung stellten; wobei davon ausgegangen werden muss, dass dazu eher Menschen bereit waren, die tatsächlich abgenommen hatten, kaum aber jene, die innerhalb der gut vier Jahre wieder auf ihr Ausgangsgewicht zurückgefallen waren. Letztlich ist der »Erfolg« von Optifast kaum größer als bei Weight Watchers – bei deutlich höheren Kosten und der für solche Programme typischen Gefahr von Nebenwirkungen wie Gallensteinen, Haarausfall und Verstopfung.[8]

Noch schlechter schnitt das Internet-Abnehmprogramm eDiets.com ab. Nach einem Jahr hatten die Teilnehmer gerade einmal 1,1 Prozent ihres Ausgangsgewichts abgenommen.

Noch mehr Aussteiger

Wenige Jahre zuvor hatte ein anderer Studienansatz ganz ähnliche Ergebnisse erbracht. Dabei ließen US-Forscher in einem Experiment vier Diäten direkt gegeneinander antreten. 160 übergewichtige Freiwillige an der Bostoner Tufts University beteiligten sich daran. Sie wurden per Zufallsprinzip einem von vier beliebten Abspeckkonzepten zugeteilt. Ins Rennen gingen die Atkins-Diät, die auf viel Eiweiß und Fett, aber wenig Kohlenhydraten basiert, die besonders fettarme Kost nach Dean Ornish sowie wiederum das Weight-Watchers-Abnehmprogramm, das mit Gruppendynamik und Punktesystem zu kleineren Portionen animiert, und schließlich die Zone diet, bei der leicht verdauliche Kohlenhydrate und Zucker gemieden werden.[9]

Den Teilnehmern wurden Diät-Bücher überreicht, und sie wurden in Kleingruppen aufgeteilt, für die Ernährungsberater zur Verfügung standen. Nach einer zweimonatigen Intensivphase sollten sich die Teilnehmer zehn Monate lang so gut es ihnen möglich war an die Empfehlungen halten. Vielen ist das von vornherein nicht gelungen: Bei Atkins und Ornish war nach zwölf Monaten jeder Zweite ausgestiegen, bei Weight Watchers und der Zone diet war es mehr als jeder Dritte.

Am Ende des Jahres lautete das magere Ergebnis: unentschieden. In jeder Gruppe hatten die Teilnehmer im Durchschnitt bescheidene zwei bis drei Kilo verloren (Ornish: 3,3 kg; Zone: 3,2 kg; Weight Watchers: 3,0 kg; Atkins: 2,1 kg). Das Verhältnis zwischen den Werten für das erwünschte und das unerwünschte Cholesterin hatte sich jeweils etwas zum Besseren verschoben, allerdings nur sehr leicht. Ob, was wahrscheinlich ist, ein Großteil der Teilnehmer nach Abschluss der Diät wieder zugenommen hat, wurde nicht mehr untersucht. Ernüch-

---

Eine Frage des Geldes

Manche Menschen tun für Geld einfach alles – sogar erfolgreich abnehmen. Eric Finkelstein vom US-Forschungsinstitut RTI International wollte herausfinden, wie Unternehmen Arbeitsausfälle durch Folgekrankheiten von Übergewicht reduzieren können. Bislang war nur bekannt, dass gesundes Kantinenessen oder die Förderung von Fitnesskursen keinen durchschlagenden Erfolg erzielen. Für die Studie teilten die Forscher 200 übergewichtige Universitäts-Angestellte in drei Gruppen ein: Eine Gruppe bekam sieben Dollar, für jeden Prozentpunkt Gewichtsreduktion, eine zweite 14 Dollar und eine dritte Gruppe bekam nichts. Es gab keine Informationen darüber, wie man am besten abnehmen kann. Das Ergebnis: Der größte finanzielle Anreiz erbrachte auch die größte Gewichtsabnahme. Durchschnittlich verloren die Männer und Frauen in drei Monaten zwei Kilogramm. In der schlechter bezahlten Gruppe waren es im Schnitt 1,4 Kilogramm, in der ohne Bezahlung gerade mal 0,9 Kilogramm. Noch wichtiger: Bei den Bestbezahlten stieg die Wahrscheinlichkeit, das Gewicht um fünf Prozent zu reduzieren, um das Fünffache. Diese Größenordnung gilt bereits als gesundheitlich bedeutsam. Unklar ist noch, von welcher Dauer die Gewichtsabnahme ist. Als nächster Schritt soll eine Studie mit 1.000 Teilnehmern ausgewertet werden, die sich immerhin über ein Jahr erstreckte.[10]

terndes Fazit der Wissenschaftler: Keiner Diät gelingt es offenbar, eine ausreichend große Anzahl von Menschen überhaupt bei der Stange zu halten, geschweige denn eine gesundheitlich relevante Gewichtsabnahme zu ermöglichen.

Und die Frage bleibt, ob es den ganzen Aufwand lohnt; die Gedanken, die darum kreisen; die schlechte Laune, die entsteht; die Zeit für den speziellen Einkauf und die Zubereitung; nicht zu vergessen das Geld für die Kurse. Ob das alles eine mittelfristige Abnahme um im Schnitt zwei bis drei Kilogramm erstrebenswert macht, die wahrscheinlich nicht einmal langfristig anhält, kann nur jeder für sich entscheiden. Zumal niemand weiß, ob er oder sie überhaupt zu denen gehört, die einen Anfangserfolg erzielen können.

Ernüchternde Ergebnisse

Aufschlussreich ist es, sich einmal anzuschauen, zu welchen Ergebnissen umfangreiche Übersichtsarbeiten – sogenannte Meta-Analysen – kommen. Darin werden die Ergebnisse mehrerer Studien gebündelt, was den Vorteil hat, dass das Gesamtergebnis durch die Vielzahl der Teilnehmer eine größere Aussagekraft hat als eine Studie allein. Einwenden gegen diese Vorgehensweise ließe sich: Was interessieren die Studien mit schlechten Ergebnissen, ich picke mir die Studien heraus, die zeigen, dass etwas funktioniert hat – und diese Diät mache ich dann.

Doch das wäre zu einfach gedacht. Stellen Sie sich vor, dass sich drei Menschen zum Würfeln treffen. Die Wahrscheinlichkeit, dass alle drei eine Sechs würfeln, beträgt (1 zu 6) x (1 zu 6) x (1 zu 6) = 1 zu 216. Die Wahrscheinlichkeit erhöht sich allerdings, wenn die Personen häufiger würfeln. Bei 200 Würfen ist die Wahrscheinlichkeit einer dreifachen Sechs schon sehr hoch. Genauso verhält es sich mit wissenschaftlichen Studien: Je mehr von ihnen zur gleichen Fragestellung gemacht werden, desto wahrscheinlicher ist es, dass eine der Studien rein zufällig ein besonders gutes Ergebnis hervorbringt, ohne dass die darin getestete Diät wirklich hilfreich ist. Insofern sind Meta-Analysen eine bessere Annäherung an die Wirklichkeit als Einzelstudien.

In einer solchen Meta-Analyse wurden 16 Diät-Studien mit insgesamt fast 5.700 zwischen 78 und 116 Kilogramm schweren Erwachsenen im Alter von 40 bis 57 Jahren ausgewertet.[11] Je nach Studienansatz betrug die Abnehmphase meist zwischen drei und 18 Monaten. Dann folgte eine Phase von zwölf bis 36 Monaten, in der es darum ging, das erreichte Gewicht zu stabilisieren. Es handelt sich demnach um vergleichsweise gute Studien, da die Abnehmphasen relativ lang waren und zudem die »Haltephasen« mit einbezogen wurden.

Das Ergebnis war ernüchternd: Die durchschnittliche Gewichtsabnahme betrug nach zwei bis drei Jahren gerade einmal 3,6 Kilogramm. Auch vier bis sieben Jahre später hatte sich nicht viel geändert, die Studienteilnehmer wogen durchschnittlich 3,7 Kilogramm weniger. Und das betraf wohlgemerkt nur diejenigen, die das jeweilige Therapieprogramm auch tatsächlich beendeten und nicht früher ausstiegen. Insofern geben die durchschnittlich 3,7 Kilogramm mit sehr großer Wahrscheinlichkeit ein viel zu günstiges Bild ab. Und selbst wenn sie realistisch wären: Stellen Sie sich vor, dass Sie 110 Kilogramm wiegen. Sie mühen sich ab und nehmen über Jahre an dem Programm teil. Am Ende wiegen sie dann 106,3 Kilogramm. Hätte sich dann der ganze Aufwand gelohnt?

Abnehmprogramme führen also in den allermeisten Fällen nicht zu einem langfristigen Erfolg. Manche schmücken sich zwar dennoch mit beachtlichen Erfolgsquoten, aber auch diese sind bei näherem Hinsehen leicht zu durchschauen, wie wir sehen werden.

Die meisten Diät-Programme laufen nur kurz

Bei den meisten Studien geht es um eher kurze Zeiträume von zehn bis 15 Wochen. Kaum ein Proband möchte sich für einen längeren Zeitraum verpflichten. Das macht auch die Arbeit für die Wissenschaftler leichter: Die Daten können schnell und halbwegs kostengünstig erhoben und dann auch rasch ausgewertet werden.

Aber selbst bei diesen überschaubaren Zeiträumen wollen oft nicht alle Teilnehmer bis zum Ende mitmachen. Die einen haben pri-

vat oder beruflich plötzlich zu viel
Stress, bei anderen verschlechtert sich
womöglich die Stimmung so weit, dass
sie die Lust verlieren. Die Gründe für
einen Studienabbruch werden aber
meist nicht erfasst. Viele Untersuchungen basieren daher lediglich auf jenen
Personen, die bis zum Ende durchhalten. Bei den Abbrechern wird häufig
der letzte von ihnen erreichte BMI für
die Folgezeit festgeschrieben. Auch das

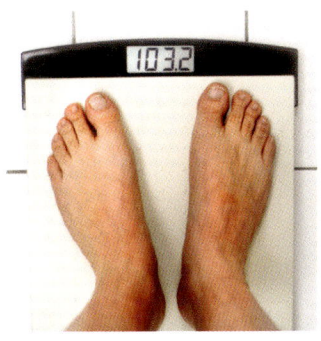

Abnehmerfolge sind meist nicht von Dauer

kann das Ergebnis ins Positive verzerren, denn die größte Gewichtsabnahme erfolgt meist innerhalb der ersten Wochen.

Langfristige Auswirkungen fallen unter den Tisch

Wer abgenommen hat, möchte langfristig schlank bleiben. Doch was
heißt eigentlich »langfristig«? Wie viele Jahre muss man als Forscher
die Probanden im Auge behalten, um sagen zu können, dass dieses
oder jenes Programm tatsächlich langfristig hilft?

Solche Studien über fünf oder zehn Jahre lassen sich nur sehr
schwer finanzieren. Und nach Studienende muss noch Geld vorhanden sein, um vielleicht Jahre später alle ehemaligen Teilnehmer zu kon-
taktieren. Einige werden nicht mehr erreichbar sein, andere wollen
vielleicht nichts mehr mit der Studie zu tun haben. Die Qualität einer
Nachuntersuchung steht und fällt aber mit dem Anteil derer, die sich
auch nach Jahren noch dazu bereiterklären.

Angenommen, 100 Personen nehmen an einem Gewichtsreduk-
tionsprogramm teil. Davon sind 50 nach einem Jahr mit dem Ergebnis zufrieden und stellen sich auch für Nachuntersuchungen zur
Verfügung. Die übrigen 50 haben am Ende des Programms wieder
zugenommen, zum Teil sogar über das Ausgangsgewicht hinaus. Ein
Großteil von ihnen ist inzwischen vom Programm enttäuscht und
verweigert sich jeder Nachuntersuchung. Würde man nun aus-

schließlich die BMI-Werte der ersten Gruppe ermitteln, so würde das Ergebnis übermäßig positiv ausfallen.

Die Macht der Therapeuten

Manche Menschen sind unscheinbar, andere charismatisch. Auch unter Studienleitern von Abnehmprogrammen gibt es solche und solche. Charismatische Leiter verstehen es ganz besonders, die Probanden zu motivieren und sie bei Laune zu halten. Sie haben die Fähigkeit, das gesamte Behandlungsteam zu begeistern, so dass alle sehr engagiert an der Umsetzung des Programms arbeiten. Von den Leitern werden die Programme häufig selbst entwickelt und in Büchern veröffentlicht; sie profitieren finanziell und mitunter auch als Wissenschaftler. Fraglich ist nur, ob sich deren Erfolge auf andere Teams übertragen lassen. Sind die Gewichtsabnahmen genauso ausgeprägt, wenn ein anderer Leiter, ein anderes Team das gleiche Abnehmprogramm anwendet? Die Antwort ist nicht selten nein.

Es mangelt an der Studienqualität

Wenn lediglich festgestellt wird, dass ein bestimmtes Abspeckprogramm eine bestimmte Verringerung des Körpergewichts ermöglicht, so greift dies zu kurz. Als Forscher sollte man das Ergebnis mit anderen bereits bekannten Verfahren vergleichen können – um sagen zu können, welches besser ist (das nennt man »kontrollierte Studie«). Dafür aber müssen die Probanden nach Zufallskriterien in die Studien aufgenommen werden. In vielen Studien wird jedoch die Verteilung nicht nach dem Zufallsprinzip vorgenommen, sondern nach den Wünschen der Teilnehmer. So kommt es dann, dass die Gruppen sich systematisch unterscheiden und zum Beispiel die überdurchschnittlich motivierten Personen in einer Gruppe besonders stark vertreten sind, was wiederum das Ergebnis verzerrt. Ebenso kann man sich gut vorstellen, dass es schwer ist, Probanden für Vergleichsstudien zu finden, in denen man auch in einer Kontrollgruppe landen könnte, in der weiter gegessen wird wie bisher. Schließlich würde man als Teilnehmer ja erwarten, die bestmögliche Therapie zu erhalten. Für zukünftige Studien wäre es wichtig, die Abbruchquote und die genaueren Umstände exakt zu ermitteln – nur so lässt sich beurteilen, wie (wenig) erfolgreich das jeweilige Programm ist.

Der Körper arbeitet gegen die Diät
Und generell für alle Diäten gilt: Eine Einschränkung der Kalorienzufuhr und die Gewichtsabnahme führen im Körper zu einer ganzen Reihe von Veränderungen, die das Ziel haben, einen weiteren Verlust zu erschweren (siehe auch Kapitel 3). Allein diese evolutionär höchst sinnvolle »Gegenregulation« führt dazu, dass nach einer Diät die Wahrscheinlichkeit hoch ist, in kurzer Zeit wieder zuzunehmen. So berichten ehemals übergewichtige Menschen, denen es gelungen ist, mehr als zehn Prozent abzunehmen, dass sie sich ständig um die Beibehaltung des Status quo aktiv bemühen müssen. Sie kämpfen tagtäglich mit größter Willensanstrengung gegen ihr Hungergefühl an – und geben dann nicht selten irgendwann doch frustriert auf.

Allein ein Blick auf unsere Fettzellen genügt, um das Problem plastisch zu verdeutlichen: Stark übergewichtige junge Erwachsene haben rund 90.000.000.000 (9×10^{10}) Fettzellen, normalgewichtige nur etwa halb so viel. Unterziehen sich stark Übergewichtige dann einer Radikaldiät, die kurzfristig sogar Erfolg verspricht, nehmen sie zwar ab – die Zahl der Fettzellen bleibt aber gleich hoch, diese werden lediglich »dünner«. Und warten in der Folge nur darauf, dass sie neue Fette aufnehmen können.[12]

4.3 Dicker als zuvor: Nebenwirkungen von Diäten

Primum non nocere – zuerst einmal nicht schaden – ist eine Grundregel des ärztlichen Handelns. Da jedes Medikament, jeder Eingriff Nebenwirkungen haben kann, muss abgewogen werden zwischen den erwünschten und den nicht erwünschten Wirkungen. Und gerade Letztere treten bei Diäten häufig auf.

Es ist auffällig, ja befremdlich, dass diese Nebenwirkungen oft nicht weiter beachtet werden. Lediglich bei so genannten »Very low calorie«-Diäten, bei denen Flüssigmahlzeiten eingesetzt werden, bei Medikamentenstudien und bei chirurgischen Verfahren werden Nebenwirkungen im Detail aufgeführt. Bei den üblichen Gewichtsreduktionsprogrammen heißt es oft, es gäbe keine ernsthaften Nebenwirkungen. Das aber ist zu kurz gedacht. So könnten durch eine Gewichtsabnahme beispielsweise Substanzen aus den Fettzellen freigesetzt werden, die sich zuvor dort angereichert haben. Diese sind womöglich giftig und vereinzelt sogar krebserregend, machen sich aber im Zweifelsfall erst viele Jahre später bemerkbar. Fundierte Studien dazu gibt es bis heute nicht.

Speziell das Fasten und Diäten, bei denen am Tag weniger als 800 kcal aufgenommen werden, können riskant sein, gerade weil es anfangs zu einer größeren Gewichtsabnahme kommt. Insbesondere Menschen mit einer Erkrankung oder solche, die Medikamente einnehmen, sollten auf jeden Fall ärztlichen Rat einholen. Denn es kann zu einem Anstieg der Harnsäure im Blut kommen, der Gelenkprobleme oder gar Gichtanfälle wahrscheinlich macht. Ebenso drohen Beschwerden des Magen-Darm-Trakts, Magengeschwüre und Nierenkomplikationen, Gallensteine, Haarausfall und Verstopfung.[13]

Dennoch geben auch Ärzte immer noch häufig einfach die Empfehlung, doch bitte schön mal einige Kilogramm abzunehmen – ohne sich der möglichen Konsequenzen bewusst zu sein.

»Weight Cycling« schädlicher als Übergewicht?

Zu bedenken ist auch, dass das Gewicht durch eine oder mehrere Diäten in kurzen Abständen immer wieder stark schwanken kann. In mehreren großen Studien an Erwachsenen ist inzwischen nachgewiesen worden, dass das (häufige) Zu- und Abnehmen, das so genannte »Weight Cycling«, Nachteile haben kann. Was das Herzinfarkt-Risiko angeht, können Gewichtsschwankungen schädlicher sein als stabiles Übergewicht, meint Hans-Georg Joost, Präsident des Deutschen Instituts für Ernährungsforschung. Die dort angesiedelte EPIC-Studie mit 27.000 Teilnehmern ergab, dass »Weight Cycler« deutlich häufiger an Bluthochdruck leiden als Menschen, die ihr Gewicht hielten, und selbst als solche, die an Fettmasse zulegten.[14] Von Ratten ist ohnehin bekannt, dass »Weight Cycling« Übergewicht verschlimmern, die Fettablagerung im Bauchraum begünstigen und den Blutdruck erhöhen kann.[15]

Laut dem »Handbook of Cancer Prevention No. 6«, dem Handbuch zur Krebsprävention der Weltgesundheitsorganisation WHO, haben »Weight Cycler« sogar generell eine erhöhte Sterblichkeitsrate.[16]

Der Wunsch abzunehmen verlängert das Leben ...

Gesetzt den Fall, es kommt nicht zu einem ständigen »Weight cycling« – ist es dann sinnvoll abzunehmen?

Von Vorteil kann eine Gewichtsabnahme für Menschen sein, die an einer Vorstufe des Altersdiabetes leiden.[17] Ob sich aber Gewichtsabnahmen bei Menschen mit einem bereits bestehenden Altersdiabetes positiv auf die Lebenserwartung auswirken, ist umstritten.[18]

Und wie ist es bei jüngeren Erwachsenen? Rund 6.400 Amerikaner im Alter von über 35 Jahren und mit einem BMI von mehr als 25 wurden 1989 gebeten anzugeben, ob sie in den vorangegangenen zwölf Monaten beabsichtigt hatten, abzunehmen – und inwiefern sich ihr Gewicht dann tatsächlich verändert hatte.[19] In den folgenden neun Jahren wurde dann ermittelt, wer von den Teilnehmern verstorben war.

Personen mit der Absicht abzunehmen hatten eine um 24 Prozent geringere Sterblichkeitsrate als jene ohne diese Absicht. Allerdings war es gar nicht so entscheidend, ob diese Menschen dann auch tatsächlich abgenommen hatten. Denn auch jene von ihnen, die kein Pfund verloren, hatten noch eine fast genauso geringe Sterblichkeit. Und selbst bei Menschen, die angegeben hatten, Gewicht abnehmen zu wollen, stattdessen aber sogar zugenommen hatten, kam es zu einer um sechs Prozent geringeren Sterblichkeit.[20]

Kann also allein der Wunsch abzunehmen lebensverlängernd wirken? Zumindest indirekt, denn es scheint so zu sein, dass Personen, die eher sorglos mit ihrem Übergewicht umgehen und nicht abnehmen wollen, auch in anderen gesundheitlichen Belangen eher sorglos sind und deshalb im Schnitt früher sterben.

... solange er nicht in die Tat umgesetzt wird

Eine weitere, im Jahr 2005 viel diskutierte Studie fand Hinweise, dass der Wunsch abzunehmen die Sterblichkeit sogar erhöhen kann – nämlich dann, wenn er in die Tat umgesetzt wird.[21] Es ging um fast 3.000 übergewichtige finnische Männer und Frauen im Alter von 18 bis 54 Jahren. 1975 wurden sie erstmals befragt, ob sie abnehmen wollten und ob sie schon einmal versucht hatten, Gewicht zu verlieren. 1981, also sechs Jahre später, wurden sie gemessen und gewogen. In den folgenden 18 Jahren wurde dann untersucht, wie viele der Menschen verstarben. Ergebnis: Die Gruppe mit der niedrigsten Sterblichkeit bestand ausgerechnet aus jenen Personen, die trotz ihrer Absicht abzunehmen dicker geworden waren – sie hatten eine um sieben Prozent geringere Sterblichkeit als jene, die ihr Gewicht stabil hielten. Eine um stolze 86 Prozent erhöhte Sterblichkeit hingegen hatten ausgerechnet jene Menschen, die abnehmen wollten und das tatsächlich auch schafften.

Welcher Schluss lässt sich aus der Studie ziehen? Dass es langfristig gesehen für übergewichtige Menschen womöglich nicht ungefährlich ist, die Absicht abzunehmen auch in die Tat umzusetzen. Offenbar sind die komplexen gesundheitlichen Auswirkungen von Gewichtsabnahmen nicht genügend erforscht – trotz der unzähligen Diätprogramme, mit denen die Menschen sich seit Jahrzehnten traktieren. Ob die finnische Studie tatsächlich verallgemeinert werden kann, müsste durch ähnlich aufwendige Untersuchungen belegt werden. Weil viele Ärzte ihren Patienten – oft ohne von solchen möglichen Folgen zu wissen – eine Gewichtsabnahme empfehlen, sollte es ein öffentliches Interesse an solchen Studien geben.

Zusammengefasst lässt sich Folgendes sagen:

1. Wenn Übergewichtige, bei denen bereits Folgeerkrankungen aufgetreten sind, es schaffen abzunehmen, könnte sich ihre Lebenserwartung möglicherweise erhöhen. Das gilt insbesondere für Menschen mit einem beginnenden Altersdiabetes. Falls der Betreffende aber eine Herzkreislauferkrankung hat, verlängert eine Gewichtsabnahme nicht die Lebenserwartung.

2. Eine Gewichtsabnahme führt rasch zu einer Besserung bei Blutdruck, Blutzuckerspiegel und Blutfettgehalt; diese fallen bereits, wenn man nur wenige Kilogramm abnimmt. Mittelfristig kommt es aber wieder zu einem Blutdruckanstieg – auch wenn das niedrigere Gewicht gehalten werden kann.

3. Ob gesunde Übergewichtige sich tatsächlich etwas Gutes tun, wenn sie abnehmen, ist umstritten. Aufgrund der aktuellen Studienlage gibt es gar einzelne Hinweise, dass ein früherer Tod droht.

4. Bei gesunden Übergewichtigen scheint es ein Patentrezept zur Lebensverlängerung zu geben: Sie müssen sich eine Gewichtsabnahme lediglich ernsthaft wünschen, brauchen (oder sollten) diesen Wunsch aber nicht umsetzen. Eine Erklärung für diesen Effekt: Wer sich um sein Gewicht sorgt, achtet meist generell auf eine gesündere Lebensweise.

5. Ob sich die Ergebnisse auch auf Menschen mit starkem Übergewicht übertragen lassen, ist unklar. Eine chirurgische Behandlung ist in dem Fall erfolgreicher als konventionelle Gewichtsreduktionsprogramme (dazu später mehr).

4.4 Essstörungen und Co.: Vorsicht vor Diäten bei Kindern

Diäten für Kinder und Jugendliche sind ein heikles Thema. Wie verträgt ein Körper in der Entwicklung wiederholte Diätversuche, das Auf und Ab der Pfunde? Wie verträgt ein Kind in der ohnehin von Unsicherheiten geprägten Pubertät die mit dem Abnehmen verbundenen Frustrationen? Dazu gibt es kaum Untersuchungen. Hinzu kommt: Gerade Jugendliche suchen oft nach einer raschen Lösung ihres echten oder vermeintlichen Problems Übergewicht. Gesundheitliche Fragen stehen eher im Hintergrund – sie wollen besser aussehen, und das am liebsten sofort. Wie enorm schwierig es ist, langfristig abzunehmen, welche Disziplin und welche Geduld sie dafür brauchen werden, ist ihnen meist nicht bewusst. Das vergrößert die Frustration bei einem Misserfolg noch zusätzlich.

Hungernde Kinder nehmen zu

Es ist vermutlich ganz charakteristisch, was eine renommierte amerikanische Langzeitstudie mit mehr als 6.700 Jugendlichen der Klassen 5 bis 12 ergeben hat, die 1997 begonnen wurde.[22] Fast die Hälfte der Mädchen und zehn Prozent der Jungen hatten bei der Erstbefragung schon mindestens eine Diät hinter sich – die meisten, um besser auszusehen (Mädchen: 89 Prozent, Jungen: 62 Prozent). Nur 18 Prozent der Mädchen und 28 Prozent der Jungen beabsichtigten durch eine Diät etwas für ihre Gesundheit zu tun.

Deutsche Jugendliche scheinen ähnlich unzufrieden mit ihrem Gewicht, ergab der jüngste Kinder- und Jugendgesundheitssurvey des Robert-Koch-Instituts: Nur eine Minderheit von 44 Prozent der normalgewichtigen Mädchen zwischen 11 und 17 Jahren war der Meinung, sie hätten »genau das richtige Gewicht« (Abbildung 4.1). Die Untersuchung brachte auch zutage, dass die Lebensqualität vor allem bei jenen Jugendlichen beeinträchtigt ist, die sich für »viel zu dick« halten – ganz unabhängig davon, ob sie tatsächlich übergewichtig sind oder nicht. Die Lebensqualität von übergewichtigen Jugendlichen leidet hingegen kaum, solange sie sich selbst nicht zu dick finden.[23]

Dass – unabhängig vom tatsächlichen Gewicht – ein deutlich größerer Anteil der Mädchen als der Jungen schon einmal Diät gehalten hat und sich als viel zu dick empfindet, ist wohl darauf zurückzuführen, dass das gesellschaftliche Schönheits(=Schlankheits)ideal auf das weibliche Geschlecht stärkeren Druck ausübt (siehe auch Kapitel 2).

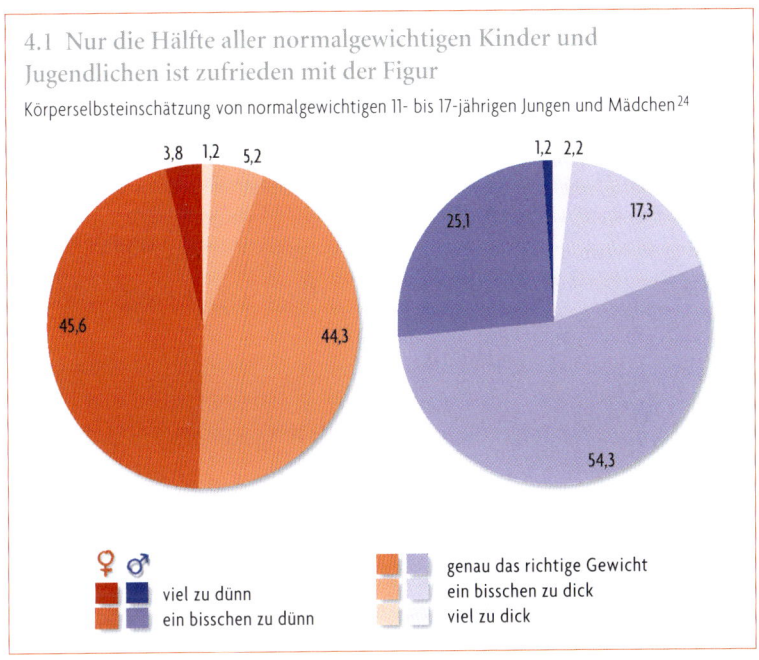

4.1 Nur die Hälfte aller normalgewichtigen Kinder und
Jugendlichen ist zufrieden mit der Figur

Körperselbsteinschätzung von normalgewichtigen 11- bis 17-jährigen Jungen und Mädchen[24]

Viele Kinder und Jugendliche haben schon Bekanntschaft mit der dunklen Seite der Diäten gemacht: Neun Prozent der Mädchen und vier Prozent der Jungen berichteten in der zuvor genannten amerikanischen Studie über tägliche Essattacken und als Reaktion darauf von Erbrechen, Fastenkuren und/oder der Einnahme von Diätpillen.[25] Außerdem ergab die Untersuchung wiederum, dass Diäten überdurchschnittlich oft mit einem gestörten Essverhalten, niedrigem Selbstwertgefühl, Depressionen, Suizidgedanken, Stresssymptomen, Alkohol- und Drogenkonsum einhergehen. Selbst bei einer einmaligen Diät müssen die jungen Leute mit diesen Nebenwirkungen rechnen.

Bezeichnend auch das Ergebnis einer Nachuntersuchung von rund 2.500 der amerikanischen Kinder und Jugendlichen.[26] Fünf Jahre nach der Erstuntersuchung – also im Jahre 2002 – hatten jene, die ihr Gewicht mit dem Auslassen einzelner Mahlzeiten, Rauchen oder regelmäßigem Diäthalten zu kontrollieren versuchten, im Schnitt ein

um einen BMI-Punkt höheres Gewicht als jene, die ihr Gewicht nicht
kümmerte. Und ihr Risiko, bis zum
zweiten Nachuntersuchungszeitpunkt
2004 übergewichtig zu werden, erhöhte sich um das Dreifache. Gleich um
das Sechsfache stieg ihr Risiko für
schwerwiegende Essauffälligkeiten in
Form von Erbrechen, Einnahme von
Diätpillen und/oder Abführ- und Ent-
wässerungsmittel.

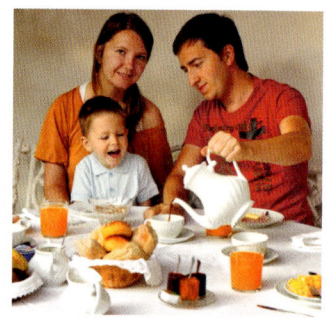

Ein gemeinsames Frühstück hält
Kinder schlank

Gemeinsame Mahlzeiten haben sich hingegen als ein Schutz gegen Essstörungen erwiesen: Unter den Mädchen, die häufig mit ihren
Familienangehörigen zum Essen zusammensaßen, gab es deutlich
weniger schwerwiegende Auffälligkeiten[27] als unter denjenigen, die
keine gemeinsame familiäre Esskultur hatten. Eine besondere Rolle
hat offenbar das Frühstück: Je häufiger die Jugendlichen zu Studien-
beginn frühstückten, umso besser waren zum Ende der Studie ihre
Ernährungs- und Bewegungsgewohnheiten. Solche Jugendlichen
rauchten seltener und tranken auch weniger Alkohol. Und je seltener
die Jugendlichen frühstückten, desto mehr nahmen sie in der fünfjährigen Nachbeobachtungsperiode zu.[28]

Auch eine weitere amerikanische Studie ergab, dass das Fettlei-
bigkeitsrisiko bei den Frühstückern um 35 Prozent niedriger ist.[29]
Zwar wird wohl nicht direkt die geregelte Mahlzeit am Morgen ein
hohes Gewicht verhindern, aber vermutlich geht die Frühstücks-
Gewohnheit mit einem auch ansonsten ausgewogenen Essverhalten
einher. Die Forscher sprachen sich jedenfalls dafür aus, dass regel-
mäßiges Frühstücken gefördert werden sollte. Die gemeinsamen
Mahlzeiten sind also eine Aufgabe für die Eltern – wichtiger jedenfalls, als ständig ein Auge auf das Gewicht des Kindes zu haben.

Zwar wird Eltern immer wieder vorgeworfen, dass sie nicht oder
nicht rechtzeitig einschreiten, wenn ihr Kind Übergewicht hat. Aber ist

das überhaupt von Nachteil? Offenbar nicht. Ganz im Gegenteil zeigte eine Studie: Eltern, die das Übergewicht ihres Kindes richtig erkennen, bieten ihnen nicht etwa mehr Obst und Gemüse an, ernähren auch sich selbst nicht besser, um ein Vorbild zu sein, schalten den Fernseher nicht häufiger aus und ermuntern ihr Kind nicht häufiger dazu, sich gesund zu ernähren oder mehr zu bewegen. Stattdessen raten sie ihrem Kind oft zu einer Diät. Mit unguten Konsequenzen: Besonders die Mädchen nehmen in der Folgezeit zu – mehr jedenfalls als jene Mädchen, deren Eltern das Übergewicht ihres Kindes entgeht oder die es nicht bekümmert. Ein klarer Hinweis darauf, dass Diäten dick machen können![30]

Eine weitere Untersuchung mit fast 15.000 Kindern im Alter von neun bis 14 Jahren bestätigte, dass Jugendliche, die Diät halten, oft überdurchschnittlich stark zunehmen.[31] Dieses Ergebnis veranlasste die Forscher zu einer deutlichen Schlussfolgerung: »Obwohl sich eine medizinisch überwachte Gewichtskontrolle positiv auf übergewichtige Jugendliche auswirken könnte, legen unsere Daten nahe, dass Diäthalten für viele Jugendliche nicht nur ineffektiv ist, sondern sogar Gewichtszunahmen bedingen kann.«

Die Wissenschaftler beschreiben drei mögliche Wege, wie Diäten zu Übergewicht führen können:

1. Durch den Nahrungsmangel (Diät) angeregt, verwerte der Körper das Essen besser; wenn die Kinder dann nach der eigentlichen Diätphase wieder mehr essen, führt das umso schneller zu einer Gewichtszunahme.

2. Die Diät führe dazu, dass die Kinder einen Großteil der Energie nun in Form von Kohlenhydraten aufnähmen, was die Gewichtszunahme bedinge.

3. Durch die Diät komme es immer wieder zu Heißhungeranfällen und Essattacken, die die zu anderen Zeiten eingesparten Kalorien mehr als ausglichen. Diese Ursache halten die Forscher für am bedeutsamsten.

Letztlich erscheint es am sinnvollsten, die dicken Mädchen und Jungen dick sein zu lassen und deren Übergewicht nicht zu problematisieren. Um nicht noch mehr Unzufriedenheit mit Körpergewicht und -figur bei Kindern und Jugendlichen zu erzeugen – und sie auf diesem Weg zu sinnlosen Diäten zu animieren.

Empfehlungen für Eltern

Eine wichtige Frage ist natürlich, inwieweit Eltern dennoch positiv auf das Essverhalten ihrer Kinder Einfluss nehmen können. Lässt man Kleinkinder selber wählen, regulieren sie die Energieaufnahme im Tagesverlauf im Allgemeinen erstaunlich gut – selbst wenn sie zwischendurch zu Kalorienbomben greifen, mäßigen sie sich im Ausgleich zu anderen Zeiten.

Eltern glauben oft, dass sie das Essverhalten ihres Kindes beeinflussen können, indem sie den Zugang zu »schlechten« Nahrungsmitteln einschränken. Das kann aber den genau gegenteiligen Effekt haben. Falls etwa bei Geburtstagen und Schulausflügen genau diese Süßigkeiten – zum Beispiel Eis oder Schokolade – angeboten oder gar als Belohnung eingesetzt werden, wird dadurch das Verlangen des Kindes eher noch gefördert.[32]

Ab dem Kleinkindalter ist es sinnvoll, viele Grundnahrungsmittel wie Nudeln, Reis und Kartoffeln abwechselnd in unterschiedlichen Zubereitungsformen anzubieten. Gemüse sollte ebenfalls zu einer Hauptmahlzeit gehören, alternativ oder zusätzlich auch Salat. Fleisch muss keinesfalls immer sein, es genügt an zwei bis drei Tagen in der Woche. Auch Fisch ist empfehlenswert. Obst und Gemüse sollten immer zur Verfügung stehen, etwa Apfelstücke, Gurkenscheiben oder Paprikastreifen als kleiner Snack für zwischendurch und als Ersatz für die Chips-Tüte zum Fernsehen. Vorgeschnitten und schön angerichtet erreicht das Angebot auch Kinder, die keine Lust haben, eine Apfelsine zu schälen. Sinnvoll ist es auch, eine gefüllte Obstschale an einem bestimmten Platz in Küche oder Esszimmer stehen zu haben, so dass jeder bei Bedarf zugreifen kann. Mit den Sorten sollte man ein wenig experimentieren und Rücksicht auf die Geschmäcker der Kinder nehmen.

Nicht hilfreich ist es, wenn Eltern zu bestimmend in das Essverhalten eines Kindes eingreifen, auch nicht, wenn diese auffällige Gewohnheiten haben. Meist gehen diese Phasen vorüber, und es hilft wenig, zu belehren oder gar Druck auszuüben. Ganz ähnlich bei Kindern mit Übergewicht: Im Einzelfall kann es zwar durchaus sinnvoll sein, das Kind darauf aufmerksam zu machen, dass es bereits eine Menge gegessen hat. Wenn elterlicher Druck zu Auseinandersetzungen führt, wird aber häufig das Gegenteil des erwünschten Verhaltens erreicht.

Kochen kann Kindern sehr viel Spaß machen. Daher ist es sinnvoll, sie immer mal wieder zum Mitmachen zu animieren – allerdings nur, wenn genügend Zeit dafür vorhanden ist. Kinder sind auch fürs Brot- oder Plätzchenbacken zu begeistern, wenn ihre Aufgaben dabei ihrem Altersstand entsprechen. Es lohnt durchaus zu überlegen, ob und welche andere Aktivitäten zugunsten von Kochen oder Backen zurückgestellt werden können. Manch einem Kind macht es mehr Spaß, einen Kuchen zu backen als Memory zu spielen.

Generell gilt: Man sollte seinen Kindern nur das zumuten, was man auch selbst vorlebt. So sind Konflikte programmiert, wenn die Eltern sich selber Cola, Eis, Schokolade, Salzstangen und Erdnüsse gönnen, den Kindern dies aber vorenthalten. Und wer als Erwachsener für eine gesunde Ernährung eine Menge Selbstdisziplin aufbringt, kann dies nicht von seinen Kindern erwarten – schließlich hat man sich die Bändigung der Essgelüste ja meist erst hart antrainieren müssen. Wie auch in vielen anderen Bereichen des Lebens kann man Kindern nicht alle Fehler ersparen, die man selbst gemacht hat – ungut wäre es aber, die eigenen Probleme mit dem Thema Essen auf den Nachwuchs zu übertragen.

4.5 Wundermittel gegen Übergewicht? Leider Fehlanzeige

Für viele Menschen wäre es ein Segen: Eine Abnehmpille, die das Fett dahinschmelzen lässt. Doch die Entwicklung wirksamer und zugleich nebenwirkungsarmer Medikamente ist außerordentlich kompliziert. In den vergangenen Jahren ist es mehrfach zu erheblichen

Komplikationen durch die Einnahme entsprechender Präparate gekommen; und die Herstellerfirmen wurden mit hohen Schadenersatzforderungen konfrontiert. Um 10 Milliarden Euro ging es im Fall der Medikamente Fenfluramin und Phentermin.[33] Was war passiert? 1997 entdeckten Ärzte der Mayo-Klinik in Rochester (USA) bei 24 Frauen verdickte Herzklappen; einige mussten sich deshalb operieren lassen.[34] Da verdickte Herzklappen nicht häufig auftreten, suchten die Ärzte nach gemeinsamen Risikofaktoren. Schließlich stellte sich heraus, dass alle Frauen monatelang das so genannte FenPhen eingenommen hatten, ein Gemisch aus Fenfluramin und einem weiteren Appetitzügler, Phentermin. Gleichzeitig wurde bekannt, dass Dexfenfluramin, ein enger Verwandter des Fenfluramin, schon für sich allein genommen eine Herzschädigung auslösen kann.

Die Geschichte des Medikaments begann Ende der 1970er Jahre. Damals kam die Idee auf, Fenfluramin und Phentermin gemeinsam zu verabreichen. Einzeln galten die Substanzen als nur mäßig wirksam bei der Behandlung von Übergewicht. Aber durch die Kombination der Präparate erhoffte sich Michael Weintraub, Professor für Klinische Pharmakologie an der Universität von Rochester, eine stärkere Wirkung. Beide Wirkstoffe erhöhen die Ausschüttung des Botenstoffs Serotonin im Gehirn, was den Appetit dämpft und ein Gefühl von Sättigung erzeugt. Mehr als 100 Patienten mit starkem Übergewicht wurden vier Jahre lang behandelt, die Hälfte mit den beiden Wirkstoffen, die andere Hälfte erhielt ein Placebo. Letztere hatten ständig Hunger und nahmen weiter zu – bei jenen, die FenPhen erhielten, schwand der Hunger, und das Gewicht ging zurück.[35]

Am Ende der Studie hatten die Patienten im Schnitt 13,5 Kilogramm verloren, rund 15 Prozent ihres Ausgangsgewichts, was ein enormer Erfolg war. Da beide Substanzen bereits seit über zehn Jahren auf dem Markt waren, ging Weintraub davon aus, dass alle Nebenwirkungen hinreichend bekannt waren. Der Pharmakologe hatte zunächst erhebliche Schwierigkeiten, seine Studie zu publizieren. Es gab eine weit verbreitete Skepsis gegenüber Medikamentenstudien, die den Eindruck machten, »zu gut zu sein, um wahr zu sein«. Als die Arbeit schließlich 1992 in der Zeitschrift Clinical Pharmacology & Therapeutics erschien,[36] gab es kein Halten mehr. Patienten verlangten von ihren Ärzten die Verschreibung des Kombinationspräparates. FenPhen wurde allein 1996 rund 18 Millionen Mal von amerikanischen Ärzten verschrieben, obwohl die Mittel nur einzeln, nicht aber als Kombinationspräparat zugelassen worden waren.[37]

Patienten wollten jeden Preis zahlen
Obwohl die beiden Substanzen nicht für eine Langzeitbehandlung vorgesehen waren, verschrieben Ärzte sie dennoch über größere Zeit-

---

Die Macht des Gewohnten

Da hatten sich die britischen Schulkantinen etwas Ungewöhnliches ausgedacht: auf die oft fettreichen und vitaminarmen Speisen zu verzichten und gemeinsam mit dem Starkoch Jamie Oliver gesundes Schulessen anzubieten. »Feed me better« nannte sich die Kampagne, mehr Obst und Gemüse statt Hähnchennuggets und Fischstäbchen kamen auf den Speiseplan. Das Echo war, gelinde gesagt, verhalten: In Rotherham in der Grafschaft South Yorkshire kam es zum Brokkoli-Boykott. Die britischen Kinder – europaweit sind es mit die dicksten – nahmen reißaus vor dem gesunden Essen, die Eltern beschwerten sich. Eine Mutter startete eine »Rettungsaktion« für die Kinder, die angeblich hungern mussten, und schaffte Hamburger und Sandwiches zur Schule. Erst nur für die eigenen Kinder, dann verkaufte sie das Fast Food auch an andere Schüler. Die Zahl der Schulkantinen-Esser ging damit zurück. In der Grafschaft Denbigshire sollten die Kinder sogar im Schulgebäude eingeschlossen werden, um sich nicht mit Fast Food versorgen zu können.

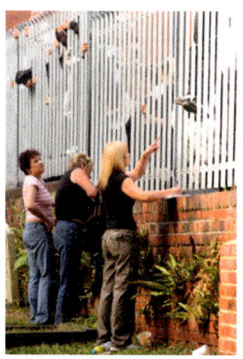

Die Rettungsaktion

---

räume. Und weil die Präparate ein gutes Geschäft versprachen, richteten einzelne Ärzte ihre Praxen auf die Behandlung von extrem übergewichtigen Patienten aus. Nach einer Werbung für die Therapie im Internet erhielten solche Ärzte Anrufe aus den ganzen USA; viele Patienten waren bereit, für die Medikamente jeden geforderten Preis zu bezahlen.

Im September 1995 traf sich dann das Expertenkomitee der US-Arzneimittel-Zulassungsbehörde FDA, um das Anliegen der Firmen Wyeth-Ayerst Laboratories und Interneuron Pharmaceuticals zu prüfen. Beide wollten das so genannte Dexfenfluramin in Reinform auf den Markt bringen, weil es sich als noch effektiver als Fenfluramin erwiesen hatte. Zudem wollten sie die Erlaubnis erhalten, diese Substanz ohne zeitliche Beschränkung verabreichen zu dürfen.

Dem Expertenkomitee war allerdings bekannt, dass Dexfenfluramin die Wahrscheinlichkeit eines oft tödlich verlaufenden Bluthochdrucks im Lungenkreislauf um das bis zu 46-Fache erhöht. Da aber lediglich jeder millionste Patient einen solchen Hochdruck entwickelt, wurde das Risiko unter Abwägung der positiven Effekte als nicht sehr groß eingestuft. In Tierexperimenten war außerdem nachgewiesen worden, dass die Substanz Serotonin Nervenzellen im Gehirn schädigen kann.

So sprachen sich zunächst fünf Experten gegen die Zulassung aus, drei waren dafür. Dann – so heißt es – soll eines der Mitglieder eine leidenschaftliche Rede gehalten haben, in der es auch auf die immense gesundheitspolitische Bedeutung von Übergewicht hinwies. Zwei Monate später wurde erneut abgestimmt; und diesmal setzten sich die Befürworter durch.[38]

Im April 1996 wurde Dexfenfluramin von der Food and Drug Agency zugelassen, auch für eine langfristige Gewichtsstabilisierung. Innerhalb kürzester Zeit nahmen zwei Millionen Amerikaner die Substanz ein, nicht zuletzt weil das renommierte amerikanische Time Magazin den Diätpillen eine Titelgeschichte gewidmet hatte.[39]

Nur drei Monate nach der Zulassung wurden die Herzklappenverdickungen bei den 24 Frauen an der Mayo-Klinik in Rochester bekannt. In der Folgezeit stieß die FDA auf 100 weitere Fälle, und fünf medizinische Zentren meldeten der FDA unabhängig voneinander Daten zu insgesamt 291 Patienten, die entweder Fenfluramin oder Dexfenfluramin eingenommen hatten.[40] Bei jedem Dritten fanden sich Schädigungen an der Aorten- oder Mitralklappe des Herzens. Im September 1997 entschied sich die FDA, die Zulassung für beide Substanzen zurückzunehmen.[41] Die Pharmafirmen leisteten schließlich Schadenersatzzahlungen von über 10 Milliarden Dollar.

Michael Weintraub, der die ursprüngliche Studie zur Kombinationsbehandlung mit Fenfluramin und Phentermin geleitet und veröffentlicht hatte, leitete später selbst eine der Zulassungsabteilungen für neue Medikamente bei der FDA.[42]

Gewicht runter, Potenz rauf

Diese Abläufe verdeutlichen die Probleme bei der medikamentösen Behandlung der Adipositas. Es lassen sich zwar Substanzen finden, die zu einer großen Gewichtsabnahme führen, doch wird dies häufig mit mehr oder minder schwerwiegenden Nebenwirkungen erkauft, die in seltenen Fällen sogar den Tod zur Folge haben.

Inzwischen ist auch klar, weshalb das so ist. Die biomedizinische Forschung hat erkannt, dass die Gewichtsregulation beim Menschen redundant ausgelegt ist – ähnlich wie bei einem Flugzeug, das mehrfach gegen einen Absturz abgesichert ist. Für den Körper heißt das: Sobald ein Medikament an einer Stelle des komplexen Regelwerks eingreift, versucht der Organismus dem mit allen Mitteln entgegenzuarbeiten, damit es nicht zu einer größeren Gewichtsabnahme kommt.

Erschwerend kommt hinzu, dass die Gewichtsregulation mit vielen anderen Regelkreisen vernetzt ist – etwa mit denen für den Schlaf und für die Gehirnleistung, die Stimmung, das Denkvermögen, die Sexualität und die Fruchtbarkeit sowie das Gedächtnis. Insofern können Medikamente auch auf diesen Feldern Nebenwirkungen zeigen. Dadurch wird klar, wie schwierig – wenn nicht gar unmöglich – es ist, neue Medikamente zu entwickeln, die ausschließlich das Körpergewicht reduzieren, ohne gleichzeitig andere grundlegende Körperfunktionen durcheinanderzubringen.

Die Vernetzung der Regelkreise wird exemplarisch deutlich an neu entwickelten Substanzen, die den Melanokortin-4-Rezeptor aktivieren. Im Tierexperiment führte das zu einer erfolgreichen Gewichtsabnahme – aber gleichzeitig zu unerwarteten Nebenwirkungen: Die Tiere kopulierten häufiger miteinander, und die männlichen Tiere zeigten nach entsprechender Stimulation eine verstärkte Erektion. Tatsächlich fand man Melanokortin-4-Rezeptoren dann auch an den Nervenenden im Penis ebenso wie in Bereichen in Rückenmark und Gehirn, die am Sexualverhalten beteiligt sind.[43] Die Pharmaindustrie hat offenbar die Wahl: entweder ein gewichtsreduzierendes Medikament weiter zu erforschen, das gleichzeitig sexuell stimuliert – oder dies als Anlass zu nehmen, die Substanz zu einem Potenzmittel weiterzuentwickeln.

Gewicht runter, Stimmung rauf

Gewichtsreduzierende Substanzen können noch andere Auswirkungen auf die Psyche haben: So wurde beispielsweise ein Mittel im Tierversuch erprobt, das im Gehirn in die hormonelle Regelkreise eingriff. Die Nagetiere nahmen nicht nur deutlich an Gewicht ab, sie waren auch weniger ängstlich, fast euphorisch.[44]

Auf den Menschen übertragen klingt das zunächst verlockend: Man nimmt nicht nur ab, sondern fühlt sich auch noch besser und ist weniger ängstlich. Allerdings liegt nahe, dass so etwas nicht ohne Nebenwirkungen zu haben ist: Es drohen manische Zustände, in denen man womöglich unüberlegt Geld ausgibt, unreflektiert intime Kontakte eingeht, überdreht und gereizt ist und nicht mehr genügend schläft.

Viele übergewichtige Patienten lassen sich dadurch kaum beeindrucken. Nicht nur beim Widerruf der Zulassung von Fenfluramin und Dexfenfluramin gab es Patienten, die der Substanz nachtrauerten.

Auch bei Topiramat, einem Mittel gegen Epilepsie, dessen Wirkungsweise aber letztlich ungeklärt ist, gab es bei Abbruch einer klinischen Studie mit 1.300 Teilnehmern Tränen. Denn die mit der Höchstdosis versorgten Patienten hatten über 10 Kilogramm mehr abgenommen als Personen, die mit einem Placebo behandelt worden waren. Doch bei etwa jedem hundertsten Patienten kam es zu ernsthaften Nebenwirkungen: Suizidgedanken und -versuche, Depressionen, Konzentrations- und Aufmerksamkeitsschwierigkeiten, Nierensteine, Schwindel und Psychosen.[45]

Das ist das Dilemma der Adipositastherapie: Bei schwerwiegenden, gar lebensbedrohlichen Erkrankungen besteht seitens der Mediziner und Zulassungsbehörden die Bereitschaft, schwere Nebenwirkungen bei einem Prozent der Behandelten oder gar mehr in Kauf zu nehmen. Anders verhält es sich bei Übergewicht, das meist nicht direkt lebensbedrohlich ist. Hinzu kommt, dass bei potenziell in die Millionen gehenden Patientenzahlen auch ein geringer Prozentsatz an Nebenwirkungen eine hohe Fallzahl mit sich bringt: Bei zehn Millionen behandelten Personen bedeutet eine Rate von einem Prozent immerhin, dass 100.000 Menschen mit ernsthaften Nebenwirkungen konfrontiert würden.

Auf der anderen Seite nehmen Pharmafirmen den riesigen Forschungsaufwand für eine Neuentwicklung nur auf sich, wenn mit dem Präparat auch Millionen von Menschen behandelt werden können. Zwar hat die Industrie in den vergangenen 15 Jahren immer mehr so genannter Targets ins Visier genommen – zum Beispiel körpereigene Enzyme oder Rezeptoren, über die das Körpergewicht beeinflusst wird. Aber sobald die Phase tierexperimenteller Studien beginnt, ist die Forschung sehr teuer. Hinzu kommt, dass »Abnehmpillen« nicht von den gesetzlichen Krankenversicherungen finanziert werden. Bislang sind in Deutschland überhaupt nur drei Medikamente zur Behandlung von Übergewicht zugelassen – und auch diese sind alles andere als nebenwirkungsfrei.

Orlistat – Kleidung zum Wechseln nicht vergessen

Orlistat (Handelsname: Xenical®, hergestellt von Roche) wurde 1998 in Deutschland zugelassen und ist nur auf Rezept erhältlich; mittlerweile liegt auch eine Zulassung zur Behandlung von Jugendlichen ab zwölf Jahren vor. Das Medikament blockiert im Magen und im Dünndarm das Enzym Lipase, das zur Verdauung von Fetten erforderlich ist. Bei der üblichen Dosierung vermindert Orlistat die Fettaufnahme des Körpers um ungefähr ein Drittel; die Fette werden stattdessen über den Darm ausgeschieden.[46]

Die Nebenwirkungen[47] von Orlistat sind nicht akut gesundheitsgefährdend, aber mitunter höchst unangenehm: Es kann zu Blähungen kommen, zu breiigem bis durchfallähnlichem Stuhlgang, der entsetzlich stinkt – und auch zu einem unwillkürlichen Abgang von flüssigem Stuhl. Es gibt nur einen Trick, diese Nebenwirkungen zu vermeiden: weniger fett essen. Wem

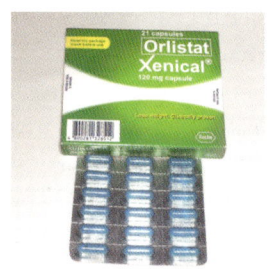

Orlistat

das nicht gelingt, der wird es kaum schaffen, Orlistat längere Zeit einzunehmen.

Nachgewiesen ist, dass Orlistat den Blutdruck senkt, Fettstoffwechselstörungen bessert und bei Diabetikern dazu führt, dass diese weniger Medikamente benötigen. Keinen Nachweis gibt es dafür, dass sich die Lebenserwartung erhöht. Frühere Befürchtungen, dass von der Substanz ein erhöhtes Krebsrisiko ausgeht, haben sich indes nicht bestätigt.[48]

In den USA ist seit kurzem eine niedrig dosierte Orlistat-Kapsel rezeptfrei erhältlich (Handelsname: Alli, hergestellt von GlaxoSmithKline). Bei der Einnahme von drei Kapseln pro Tag geht die Fettaufnahme um etwa ein Viertel zurück. Das klingt verlockend – nicht jedoch die Nebenwirkungen: Es droht ein Ungemach, das im Amerikanischen mit dem Begriff »anal leakage« bezeichnet wird. Auf der Internetseite myalli.com ist die Rede von »more frequent stools that may be hard to control«, was nichts anderes heißt als »häufiger Stuhlgang, der sich unter Umständen nicht willentlich kontrollieren lässt«.

Wie stark nimmt man nun durch die Einnahme von Orlistat ab? Bei einer Studie erhielten ein Viertel der fast 900 Probanden ein Placebo, drei Viertel den Wirkstoff. Jedem Teilnehmer war zu Beginn der Studie eine Diät empfohlen worden, die den Fettanteil an den aufgenommenen Kalorien auf rund 30 Prozent begrenzte. Nach einem Jahr wurden die übrig gebliebenen Probanden für ein weiteres Jahr entweder mit Placebo oder mit einer von zwei unterschiedlichen Dosierungen Orlistat weiter behandelt. Letztlich vollendete etwa die Hälfte der Teilnehmer die zweijährige Studie.[49]

Das Ergebnis fiel folgendermaßen aus: Am Ende des ersten Behandlungsjahres hatten die Teilnehmer der Orlistat-Gruppe um durchschnittlich drei Kilogramm mehr abgenommen als die der Placebogruppe – 8,8 Kilogramm gegenüber 5,8 Kilogramm. Das Medikament verbesserte außerdem die Fettwerte und senkte geringfügig den Blutdruck.

Im zweiten Jahr nahm das durchschnittliche Gewicht aller Teilnehmer sogar wieder zu, egal, zu welcher Gruppe sie gehörten – ein weiterer Beleg dafür, wie schwierig es ist, über längere Zeit ein erniedrigtes Körpergewicht zu halten. Im Vergleich zum Ausgangsgewicht bei Beginn der Studie wogen die mit der hohen Dosis Orlistat Behandelten durchschnittlich noch 5,6 Kilogramm weniger; die mit einem Placebo Behandelten waren fast wieder bei ihrem Ausgangsgewicht angelangt.

Orlistat ist das bislang am besten erforschte Medikament zur Gewichtsreduktion – und das einzige, für das systematische Beobachtungsdaten für vier Jahre vorliegen.[50] Seit der Einführung 1998 wurden damit weltweit rund 25 Millionen Patienten behandelt; die Substanz ist in 149 Ländern zugelassen. Für Personen, die in der Lage sind, eine fettärmere Ernährung durchzuhalten sowie auch die tägliche Einnahme der Kapseln zu bezahlen, kann Orlistat durchaus ein hilfreiches Mittel sein. In dem Fall sind nach zweijähriger Behandlung sogar mehr als fünf Kilogramm Gewichtsabnahme möglich. Viele Menschen werden das aber nicht durchhalten und die Einnahme nach einigen Tagen, Wochen oder Monaten abbrechen.

Sibutramin – und der Blutdruck steigt

Die beiden anderen in Deutschland zur Gewichtsabnahme zugelassenen Medikamente – Sibutramin und Rimonabant – entfalten ihre Wirkung vor allem im Gehirn. Manche Forscher lehnen Substanzen generell ab, die das Essverhalten beziehungsweise den Grundumsatz des Körpers zentral im Gehirn verändern: Aufgrund der Beeinflussung des komplizierten Denkorgans sei mit mehr und deutlicheren Nebenwirkungen zu rechnen.

Sibutramin (Handelsname: Reductil®, in den USA Meridia®, hergestellt von Abbott) kann gemäß der sogenannten Roten Liste[51], in der alle in Deutschland vertriebenen Medikamente beschrieben werden, eingesetzt werden wie Orlistat – für Patienten mit einem BMI von über 30, beziehungsweise mit über 27 bei bestehenden Folgestörungen. Grundsätzlich sollte das Präparat nur maximal ein Jahr angewendet werden, und auch nur, wenn ein Patient seine Essgewohnheiten ändert und sich mehr bewegt.

Sibutramin wirkt, indem es den Appetit unterdrückt. Normalerweise führt die Dehnung der Magenwand nach einer Mahlzeit dazu, dass entsprechende Signale zum Gehirn geleitet werden und dort Nervenzellen die Botenstoffe (Neurotransmitter) Noradrenalin und Serotonin freisetzen, die wiederum ein Gefühl von Sättigung hervorrufen. Und zwar so lange, bis die Botenstoffe wieder von den Nervenzellen aufgenommen werden. Sibutramin verhindert genau das – und das Sättigungsgefühl hält länger an.[52] Ursprünglich wollte man aus dieser Substanz ein Antidepressivum entwickeln; bei Tierversuchen zeigte sich ein starker Effekt auf die Stimmung.[53]

Sibutramin war das erste Medikament gegen Übergewicht, das in den USA nach dem Desaster mit Fenfluramin und Dexfenfluramin für eine Einnahmedauer von über drei Monaten zugelassen wurde. Das

Votum eines Beratergremiums der Gesundheitsbehörde FDA fiel mit 5:4 jedoch denkbar knapp aus. Grund dafür war, dass sich bei vielen Patienten Blutdruck und Puls erhöhten. Das führte zu einer Petition der Verbraucherorganisation »Public Citizen« an die FDA, Sibutramin vom Markt zu nehmen.[54] Darin heißt es, dass es 397 ernste Nebenwirkungen gegeben habe, die der Gesundheitsbehörde übermittelt worden seien. 152 Personen mussten demnach sogar stationär behandelt werden, 29 seien gestorben. Hinzu kommen Hinweise auf eine vermehrte Zahl an Schlaganfällen, Herzrhythmusstörungen, Nierenerkrankungen und ein reduzierte Zahl der Blutplättchen.

Die FDA hat sich dennoch gegen eine Rücknahme vom Markt entschieden.[55] Vielfach seien die Angaben zu den Patienten unvollständig gewesen, außerdem handele es sich um Störungen, die ohnehin gehäuft bei Menschen mit Übergewicht auftreten würden.

Die Petition war aber aufgrund der besonderen Nebenwirkungen von Sibutramin besonders ernst zu nehmen: Bei Einnahme dieses Medikaments kommt es zu einem meist geringfügigen, im Einzelfall aber deutlichen Anstieg des Blutdrucks und Pulses.[56] Bei einer normalen Diät müsste hingegen beides fallen.

Schaut man sich die Studien genauer an, fällt auf, dass auch hier wieder fast die Hälfte der Patienten zwischenzeitlich aussteigen. Jene, die dabeibleiben, nehmen durchschnittlich 4,2 Kilogramm mehr ab als Personen, die mit Placebo behandelt werden.[57]

Allein in den USA wird Sibutramin monatlich etwa 50.000 Mal verschrieben. In Italien wurde dem Medikament allerdings vorübergehend die Zulassung entzogen, nachdem zwei junge Frauen während der Einnahme im Jahre 2002 starben. In der EU wurden daraufhin nochmals Nutzen und Risiko abgewogen, wobei die Entscheidung letztlich zugunsten des Nutzens ausfiel und die Zulassung bestehen blieb. Allerdings wurde der Hersteller damit beauftragt, eine weitere große Studie durchzuführen. Diese soll nun endgültig Klarheit darüber bringen, was stärker wiegt: Nutzen oder Nebenwirkungen.[58]

Rimonabant – das »Anti-Cannabis«

Das neueste Medikament, das in Europa seit 2006 als Appetitzügler zugelassen ist, wird in Deutschland vom Pharmahersteller Sanofi-Aventis vertrieben: Rimonabant (Handelsname: Acomplia®)[59]. Das Präparat war ursprünglich zur Raucherentwöhnung entwickelt worden, hatte sich aber nicht als sonderlich wirksam erwiesen; zudem wurde kurzzeitig erwogen, es zur Behandlung von Schizophrenie einzusetzen.[60]

Das Medikament blockiert den so genannten Cannabinoid-1-Rezeptor im Gehirn und anderen Organen. Da die körpereigenen Cannabinoide, die das Hungergefühl auslösen, dann nicht mehr an den Rezeptor andocken können, verliert man an Appetit.[61]

Inzwischen weiß man, dass das Cannabinoidsystem ein Bestandteil des körpereigenen Belohnungssystems ist – und so verhilft der Cannabinoid-1-Rezeptor in einem ganz anderen Zusammenhang zu Erlebnissen der besonderen Art: Marihuana und Haschisch enthalten als Hauptwirkstoffe Cannabinoide. Diese überfluten spezielle Rezeptoren im Gehirn und docken massenhaft an ihnen an. Im Gegensatz zu Rimonabant, das genau diesen Vorgang verhindert, wirken sie appetitanregend: So kommt es gegen Ende eines Cannabisrausches oftmals zu Heißhungerattacken.

Da man Rimonabant viel zutraute, wurde eine aufwändige Studie in Angriff genommen. Die mehr als 1.000 Probanden aus verschiedenen Kontinenten hatten einen BMI zwischen 27 und 40.[62] Sie bekamen entweder eine niedrige oder eine hohe Dosis Rimonabant oder aber ein Placebo; alle Personen sollten zusätzlich die tägliche Kalorienaufnahme um 600 kcal reduzieren – und zwar für die gesamte Studiendauer von einem Jahr. Das Programm hielten nur sechs von zehn der Beteiligten durch; wiederum zeigte sich, wie schwer es ist, selbst Abnehmwillige dauerhaft für eine solche Therapie zu begeistern.

Die Probanden mit der hohen Dosis Rimonabant nahmen 4,9 Kilogramm mehr ab als diejenigen, die ein Placebo erhalten hatten. Sie konnten ihren Bauchumfang reduzieren, die Blutfettwerte besserten sich und der Blutdruck ging zurück. Die geringe Dosis Rimonabant brachte hingegen nur eine zusätzliche Gewichtsabnahme von 1,3 Kilogramm gegenüber den Probanden mit Placebo, und positive Auswirkungen auf die Blutfette oder den Blutdruck zeigten sich nicht.

Da die durchschnittliche Gewichtsabnahme etwas höher ausfällt als bei Sibutramin und Orlistat, scheint Rimonabant das bislang wirksamste Medikament zur Behandlung von Übergewicht zu sein.[63] Außerdem hat es ganz unabhängig von der Gewichtszunahme auch noch eine günstige Wirkung auf den Altersdiabetes.

Allerdings zahlen viele Menschen offenbar einen nicht unerheblichen Preis dafür: Niedergelassene Ärzte, die die Substanz häufig verschreiben, gehen davon aus, dass bis zu 30 Prozent der Patienten bereits nach relativ kurzer Einnahme über eine verschlechterte Stimmung klagen, die sich zu einer Depression entwickeln kann. Manche Patienten werden ängstlicher, einige haben mit des Nachts auftretenden Angstattacken zu kämpfen. Auch Schwindel, Übelkeit und Durchfall gehören zu den Nebenwirkungen.[64]

Eine erhöhte Rate an psychiatrischen Nebenwirkungen war bereits in einer früheren Untersuchung aufgefallen.[65] Aufgrund des Eingriffs in das Belohnungssystem waren genau solche Nebenwirkungen vorhergesagt worden. Nach der Zulassung in Europa sollte das Medikament 2007 auch in den USA auf den Markt kommen. Doch ein Gutachtergremium der Zulassungsbehörde FDA sprach sich im Vorfeld einstimmig gegen Rimonabant aus.[66] Um einer negativen Entscheidung zuvorzukommen, zog Sanofi-Aventis daraufhin den Zulassungsantrag zurück. Die Fachleute der Behörde hatten erhebliche Bedenken wegen der psychiatrischen Nebenwirkungen und insbesondere wegen eines möglicherweise erhöhten Selbstmordrisikos. Der Aktienkurs von Sanofi-Aventis brach nach Bekanntgabe der negativen Einschätzung um fast sieben Prozent ein.[67]

Nach der negativen Bewertung in den USA hat das Bundesinstitut für Arzneimittel und Medizinprodukte einen so genannten Rote-Hand-Brief zu Acomplia® herausgegeben, der Ärzte über neu erkannte, bedeutende Arzneimittelrisiken informiert. Darin heißt es, das Medikament solle weder Menschen mit einer schweren Depression und auch nicht Patienten, die mit Antidepressiva behandelt werden, verschrieben werden. Außerdem wird darauf hingewiesen, dass bei jedem hundertsten Patienten Suizidgedanken auftreten.[68]

Es scheint nur eine Frage der Zeit zu sein, bis es tatsächlich zu Suiziden während der Einnahme von Rimonabant kommt. Ob diese dann dem Medikament geschuldet sind, dürfte allerdings schwer zu beweisen sein.

Das Durchhalten ist das Problem

In einer im Jahr 2007 erschienenen Analyse von 30 wissenschaftlichen Studien[69] wurden die drei Wirkstoffe Orlistat, Sibutramin und Rimonabant verglichen. Die berücksichtigten Studien liefen über ein bis vier Jahre und umfassten insgesamt fast 20.000 Patienten. Personen, die mit Orlistat behandelt worden waren, nahmen im Schnitt 3,9 Kilogramm, solche mit Sibutramin 4,2 Kilogramm und die mit Rimonabant 4,7 Kilogramm mehr ab als jene, die nur ein Placebo bekamen.

Dabei ist jedoch zu bedenken, dass es sich um ein »Best-Case-Szenario« handelt: Alle Studien wurden von Pharmafirmen bezahlt; Studien mit negativen Ergebnissen wurden möglicherweise gar nicht erst veröffentlicht. Vor allem aber haben es viele Patienten nicht geschafft, die Medikamente über einen längeren Zeitraum einzunehmen – die Abbruchquote lag in allen 30 Studien zwischen 30 und 40 Prozent. Und für keine der drei Substanzen konnte bislang nachgewiesen werden, dass die Einnahme zu einer längeren Lebenserwartung führt.

Insgesamt ist der Effekt der Medikamente also allenfalls moderat. Die meisten Patienten bleiben trotz der Präparate stark übergewichtig, und das zu nicht unerheblichen Kosten: Eine Monatsdosis kostet je nach Substanz zwischen 57 und 79 Euro. Außerdem hält die häufig ohnehin nicht allzu große Wirkung der Medikamente nur so lange an, wie sie auch eingenommen werden. Setzt man sie ab, ist eine erneute Gewichtszunahme programmiert. Daher suchen Forscher nach Substanzen, die nach dem Absetzen nicht automatisch wieder zu einer Gewichtszunahme führen – sind dabei aber bislang völlig erfolglos.

Bei der Beurteilung von Medikamenten gegen Übergewicht sollte nochmals betont werden, dass in Studien stets Durchschnittseffekte berichtet werden. Sofern man Glück hat, kann die Gewichtsabnahme im Einzelfall deutlich größer ausfallen, als es der Durchschnittswert erwarten lässt. Umgekehrt gilt aber leider auch: Manche Menschen nehmen gar nicht ab.

Eine Impfung gegen Übergewicht?

Dennoch forschen die großen Pharmaunternehmen natürlich weiter. Denn sollte es irgendwann einmal ein erfolgreiches Medikament ohne große Nebenwirkungen geben, täte sich ein Milliardenmarkt auf – auf einem Gebiet, bei dem die Übergänge zwischen dem medizinisch Notwendigen und Lifestyle-Erwägungen fließend sind.

Statt auf Substanzen zu setzen, die nur an einem Punkt des Stoffwechsels ansetzen, arbeiten manche Firmen an Wirkstoffen, die an mehreren Punkten in die Regulation der Nahrungsaufnahme eingreifen. So forscht das amerikanische Unternehmen Orexigene an einem Medikament namens Contrave, einer Kombination der Präparate Bupropion und Naltrexone. Bupropion ist eigentlich ein Antidepressivum, bei dessen Einsatz man feststellte, dass die Patienten abnahmen; Naltrexone wird bei Suchterkrankungen eingesetzt und reduziert das Belohnungsempfinden im Gehirn.

Das Kombinationspräparat befindet sich immerhin schon in der letzten Phase der klinischen Erprobung mit mehreren tausend Patienten an Dutzenden Kliniken.[70] Die Nebenwirkungen scheinen allerdings nicht unerheblich zu sein: In Internet-Blogs zum Thema Diäten werden sie als »furchterregend« bezeichnet, dazu zählten Übelkeit, Panikattacken und Angstträume.[71]

Selbst an Impfstoffen gegen Fettleibigkeit wird geforscht.[72] Mit ihrer Hilfe soll das Immunsystem angeregt werden, Antikörper gegen das vom Magen hergestellte Hormon Ghrelin zu produzieren, das die wiederkehrenden Hungergefühle zu den Mahlzeiten auslöst. Die Ghrelin-Ausschüttung soll allerdings auch dauerhaft gedrosselt werden, um gleichzeitig auch den Jo-Jo-Effekt zu verhindern. Denn gerade nach einem Gewichtsverlust kommt es zu einem erhöhten Ghrelin-Ausstoß, mit dem der Körper dem Gewichtsverlust entgegensteuert.

Zwei der drei vom amerikanischen Scripps-Institute in La Jolla entwickelten Impfstoffe erwiesen sich immerhin bei Ratten als wirksam: Geimpfte Tiere nahmen weniger zu als nicht geimpfte Tiere, vor allem setzten sie weniger Fett an – obwohl sie normal fraßen und tranken. Allerdings können die Forscher derzeit nicht sagen, ob der Impfstoff beim Menschen auch dabei helfen könnte, schon vorhandenes Gewicht zu verlieren. Außerdem ist die Frage nach Nebenwirkungen völlig ungeklärt.

Einer anderen Idee ist das vom Medizin-Nobelpreisträger Craig Mello mitgegründete Unternehmen Rxi-Pharma auf der Spur: Dessen Forscher haben ein Gen namens RIP 140 identifiziert, das ein Hauptschalter für den gesamten Stoffwechsel sein soll.[73] Im Maus-Versuch habe sich gezeigt, dass die Ausschaltung des Gens dazu führte, dass die Nager schlank bleiben und keine Anzeichen eines Diabetes entwickelten, selbst wenn sie fettreich ernährt werden. Angeblich soll die Abschaltung des Gens dazu führen, dass die Fettzellen des Körpers kein weiteres Fett mehr ansammeln, sondern es im Gegenteil »verbrennen«. Die Anwendung für den Menschen allerdings steckt noch in den Kinderschuhen.

4.6 Ein lebensverlängernder Einschnitt: chirurgische Therapie von Übergewicht

Auch wenn es erstaunlich klingen mag: Die chirurgische Behandlung ist die bislang erfolgreichste aller Maßnahmen gegen Fettleibigkeit. Wenn man als Maßstab für eine gute Therapie eine durchschnittliche Gewichtsabnahme von mindestens zehn Prozent nimmt, so ist die Chirurgie die einzige Therapieform, die das leisten kann. Gleichzeitig ist sie aber – zumindest kurzfristig betrachtet – wegen des Operationsrisikos auch die gefährlichste.

Die so genannte bariatrische (= die Fettleibigkeit betreffende) Chirurgie geht zurück auf das Jahr 1889. Howard Kelly vom Johns Hopkins Hospital in Baltimore führte erstmalig eine Fettschürzenreduktion (Fettabsaugung) durch; in den 1920er Jahren gab man solche Operationen wegen zahlreicher Todesfälle dann weitgehend auf. Auch heute gilt, dass die Fettabsaugung keine geeignete Methode zur Gewichtsreduktion ist.

Die erste Darmverkürzung wurde Mitte der 1950er Jahre bekannt. Einige Jahre später verbanden Ärzte erstmals den mittleren Dünndarmabschnitt direkt mit dem Dickdarm. Auf diese Weise konnte ein noch längerer Teil des Dünndarms stillgelegt werden, wodurch weniger Nahrungsbestandteile aufgenommen werden. Doch letztlich waren die Nebenwirkungen so gravierend, dass die Operation bei allen Patienten rückgängig gemacht werden musste. In den 1960er und frühen 1970er Jahren wurde rund 100.000 US-Amerikanern der mittlere Teil der Dünndarmpassage verkürzt. Sie nahmen zunächst erfolgreich ab. Allerdings kam es durch die verringerte Nährstoffaufnahme nicht selten zu schweren Stoffwechselentgleisungen, die mitunter tödlich endeten.[74]

Voraussetzungen für eine Operation
Heutzutage werden Operationen vor allem an Magen und Darm vorgenommen. Laut den Leitlinien der Deutschen Gesellschaft für Adipositas[75] ist eine Operation nur angeraten bei Menschen, die einen BMI

von mehr als 40 haben oder einen BMI von mehr als 35 und zusätzlich schwerwiegende Begleiterkrankungen. Das Durchschnittsalter für solche Operationen liegt bei etwa 40 Jahren, aber auch für ältere Menschen ist ein Eingriff möglich. Bei Jugendlichen hingegen wird nur in Ausnahmefällen operiert – vor der Volljährigkeit möchte man niemandem eine Entscheidung zumuten, die Auswirkungen auf das gesamte weitere Leben haben kann, denn Langzeitnebenwirkungen sind nicht ausgeschlossen.

Die Erstattungsfähigkeit solcher Operationen muss laut einem Urteil des Bundessozialgerichts von den Krankenkassen im Einzelfall geprüft werden – anhand eines ärztlichen Gutachtens. Alle normalen Therapien wie Diätprogramme müssen zuvor voll ausgeschöpft sein. Was das aber im Detail bedeutet, wird im Urteil nicht ausgeführt. Generelle Vorbehalte aufseiten der Krankenkassen gegenüber Operationen führen derzeit zu einer hohen Ablehnungsrate.[76]

Solch hohe Hürden lassen sich nur als Maßnahme zur Verhinderung eines Dammbruchs interpretieren: Ohne sie würden sich möglicherweise deutlich mehr Menschen operieren lassen wollen, immerhin gibt es fast eine Million Deutsche mit einem BMI von über 40. Stattdessen müssen selbst stark Übergewichtige die herkömmliche Behandlungsmühle über sich ergehen lassen, obwohl klar ist, dass die Erfolgsaussichten äußerst gering sind.

Wichtig für eine Operation ist, dass der Chirurg oder ein mit ihm eng zusammenarbeitender Arzt den Patienten im Vorfeld gut kennenlernt. Denn der Patient muss ausführlich über die Operation und die längerfristigen Auswirkungen aufgeklärt werden. Nur durch einen engen Kontakt lässt sich beurteilen, inwieweit ein Patient ärztliche Empfehlungen umsetzen kann und realistische Erwartungen an den Eingriff hat. Viele Betroffene glauben fälschlicherweise, dass eine Operation all ihre Probleme lösen wird.[77]

In den vergangenen Jahren hat sich die Adipositaschirurgie zu einer regelrechten Spezialdisziplin in der Chirurgie entwickelt. Es gibt inzwischen unterschiedliche operative Verfahren, aber grundsätzlich

Kieferverdrahtung – die Brachialmethode

Die Versuche des Menschen, sein Körpergewicht zu reduzieren, sind zahlreich und zeigen den ganzen Erfindungsreichtum des Homo sapiens – und auch dessen Leidensfähigkeit. Das wohl skurrilste und zum Glück nur selten eingesetzte Verfahren nennt sich Kieferverdrahtung.[78] Zunächst muss der Patient die Zähne gründlich säubern. Dann werden Halterungen (Brackets) auf jeweils drei Zähne rechts und links sowohl am Oberwie auch Unterkiefer gesetzt. Schließlich werden alle Brackets mit einem dünnen Draht verbunden, so dass der Mund fast geschlossen ist; es bleibt nur ein kleiner Spalt zwischen den Zähnen. Die Behandlung dauert etwa 40 Minuten, eine Narkose ist nicht erforderlich.

Was die künstliche Maulsperre bewirkt, ist klar: Die Patienten können nur noch flüssige Nahrung zu sich nehmen. Trinkt man nicht gerade extrem kalorienreiche Säfte oder Flüssignahrung, gehen auf diese Weise 750 bis 1.000 Gramm pro Woche verloren; zu zwischenzeitlichen Essanfällen kann es aus naheliegenden Gründen nicht kommen. Nach der normalen Behandlungsdauer von einem halben Jahr kann sich der Gewichtsverlust so auf immerhin 25 Kilogramm summieren – das gelingt nur selten mit einer normalen Diät.

Die Drähte müssen während der Behandlungszeit alle vier bis sechs Wochen erneuert werden – und die Patienten benötigen drei bis sechs Tage Pause bis zum Wiederverschließen ihres Mundes, um ein Versteifen der Kiefergelenke zu verhindern. Für den Notfall – falls sie zum Beispiel erbrechen müssen – wird Patienten empfohlen, eine Drahtzange bei sich zu haben. Eine komplette Behandlung kostet etwa 3.000 US-Dollar. Sprechen ist mit dieser Art der Maulsperre zwar nicht unmöglich, aber die Ausdrucksfähigkeit leidet natürlich. Das alles ist übrigens kein schlechter Witz: Schauen Sie mal im Internet unter den Stichwörtern »Orthodontic Jaw Wiring«.

wird zwischen zweien unterschieden: einem rein restriktiven Verfahren, bei dem das Magenvolumen verkleinert wird, und einem Kombinationsverfahren, bei dem zusätzlich der Darm verkürzt wird.[79]

Restriktive Eingriffe mittels Magenband

Bei dem so genannten »Gastric banding« wird aus dem Magenteil un-
mittelbar unterhalb des Eingangs der Speiseröhre ein kleinerer Bereich
abgeschnürt. Dazu wird ein verstellbares Magenband mittels eines mi-
nimalinvasiven Eingriffs wie ein Gürtel um den oberen Magen gelegt.
Das Band engt diesen ein und lässt eine Art Beutel (pouch) entstehen.
Es kann enger und weiter gestellt werden, indem man durch einen im
Unterhautfettgewebe liegenden Zugang (port) eine Kochsalzlösung in
das Band einspritzt oder wieder entfernt. Bei der so genannten »verti-
kalen Gastroplastik« wird der Magen hingegen operativ quasi in zwei
Teile geteilt. Es entsteht ein Art Vormagen, der durch einen engen Gang
mit dem Restmagen verbunden ist.

Als Folge einer Magenverkleinerung kommt es rasch zu einem
Völlegefühl beim Essen, denn der Magen kann nicht mehr so viel Nahrung aufnehmen wie früher. Wer dennoch viel isst, dem wird leicht
übel, er bekommt Schmerzen unter dem Brustbein oder muss erbrechen. Außerdem sollte die Nahrung sorgfältig gekaut werden, da größere Speisebrocken die enge Magenpassage versperren können; Small
Talk beim Essen ist also kaum mehr möglich. Anders ist es mit flüssi-
gen oder halbfesten Speisen wie Milchmixgetränken, Speiseeis oder
Sahnetorten. Diese können den engen Kanal im Magen recht schnell

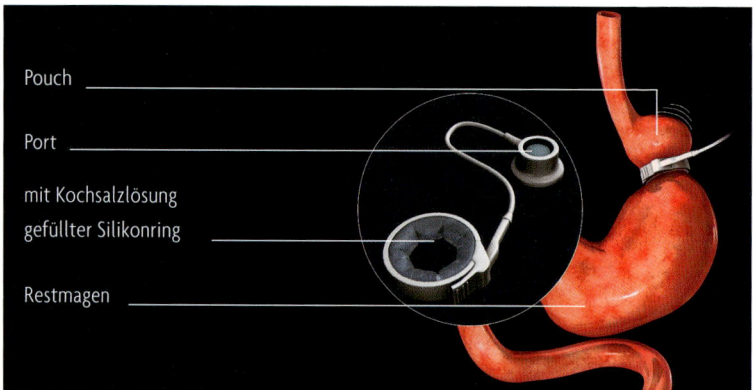

Pouch

Port

mit Kochsalzlösung
gefüllter Silikonring

Restmagen

Magenband

passieren. Insofern ist es wichtig, dass die Patienten dazu angehalten werden, die geringere Kalorienmenge nicht etwa durch Unmengen Speiseeis auszugleichen; das gilt insbesondere für jene Menschen, die sich vor der Operation sehr kohlenhydratreich und vorwiegend mit Süßem ernährt haben oder die unter Essattacken litten. Dann ist eine Gewichtsabnahme selbst mit Magenband nicht immer möglich.

Normalerweise kann man sich innerhalb von drei bis vier Wochen an die neuen Bedingungen anpassen, aber der Eingriff in den normalen Lebensstil ist dennoch erheblich. Der Vorteil dieser Art der Operation besteht darin, dass kein Teil des Magens entfernt werden muss und die Nahrung den normalen Gang durch Magen und Darm nehmen kann; außerdem kommt es zu keinen Mangelerscheinungen, die mit Vitaminen und Mineralstoffen ausgeglichen werden müssten.

Kombinationsverfahren für Magen und Darm

Die Kombinationsverfahren umfassen verschiedene Operationstechniken. Geeignet ist ein solcher Eingriff vor allem für extrem übergewichtige Menschen, denn hier wird auf zweierlei Art und Weise auf die Nahrungsaufnahme Einfluss genommen.

Mit am bekanntesten ist der so genannte Roux-en-Y-Magenbypass.[80] Bei dieser Technik wird der Magen verkleinert und zusätzlich die Darmpassage verkürzt. Das jedoch kann zu dem sehr unangenehmen »Dumping-Syndrom« führen, das durch die sturzartige Entleerung des Mageninhalts in den Darm vor allem nach dem Essen von Süßem zustande kommt. Die Symptome umfassen Blässe, Schweißausbruch, Herzklopfen, Zittrigkeit, Völle- und Druckgefühl im oberen Bauchbereich sowie Stuhldrang; gelegentlich auch Übelkeit und Erbrechen. Verhindert werden kann dies durch eine andere Operationstechnik, bei der der Magenausgang (Magenpförtner) erhalten bleibt (biliopankreatische Diversion mit Duodenal-Switch); Sturzentleerungen aus dem Magen sind dann nicht mehr möglich.

Den Kombinationsverfahren ist gemeinsam, dass der operative Aufwand größer ist, da sowohl Magen als auch Darm chirurgisch

geöffnet werden müssen, was zu Komplikationen führen kann. Mittel-
und langfristig kann es aufgrund der geringeren Nährstoffaufnahme
durch den verkleinerten Magen und Darm zu einer Unterversorgung
mit Mineralien, Vitaminen und Eiweiß kommen – das macht eine
dauerhafte Kontrolle notwendig.

In den USA werden vorwiegend Kombinationsverfahren ange-
wandt, in Deutschland verkleinert man häufiger den Magen. Das liegt
daran, dass es in den USA mehr extrem Fettleibige gibt, daher ist die
chirurgische Therapie der Adipositas in den USA auch generell weiter
verbreitet als in Deutschland.

Gewichtsabnahmen bei chirurgischen Verfahren
Fast immer nehmen die Patienten drastisch ab, durchschnittlich zwischen 20 und 50 Kilogramm. Beim Magenband ist der Gewichtsverlust
eher am unteren Ende der Skala angesiedelt, bei den Kombinationsverfahren am oberen Ende. Bei einer Nachuntersuchung[81] von mehr
als 1.000 Patienten aus dem Jahre 2004, die sich dem Kombinationsverfahren unterzogen hatten, fiel der durchschnittliche BMI nach zwei
Jahren von 50 auf 32,6 (bei einer 1,80 Meter großen Person ist das ein
Gewichtsverlust von 57 Kilogramm!).

Weil die Wissenschaftler aufgrund der widersprüchlichen Da-
tenlage nicht sicher sein konnten, ob die Gewichtsabnahme tatsächlich der Lebenserwartung zugute kommt (siehe auch Seite 179), wurde 1987 die »Swedish Obese Subjects«-Studie ins Leben gerufen.
Deren Ziel war es, die Gesundheit von Menschen, die sich hatten
operieren lassen, über einen langen Zeitraum zu verfolgen. Außerdem sollten mögliche Auswirkungen der Operation auf die Psyche
untersucht werden.[82]

An 480 medizinischen Zentren wurden in den Jahren bis 2001
schließlich mehr als 4.000 Patienten ausfindig gemacht, die sich für eine solche Langzeit-Vergleichsuntersuchung eigneten: Eine Hälfte wollte sich operieren lassen, die andere Hälfte herkömmlich mit Diäten
und Sport gegen das Übergewicht vorgehen.[83]

Von den 2.010 Operierten starben fünf Patienten (0,25 Prozent) innerhalb von 90 Tagen nach der Operation. Zu Komplikationen infolge des Eingriffs kam es bei 13 Prozent der Patienten. Zwölf Prozent der Patienten mussten innerhalb der ersten vier Jahre nachoperiert werden, 2,2 Prozent direkt nach dem ersten Eingriff. Ursache war meist ein als unzureichend empfundener Gewichtsverlust, gelegentlich aber auch starkes Erbrechen oder andere Nebenwirkungen.

Der maximale Gewichtsverlust wurde in der Gruppe der Operierten nach zwölf Monaten erreicht, in der herkömmlich behandelten Gruppe nach sechs Monaten. Letztere nahmen im Schnitt gerade einmal ein Prozent ab. Ganz anders bei den Operierten: Jene mit Magenbypass verloren im Schnitt 38 Prozent ihres Gewichts, jene mit vertikaler Gastroplastik 26 Prozent und jene mit Magenband 21 Prozent.

Bei Studienteilnehmern, deren Lebensweg man über mehr als zehn Jahre beobachten konnte, war der Unterschied zwischen Opera-

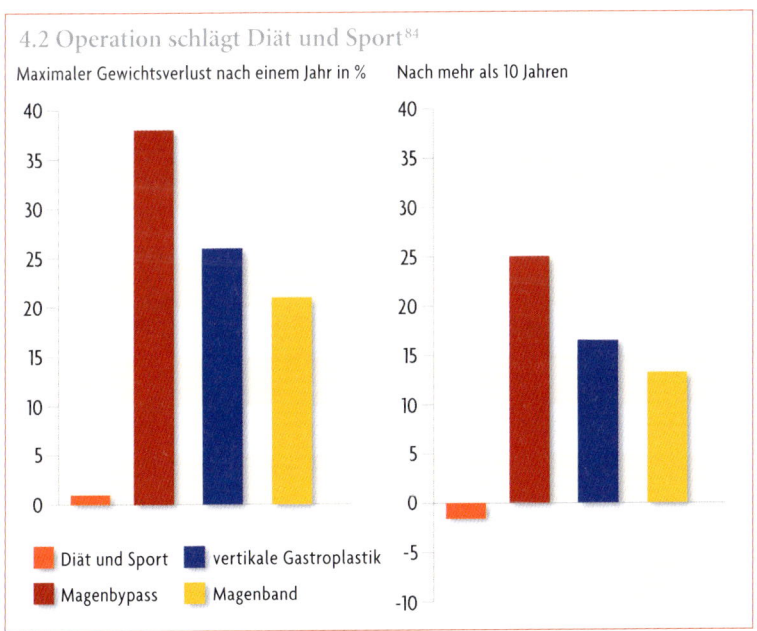

4.2 Operation schlägt Diät und Sport[84]

177

tion und konventioneller Behandlung noch deutlicher: Letztere hatten im Schnitt 1,6 Prozent Körpergewicht zugelegt. Die Operierten hatten zwar auch wieder etwas zugenommen, aber sie waren noch Welten von ihrem Ausgangsgewicht entfernt: Jene mit Magenbypass wogen durchschnittlich noch immer 25 Prozent weniger, die mit vertikaler Gastroplastik 16,5 Prozent und die mit Magenband immerhin noch 13,2 Prozent (Abbildung 4.2).

Weitere Auswirkungen einer Operation

Auch was andere gesundheitliche Aspekte betrifft, schnitt die Operation vergleichsweise gut ab: Herzprobleme, Schlafstörungen (Apnoe), Leber- und Gallenerkrankungen sowie Schmerzen des Muskel- und Stützapparates wurden dadurch stärker gelindert als durch eine konventionelle Behandlung. Außerdem bewegten sich die Operierten in den Folgejahren deutlich mehr, während sich an der Bewegungsarmut in der Kontrollgruppe nichts änderte. Gleichzeitig nahmen die Operierten auch nach zehn Jahren noch rund ein Fünftel weniger Kalorien zu sich als vor dem Eingriff; bei den Nichtoperierten änderte sich wiederum nichts.

Auf der Habenseite der OP stehen auch eindrückliche Erfolge beim Altersdiabetes: Mehr als drei Viertel aller operierten Diabetiker benötigten nach dem Eingriff keine entsprechenden Mittel mehr.[85]

Die Risiken der Operation selbst sind stark abhängig von der Erfahrung des Chirurgen beziehungsweise der Größe des Zentrums. Dort, wo wenige Eingriffe durchgeführt werden, gibt es höhere Komplikations- und Sterblichkeitsraten – besonders bei extrem Übergewichtigen.[86] Patienten sollten sich daher gezielt nach der Kompetenz des Operateurs und des Zentrums erkundigen. Todesfälle kommen am häufigsten bei den Kombinationsverfahren vor – etwa 0,5 bis 1 Prozent der Patienten sterben bei dem Eingriff. Beim Magenband liegt die Todesrate bei 0,1 Prozent. Solche Zahlen stammen allerdings meist von Krankenhäusern, die eine Vielzahl solcher Eingriffe vornehmen – insgesamt könnte das Risiko also etwas höher sein.

Sterblichkeit im Langzeitverlauf

Verlängert eine Operation nun das Leben oder verkürzt es sie gar? Die »Swedish Obese Subjects«-Studie ergab, dass in den Jahren der Nachbeobachtung 129 Todesfälle in der Kontrollgruppe auftraten. Bei den Operierten waren es demgegenüber nur 101 Todesfälle – diejenigen, die bei dem Eingriff selbst zu Tode kamen, schon eingeschlossen. Dieser Unterschied ist nicht etwa durch Zufall zustande gekommen: Eine Aufschlüsselung der Todesursachen ergab, dass von den nicht Operierten 25 Personen einen tödlichen Herzinfarkt erlitten, von den Operierten aber nur 13. Ähnlich bei Todesfällen durch Krebs: 47 Menschen aus der Gruppe der nicht Operierten starben an Krebs, aber nur 29 Operierte.[87]

Eine Studie aus den USA[88] mit 10.000 Patienten mit Magenbypass bestätigte die erfreulichen Ergebnisse: Im Vergleich zu nicht operierten Übergewichtigen starben 40 Prozent weniger. Herzkranzgefäßerkrankungen traten zu 56 Prozent seltener auf, ein Altersdiabetes 92 Prozent seltener, Krebserkrankungen 60 Prozent seltener. Allerdings war die Zahl der Unfälle und Suizide in der Gruppe der Operierten um 58 Prozent höher als in der Kontrollgruppe Übergewichtiger ohne Operation.[89] Das führten die Mediziner darauf zurück, dass die Operierten möglicherweise ohnehin häufiger depressiv waren;[90] in einer weiteren Studie hat sich die höhere Selbstmordrate bei operierten Patienten bestätigt.[91]

Wichtig wären nun Folgestudien: etwa um herauszufinden, ob die Langzeitergebnisse bei jungen Erwachsenen genauso gut sind. Und um abzuklären, ob es womöglich 15 oder gar 20 Jahre später zu Folgeerkrankungen bei den Operierten kommt. Auch wäre es wichtig, Patienten mit einem hohen Suizidrisiko frühzeitig zu entdecken und ihnen individuell zu helfen.

Insgesamt jedoch stimmen die zwei Langzeitstudien hoffnungsvoll. Denn zum allerersten Mal ist der Nachweis angetreten worden, dass eine Behandlungsform gegen Adipositas tatsächlich lebensverlängernd wirkt. Allerdings ist bis heute nicht mit Sicherheit zu sagen, weshalb dies nicht für die Gewichtsabnahme durch eine Diät gilt, die ja sogar lebensverkürzend wirken kann. Möglicherweise ist der Grund, dass Menschen, die mittels einer Diät abgenommen haben, oft wieder zunehmen – und dieses Weight Cycling ist ungesund.

Die meisten Operationstechniken sind längst ausgereift: In den USA sind 2003 rund 100.000 Menschen mit starkem Übergewicht operiert worden,[92] im Jahre 2006 waren es schon 250.000. Der laparoskopische Magen-Bypass ist der häufigste minimalinvasive Eingriff in den USA. Deutschland belegt bei solchen Eingriffen hingegen einen der hinteren Plätze in Europa; hierzulande wurden 2005 lediglich 1.200 Patienten operiert.[93]

Möglicherweise werden in Zukunft auch ganz neue Operationstechniken zum Zuge kommen. Es gibt erste hoffnungsvolle Ergebnisse bei einer Methode, bei der der Vagusnerv, der Signale zwischen Gehirn und Magen sowie anderen Organen übermittelt, über ein kleines Implantat elektrisch stimuliert wird.[94] Das führt zu einem verminderten Appetit. Solche neuen Ansätze werden mit Sicherheit deutlich mehr Impulse für die Behandlung von Übergewicht bringen als neue Diäten.

Die neuen Erkenntnisse werden sich auch bei den Krankenkassen in Deutschland herumsprechen und hoffentlich dazu führen, dass die Einzelfallentscheidungen nicht mehr so oft abschlägig ausfallen. Lange Zeit verweigerten die gesetzlichen Krankenkassen eine Operation mit dem Argument, Adipositas sei als Krankheit nicht anerkannt und die Therapie nicht ausreichend erprobt. Das Bundessozialgericht wies diese Auffassung im Jahr 2003 zurück.[95] Nach dem Urteil der Richter kann Fettleibigkeit sehr wohl eine Krankheit und zum Beispiel eine Magenband-Operation sinnvoll sein, wenn alle anderen Formen der Therapie gescheitert sind. Seither wird im Einzelfall entschieden, in welchem Umfang Kosten von den Kassen übernommen werden. Bei den privaten Krankenkassen wird Fettleibigkeit hingegen schon seit 1979 als Krankheit anerkannt.

Menschen, die bereit sind, sich dem Operationsrisiko auszusetzen, und die willens sind, ihren Lebensstil grundlegend zu ändern, können sich nun auf die neuen Erkenntnisse berufen – und gegenüber den Krankenkassen leichter eine Kostenübernahme durchsetzen. Die Behandlung ist indes teuer: Für Patienten, die in den USA ein Magenband implantiert bekommen haben, mussten die Kassen innerhalb zweier Jahre 23.000 Dollar ausgeben. Überträgt man dies auf deutsche Verhältnisse und unterstellt, dass alle für eine solche Operation infrage kommenden Personen sich dieser unterziehen, so würde ein Betrag von insgesamt 12,8 Milliarden Euro zusammenkommen. Das entspricht in etwa neun Prozent der gesamten Ausgaben der gesetzlichen Krankenkassen – Kosten, die das Gesundheitswesen zu sprengen drohen. Tatsächlich wird jedoch nur ein Teil der infrage kommenden Personen eine Operation wünschen. Und manche Operateure sind überzeugt, dass sich die Kosten der Operation dadurch tragen, dass die Behandelten fortan weniger Kosten durch Folgeerkrankungen des Übergewichts verursachen.

4.7 Lieber die Pfunde bewegen als mit Normalgewicht faulenzen

Wer weder Medikamente schlucken noch sich operieren lassen möchte, dem kann nur eines empfohlen werden: die Pfunde zu bewegen. Denn körperlich aktive Dicke und sogar Fettleibige mit einem BMI bis 35 leben im Schnitt länger als faule Dünne. Nur bei den extrem Fettleibigen ist die Sterblichkeit unabhängig von der »Fitness« erhöht – das zumindest haben Studien des Trainingsexperten Steven Blair vom amerikanischen Cooper-Institute ergeben.[96] Seine Forschungen zeigen, dass übergewichtige Sportler mit guten Herz-Kreislauf-Werten (hohe »Fitness«) gerade mal ein halb so hohes Sterberisiko haben wie normalgewichtige Menschen, die keinen Sport treiben.

Das ergab auch eine Langzeit-Untersuchung der Stanford University, für die über 24 Jahre lang eine Gruppe Nichtläufer im Alter von mehr als 50 Jahren mit mehr als 500 gleichaltrigen Joggern verglichen wurde, die etwa vier Stunden pro Woche trainierten. Am Ende der

Untersuchung hatten zwar gleich viele Läufer wie Nichtläufer Beschwerden, doch bei den Joggern setzen die Beschwerden im Schnitt erst 16 Jahre später ein. Und während nach 19 Jahren 15 Prozent der Läufer gestorben waren, waren es unter den Nichtläufern 34 Prozent.

Das heißt, es kann ratsamer sein, statt abzunehmen lieber mehr Sport zu treiben und somit die Fitness zu erhöhen. Dass man dabei nicht unbedingt Gewicht verliert, ist zu verschmerzen, zumindest für die Gesundheit. Das hat Steven Blair nicht zuletzt an sich selbst festgestellt: »Ich bin ein kleiner dicker Mann, der aber in den letzten 40 Jahren mehrere zehntausend Meilen gerannt ist – und dabei habe ich 15 Kilogramm zugelegt.«

Mehr Bewegung ist auf alle Fälle sinnvoll. Zwar führt der erhöhte Energieverbrauch dazu, dass auch der Appetit wächst, so dass man fragen kann, was das bringt, wenn man dann mehr isst. Auf jeden Fall aber ändert sich die Körperzusammensetzung: Fettpolster werden langsam abgebaut, und die Muskelmasse nimmt zu. Die dadurch erhöhte körperliche Fitness senkt die Sterblichkeit für alle Todesursachen und insbesondere für einen Tod durch Herz-Kreislauferkrankungen. Mindestens ebenso wichtig ist aber, dass Bewegung vor vielen anderen körperlichen und psychischen Gebrechen schützen kann, etwa vor Altersdiabetes, verschiedenen Krebsformen, Demenz, Angststörungen und Depressionen.

Man kann kaum mehr für seine Gesundheit tun, als sich regelmäßig zu bewegen. Und für einen grundlegenden Schutzeffekt reicht schon eine halbe Stunde am Tag strammes Spaziergehen, wobei die Belastung allerdings zu einem Anstieg des Pulses führen sollte; zusätzlich kommt es ganz von selbst zu einem »stimmungsaufhellenden Soforteffekt«. Es ist auch nie zu spät, damit anzufangen, denn die erwünschten Folgen stellen sich rasch ein.

Noch deutlicher werden die positiven Effekte bei dreimal wöchentlich einer Stunde Laufen, Radfahren oder Schwimmen. Bereits nach kurzer Zeit sinkt die Herzfrequenz, das Atemvolumen steigt, die Durchblutung des Gehirns nimmt zu und das Immunsystem wird stimuliert. Die

Bauchspeicheldrüse schüttet das Insulin gleichmäßiger aus, die Zahl der Insulinrezeptoren steigt und sie werden sensibilisiert – was dazu führt, dass mehr Zucker in die Zellen geschleust wird und der Blutzuckerspiegel sinkt. Eine ideale Vorbeugung gegen Altersdiabetes.[97]

4.8 Richtige Ernährung ist »eigentlich« ganz einfach

Noch besser ist es, viel Bewegung mit einer guten Ernährung zu kombinieren. Und das ist einfacher als gedacht. Man muss aus dem Essen, einem höchst natürlichen Vorgang des menschlichen Lebens, keine Wissenschaft machen.

Auch wenn von interessierter Seite immer wieder die Auffassung vertreten wird, für die richtige Ernährung brauche es umfangreiches Wissen über Nährstoffe und ihr Zusammenspiel im Körper, Kalorientabellen und -berechnungen beim Einkauf: Glauben Sie das nicht! Tatsächlich ist richtige Ernährung höchst einfach.

Leitplanken für das Essverhalten

»Eigentlich weiß doch jeder ganz genau, was gesund zu essen bedeutet«, sagt etwa Marion Nestle, Ernährungswissenschaftlerin an der New York University, »die grundlegenden Ratschläge haben sich seit 50 Jahren nicht geändert.«[98] Das ist absolut richtig. Könnte sich jeder an diese wenigen, simplen »Leitplanken« des Ernährungsverhaltens halten, gäbe es viel weniger Übergewichtige. Und nur die Diätindustrie müsste gewaltig abspecken.

Die Leitplanken lauten: »Essen Sie weniger und bewegen Sie sich mehr! Essen Sie mehr Obst und Gemüse! Essen Sie nicht zu viel hochverarbeitete Nahrungsmittel!« Das ist es, nicht mehr und nicht weniger. Die von Ernährungspäpsten und Ernährungsschulen ersonnenen Ratschläge hingegen bilden eine schier unendliche Folge von Regeln, die sich als unsinnig erwiesen haben; von Lehrmeinungen, die nach kurzer Zeit als überholt gelten, von Halbweisheiten und Halbwahrheiten.

Eigentlich gibt es nur eine immer wiederkehrende Empfehlung: Obst und Gemüse sowie nicht hochverarbeitete Getreideprodukte dürfen praktisch unbegrenzt gegessen werden. Fleisch, Milch- und Käseprodukte sollten eher gemäßigt verzehrt werden.

Diese Konstanten zeigen sich auch bei einem weltweiten Vergleich von staatlichen Ernährungsempfehlungen. Untersucht hat das die American Dietetic Association.[99] Diese Empfehlungen sind entweder in Pyramidenform dargestellt, in so genannten Ernährungskreisen, in denen die Nahrungsmittel prozentual angeordnet sind, in Korea und China aber auch in Pagodenform. Für Deutschland ist der Ernährungskreis der Deutschen Gesellschaft für Ernährung dabei. In welchem Land auch immer: Obst und Gemüse sowie wenig verarbeitete Getreideprodukte gelten durchweg als empfehlenswert. Für Korea und China werden zwar geringere Mengen an Milchprodukten empfohlen, was aber daran liegt, dass viele Menschen dort aus genetischen Gründen Milch nicht gut vertragen.

Im Zeitalter der Nährstoffe

Zur Verwirrung um die Grundlagen richtiger Ernährung hat viel beigetragen, dass wir heute in einem Zeitalter der Nährstoffe leben. Statt um konkrete Lebensmittel geht es meist um Ballaststoffe, Cholesterin, Kohlenhydrate, mehrfach ungesättigte Fettsäuren, Polyphenole und Ähnliches.

Der nährstoffliche Ansatz kommt vor allem Wissenschaftlern und Unternehmen entgegen. Denn liegt das Augenmerk auf den Einzelstoffen, lassen sich Variablen isolieren, mit denen man forschen kann und die sich gut vermarkten lassen. Vor allem die Hersteller von hochverarbeiteten Fertignahrungsmitteln profitieren davon. Denn wenn der Blick sich in den Details verliert, sieht er den wichtigen Unterschied zwischen industriell hochverarbeiteten und stärker naturbelassenen Lebensmitteln nicht mehr.

Letztlich werden die Konsumenten auf diese Weise hinters Licht geführt. Wer einen amerikanischen Supermarkt besucht, sieht auf verschiedenen Lebensmitteln und insbesondere Knabberartikeln zum Beispiel die Aufschrift: Cholesterol free (ohne Cholesterin). Die so ausgezeichnete 300 Gramm schwere Tüte mit Salzstangen kann man offenbar guten Gewissens kaufen und beim Fernsehen vernaschen. Dass diese Knabberei rund 1.200 kcal enthält und somit für viele Menschen schon mehr als die Hälfte der empfohlenen Energiezufuhr und zudem ein Vielfaches der täglich empfohlenen Salzmenge, wird dem Käufer nicht bewusst.

Die Ernährungswissenschaftlerin Marion Nestle hat einmal plastisch beschrieben, welch gewaltigen Einfluss die Nahrungsmittelindustrie hat. Sie war an der Herausgabe des »Surgeons General's Report on Nutrition and Health« beteiligt. Dieses von der obersten US-Gesundheitsbehörde herausgegebene, 700 Seiten starke Werk sollte das aktuelle Wissen über Ernährung zusammenfassen. Rasch wurde die Publikation zum Spielball wirtschaftlicher Interessen. Am ersten Tag musste Nestle folgende Regel lernen: Egal, was die Forschung ergeben hat, der Report darf keine mengenmäßigen Beschränkungen in Bezug auf einzelne Produkte nahelegen, insbesondere aber nicht die Empfehlung, weniger Fleisch zu essen. Die Behördenmitarbeiter hatten sich längst darauf eingestellt; sie formulierten so geschickt, dass nicht mehr bestimmte Nahrungsmittel im Mittelpunkt standen, sondern Inhaltsstoffe. Es hieß dann »Essen Sie weniger gesättigte Fette« anstatt »Essen Sie weniger Fleisch« oder »Entscheiden Sie sich für eine Ernährung mit angemessenem Zuckergehalt« anstatt »Essen Sie weniger Zucker«.

Staatliche Stellen konnten dem Einzelstoffkonzept viel abgewinnen. Möglicherweise heikle Zusammenhänge zwischen Ernährung und Krebserkrankungen, wie sie die amerikanische National Academy of Sciences schon 1982 erforschte, betrafen somit keine konkreten, für jeden identifizierbaren Nahrungsmittel mehr. Schuld waren stattdessen Einzelstoffe, die man zwar nannte, von denen man dann aber nicht mehr so genau sagen musste, in welchen Supermarkt-Produkten sie anzutreffen waren.

Äpfel statt Vitaminpräparate

Andererseits kann mit Hinweisen auf die krebsvorbeugende oder gesundheitsfördernde Wirkung einzelner Nährstoffe fast jedes Produkt vermarktet werden. Oder es werden bestimmten Nahrungsmitteln einfach Nährstoffe zugesetzt, die gerade in hohem Ansehen stehen. Und plötzlich sehen Obst und Gemüse, bei denen so etwas nicht möglich ist, vergleichsweise »alt« aus. Aber die Frage, ob das Ganze – ein Apfel – nicht mehr ist als seine isolierten Inhaltsstoffe, die kann eine reduktionistische Wissenschaft, die nur auf die Ebene der Nährstoffe schaut, nicht so einfach beantworten.

Was die mit vielen Vorschusslorbeeren bedachten Vitaminpräparate angeht, ist die Enttäuschung heute riesig. Diese hatten – isoliert verabreicht – oft eine ganz andere Wirkung als angenommen, mitunter sogar die gegenteilige. Das Betacarotin etwa verhinderte den Krebs nicht, sondern erhöhte gerade bei Rauchern sogar das Risiko einer Erkrankung.

Die auf die einzelnen Nahrungsbestandteile fokussierte Sichtweise ist besonders problematisch, weil beim Thema Ernährung gleich zwei komplexe Dinge aufeinandertreffen: die vielfältigen Nahrungsmittel und die einzelnen Esser. Menschen unterscheiden sich ganz fundamental darin, wie gut oder schlecht sie bestimmte Nahrungsmittel vertragen und verdauen – man denke nur an die Laktoseintoleranz (Milchsäureunverträglichkeit) in weiten Teilen der Welt.

»Das Problem der auf Nährstoffe bezogenen Wissenschaft ist, dass sie den Nährstoff aus dem Zusammenhang mit dem Nahrungsmittel nimmt, das Nahrungsmittel aus dem Kontext der Ernährung löst und die Ernährung aus dem Kontext des Lebensstils«, sagt Marion Nestle.

Vorsicht vor Gesundheitsversprechen

Daher am Schluss noch ein ganz simpler Tipp: Vermeiden Sie im Rahmen einer normalen Ernährung guten Gewissens alle Produkte, die ein Gesundheitsversprechen auf der Verpackung mit sich herumtragen. Die meisten davon verbergen hinter dem Hinweis auf die Gesundheit

Die große Pyramiden-Verwirrung

Sogenannte Ernährungs-Pyramiden sollen durch eine einfache Darstellung verständlich machen, welche Lebensmittel in welcher Menge empfehlenswert sind. Sie sind keine Diätprogramme, sondern illustrieren eher eine grundlegende Ernährungsphilosophie. Dabei suggeriert der Begriff Pyramide, dass es sich um ewig gültige Weisheiten handelt. Doch das ist mitnichten so. Es gibt inzwischen eher ein Pyramidenchaos. Und wer sich die Bauwerke anschaut, sieht, dass es zu permanenten Umbauarbeiten bis in die Fundamente gekommen ist.[100] Die erste weit verbreitete Ernährungspyramide hat das Landwirtschaftsministerium der USA entwickelt und 1992 veröffentlicht. Sie basierte vor allem auf Kartoffeln, Nudeln und Brot, die damals als Basis einer gesunden Ernährung galten.

Bei der Logi (low glycemic index)-Pyramide des Harvard-Professors David Ludwig, bei der von Walter Willett, Ernährungsexperte an der Harvard School of Public Health, und bei der Atkins-Pyramide (wiederum nicht zu verwechseln mit der Atkins-Diät) stehen Kartoffeln viel weiter oben. Was so viel heißt wie »Vorsicht!«. Auch Fleischprodukte bilden mitunter – wie bei Atkins – das Fundament der Pyramide, mal stehen sie ziemlich weit an der Spitze. Zudem hat Willett als Basis der Pyramide erstmals »tägliche Bewegung und Gewichtskontrolle« eingeführt. Inzwischen hat das amerikanische Landwirtschaftsministerium die alte Pyramide durch »MyPyramid« ersetzt, die es – unterschieden nach Alter, Geschlecht und körperlicher Aktivität – in zwölf Versionen gibt. Was geblieben ist: Die Nahrungsmittelindustrie konnte verhindern, dass es zu bestimmten Produkten eine Empfehlung gibt wie »Iss weniger von ...«.[101] Stattdessen wird immer eine mehr oder weniger große Anzahl von Portionen empfohlen (»recommended servings«).

In Deutschland stellte die ehemalige Bundesverbraucherschutzministerin Renate Künast – um die Verwirrung komplett zu machen – einen an eine Windrose erinnernden Ernährungskompass vor. Den sollten sich die Bundesbürger – wenn sie die Ecken mental hochgeklappt haben – als dreidimensionale Pyramide vorstellen. Einfach ist wahrlich anders.

einzelner Inhaltsstoffe oft, dass das Produkt als solches alles andere als gesundheitsförderlich ist. Allein um ihm ein gesundes Image zu verleihen, sind ihm womöglich einzelne Nährstoffe zugesetzt worden. Seien Sie auch vorsichtig bei hochverarbeiteten Produkten, die viele unbekannte Inhaltsstoffe haben. Die müssen keineswegs gesundheitsschädlich sein, aber es sind wahrscheinlich Lebensmittel, die mit den natürlichen Ausgangsstoffen nur noch wenig gemein haben. Essen Sie lieber weniger, aber geben Sie für gute Qualität dann mehr Geld aus (in der Gesamtsumme ist das sogar kostenneutral). Und: Kochen Sie selbst!

Im tiefsten Inneren kennt jeder diese Ratschläge – und weiß, dass sie gute Ratschläge sind. Das Problem ist nur: Wissen allein reicht bei weitem nicht aus, um auch sein Essverhalten langfristig zu ändern. Und zweitens: Selbst wer sein Essverhalten ändert, wird nicht automatisch schlank, wie wir in Kapitel 2 gesehen haben.

Die wichtigsten Fakten auf einen Blick

■ Unser Verhältnis zum Essen ist alles andere als rational: Kinogänger, die kostenlos einen großen Eimer Popcorn erhielten, aßen eineinhalb mal so viel wie jene, die nur einen mittelgroßen Behälter bekommen hatten.

■ Die mit mehrfachen Diäten verbundenen Gewichtsschwankungen sind ungesund.

■ Normalgewichtige Menschen mit einem stark kontrollierten Essverhalten laufen mitunter Gefahr, zu viel zu essen.

■ Übergewichtige können durch Diäten langfristig nur zwischen drei und vier Kilogramm abnehmen – und ein großer Teil der Abnehmwilligen bricht jede begonnene Diät sowieso lange vorher ab.

■ Die Gewichtsregulation beim Menschen ist mehrfach redundant ausgelegt – ähnlich wie bei einem Flugzeug, das gegen Absturz gesichert ist. Den Auswirkungen von Diäten oder Medikamenten auf das Gewicht wird daher sofort entgegengearbeitet.

■ Diäten bei Kindern führen häufig zu einem höheren Gewicht und zu einem gestörten Essverhalten. Gemeinsame Familienmahlzeiten sind hingegen ein Schutz vor Essstörungen.

■ Dicke Kinder sollten dick bleiben dürfen, und ihr Übergewicht sollte nicht übermäßig thematisiert werden – denn das führt nur zu noch mehr Gewicht. Wichtig ist, dass sie sich körperlich betätigen.

■ Die gegenwärtig verfügbaren Abnehm-Medikamente führen nach einem Jahr im Vergleich zum Placebo zu einem zusätzlichen Gewichtsverlust von ca. drei Kilogramm; insgesamt beträgt die Gewichtsabnahme im Durchschnitt sechs bis neun Kilogramm. Zwei Jahre nach Beginn der Behandlung sind es dann nur noch ca. drei bis sechs Kilogramm.

■ Nach dem Absetzen der Medikamente nehmen die Behandelten wieder zu. Die Nebenwirkungen der Medikamente sind teils erheblich, und jeder Zweite bis Dritte bricht eine Therapie vorzeitig ab.

■ Eine Magenoperation ist die bislang erfolgreichste aller Therapien gegen Fettleibigkeit.

■ Operationen senken die Langzeitsterblichkeit ehemals Fettleibiger deutlich. Damit ist zum allerersten Mal der Nachweis angetreten worden, dass eine Behandlungsform gegen Adipositas tatsächlich lebensverlängernd wirkt.

■ Im internationalen Vergleich werden in Deutschland relativ wenige Operationen bei Fettleibigkeit durchgeführt.

■ Körperlich aktive Dicke leben im Schnitt länger als faule Dünne.

Die (politischen) Strategien
gegen Übergewicht sind falsch

5.1 Wie wichtig ist Vorbeugung? Und wer profitiert davon?

Der Staat greift immer dann vorbeugend ein, wenn Verhaltensweisen Einzelner die Gesundheit unbeteiligter Personen gefährden. So gibt es Gesetze, die das Passivrauchen eindämmen sollen; betrunken Auto zu fahren ist verboten, ebenso wie der ungeschützte Geschlechtsverkehr für einen HI-Virus-Infizierten.

Anders sieht es aus, wenn niemand direkt geschädigt wird und »nur« Kosten für die Allgemeinheit entstehen. Dies ist der Fall bei Fettleibigkeit – oder auch bei Sportunfällen. Zwar wird immer mal wieder diskutiert, ob Versicherte nicht an den Folgekosten riskanter Sportarten beteiligt werden sollten. Es würde aber ein Aufschrei durch die Nation gehen, wollte man ernsthaft versuchen, alle Hobby-Fußballspieler zur Kasse zu bitten, die mit Knie- und Fußgelenksbeschwerden das Gesundheitssystem in Anspruch nehmen.

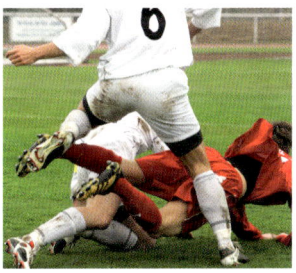

Nicht nur Fettleibigkeit ist riskant

Obwohl Übergewicht und Fettleibigkeit die Gesundheit von anderen Personen keineswegs direkt gefährden, wird seit einigen Jahren viel von Prävention geredet. Weltweit fordern politische Parteien, Regierungen, Industrie, Ärzte und andere gesellschaftliche Gruppen Maßnahmen zur Bekämpfung der »Adipositas-Epidemie«. Es scheint manchmal gar, als sei Übergewicht eines der drängendsten Probleme überhaupt. Das muss eine andere »Krankheit« erst einmal nachmachen: Innerhalb von 20 Jahren aus dem Nichts zu einem der bedeutendsten gesundheitspolitischen Themen zu werden.

Wer profitiert vom Megathema Übergewicht?
Geht es um die Bekämpfung des Übergewichts, so gilt es immer auch die Motive derer unter die Lupe zu nehmen, die sich zu diesem Thema äußern.

Einige Mediziner sind tatsächlich überzeugt davon, dass die kommende Generation eine kürzere Lebenserwartung als ihre eigene haben wird. Sie befürchten, dass wir ein Volk von Zucker- und Herzkranken werden und dass uns die Kosten für die Behandlung solcher Leiden davonlaufen. Beim Lesen so mancher medizinischer Fachbeiträge entsteht gar der Eindruck, die Lösung des »Übergewichtsproblems« würde – überspitzt gesagt – zur Unsterblichkeit führen.

Auch daher glauben Politiker, sie könnten wenig falsch machen, wenn sie sich das Thema Übergewicht auf die Fahne schreiben und Präventionsprogramme fordern. So können sie sich als gesundheitsbewusste Diener des Staates profilieren und wissen dabei die meisten Wähler hinter sich. Denn ein Großteil der Bevölkerung – Dünne wie Dicke – ist der Ansicht, Übergewicht sei etwas Schlechtes, Unappetitliches oder gar Schmutziges, zumindest sichtbarer Zeuge eines Kontrollverlusts über das eigene Verhalten.

Es gibt auch Interessen, die nicht offen formuliert werden. An erster Stelle sind die der Nahrungsmittelindustrie zu nennen, die gleich auf zweierlei Weise an der »Adipositas-Epidemie« verdient: Am meisten dadurch, dass Übergewichtige schlicht mehr essen als Normalgewichtige (und zuvor einkaufen). Hinzu kommt das lukrative Marktsegment der Diät- und Light-Produkte. Mithilfe der Plattform Ernährung und Bewegung[1] hat sich die Nahrungsmittelindustrie nicht zufällig auch an die Spitze der Adipositasprävention gestellt; so ließ es sich einrichten, dass hauptsächlich Präventionsbemühungen zur Steigerung der körperlichen Aktivität propagiert werden – also solche, die nicht das Kerngeschäft der Nahrungsmittelproduzenten stören.

Schließlich profitieren manche Forscher und Ärzte, aber auch die Pharmaindustrie davon, wenn allerorten von der Gefahr einer »Adipositas-Epidemie« die Rede ist. Folgerichtig unterstützen sie neue Präventionsprogramme selbst dann, wenn sich deren Vorläufer als sinnlos erwiesen haben. Bösartig formuliert: Hauptsache, das Thema bleibt en vogue. Daher lohnt bei wissenschaftlichen Studien immer auch ein Blick auf die Geldgeber. Seitens der Pharmaindustrie besteht ein großes Interesse an gesundheitsökonomischen Analysen, die zeigen, dass Medikamente zur Gewichtsabnahme das Gesundheitswesen kostenmäßig entlasten. Je kränker und damit teurer die Übergewichtigen angeblich sind, desto sinnvoller erscheint es, dass die Krankenkassen die Kosten für die entsprechenden Medikamente übernehmen. In diese Richtung zielen einige Studien, die von der Industrie offen oder verdeckt gesponsert werden.

Der amerikanische Wissenschaftler David Allison ist spektakulär über einen solchen Interessenkonflikt gestolpert. Er stand kurz davor, Präsident der einflussreichen amerikanischen Adipositasgesellschaft zu werden. Danach befragt, ob es wohl eine Auswirkung auf das Gewicht der Menschen haben würde, wenn die Speisekarten der Gaststätten die jeweilige Kalorienzahl der Gerichte auswiesen, antwortete er korrekterweise, dass es keinerlei wissenschaftliche Erkenntnisse zum Erfolg einer solchen Maßnahme gebe. Diese Antwort wurde ihm zum Verhängnis, als bekannt wurde, dass er für das Gaststättengewerbe in New York ein Gutachten erstellt hatte, mit dessen Hilfe eine solche Kennzeichnungspflicht abgewendet werden sollte.[2]

Allison hatte zuvor maßgeblich an jener Studie von 2004 mitgewirkt, in der von 365.000 Toten pro Jahr in den USA durch schlechte Ernährung und körperliche Inaktivität die Rede war. Damit ließ sich glänzend Politik machen. So forderte der Direktor des renommierten Centers for Disease Control and Prevention (CDC) aufgrund der Studie 6,9 Milliarden Dollar vom Kongress für das Budget seiner Einrichtung. Kurze Zeit später stellte sich heraus, dass die propagierte Zahl der Toten maßlos überhöht war (siehe auch Kap. 1). Recherchen ergaben schließlich, dass David Allison Zahlungen von insgesamt 148 Unternehmen angenommen hatte, darunter Pharmafirmen und Diät-Anbieter.[3]

In den USA wird dennoch diskutiert, ob nicht die strenge Zulassung für neue Medikamente gegen Fettleibigkeit erleichtert werden sollte. Ein Zeichen der Verzweiflung – oder vielleicht sogar vernünftig? Vielleicht gibt es ja bald tatsächlich ein Medikament, das die Pfunde halbwegs nebenwirkungsfrei dahinschmelzen lässt. Bei anderen häufigen Erkrankungen wie der Aufmerksamkeitsdefizit-Hyperaktivitätsstörung (ADHS) stehen wirksame Präparate wie Ritalin® zur Verfügung – das allerdings mitunter inflationär eingesetzt wird. Bei einem effektiven Schlankheitsmittel wäre das in noch höherem Maße zu erwarten.

Die Zahl der Übergewichtigen stagniert

Aber weshalb überhaupt so gewaltige Präventionsanstrengungen? Schließlich lassen sich deutliche Hinweise darauf finden, dass der Anteil Übergewichtiger nicht weiter wächst, sondern auf hohem Niveau stagniert. In den USA ist er zumindest von 2003/2004 auf 2005/2006 kaum noch gestiegen. Der Anteil adipöser Frauen stagniert dort sogar schon seit 1999 bei 35 Prozent, der von Männern seit 2003 bei 33 Prozent, gaben staatliche Stellen bekannt.[4] Auch der Trend zu immer mehr dicken Kindern scheint gebrochen: »Zwischen 1999 und 2006 gab es keinen belastbaren Anstieg mehr an übergewichtigen Kindern und Jugendlichen in den USA«, berichtet ein Wissenschaftlerteam.[5]

Und auch in Deutschland hat sich laut der Anfang 2008 veröffentlichten Nationalen Verzehrsstudie[6] der Anteil der Übergewichtigen und Fettleibigen gegenüber dem Bundesgesundheitssurvey von 1998 eher etwas verringert (Abbildung 5.1). Zumindest in den mittleren Altersklassen ist die Entwicklung rückläufig, nur die ganz Jungen und die älteren Männer haben noch etwas zugelegt. Bei den Schulanfängern ist die Zunahme an adipösen Kindern in einigen Bundesländern offenbar ebenfalls zum Stillstand gekommen, während sie für Kinder der 10. Klasse noch weiter steigt.[7]

Dass die Menschen immer größer und Mädchen früher geschlechtsreif wurden, hat die Gesellschaft allerdings zu keiner Zeit beunruhigt. Sollten wir übergewichtige Kinder und Erwachsene viel-

5.1 Die Deutschen nehmen derzeit nicht weiter zu

Vergleich Bundesgesundheitssurvey 1998 und Nationale Verzehrsstudie II
Übergewichtige Männer und Frauen in Prozent (BMI ›25 kg/m²)[8]

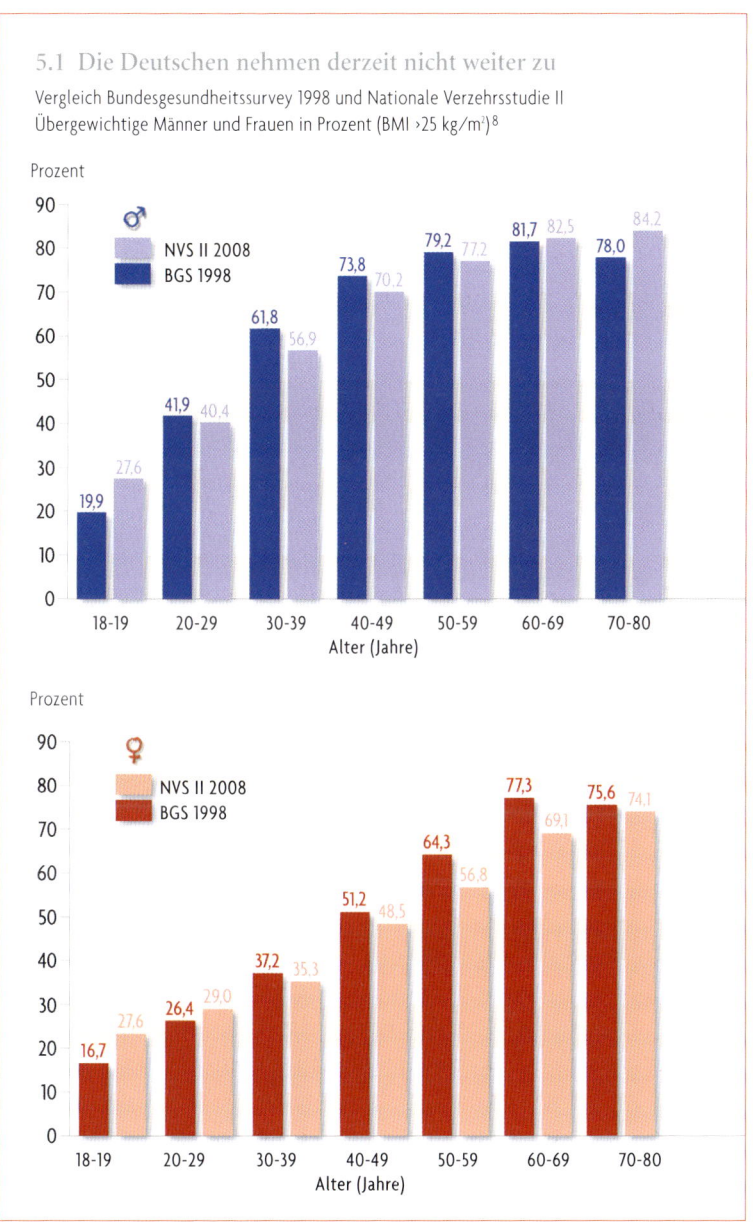

leicht einfach als erfreuliches Zeichen dafür ansehen, dass die Gesellschaft einen lange angestrebten Lebensstandard erreicht hat? Für »normal Übergewichtige« spräche wenig dagegen. Doch dass heute nahezu jeder fünfte Bürger als fettleibig gilt, ist nicht gerade beruhigend.

Vor allem was die zunehmende Belastung des Gesundheitssystems durch die Folgeerkrankungen von Übergewicht angeht. Dabei scheint es so zu sein, dass moderates Übergewicht gar nicht zu Mehr-

5.2 Übergewichtige und moderat Fettleibige kosten das Gesundheitssystem nicht mehr als Normalgewichtige

Mittlere Kosten bezogen auf die Nutzer des Gesundheitssystems pro Jahr [9]

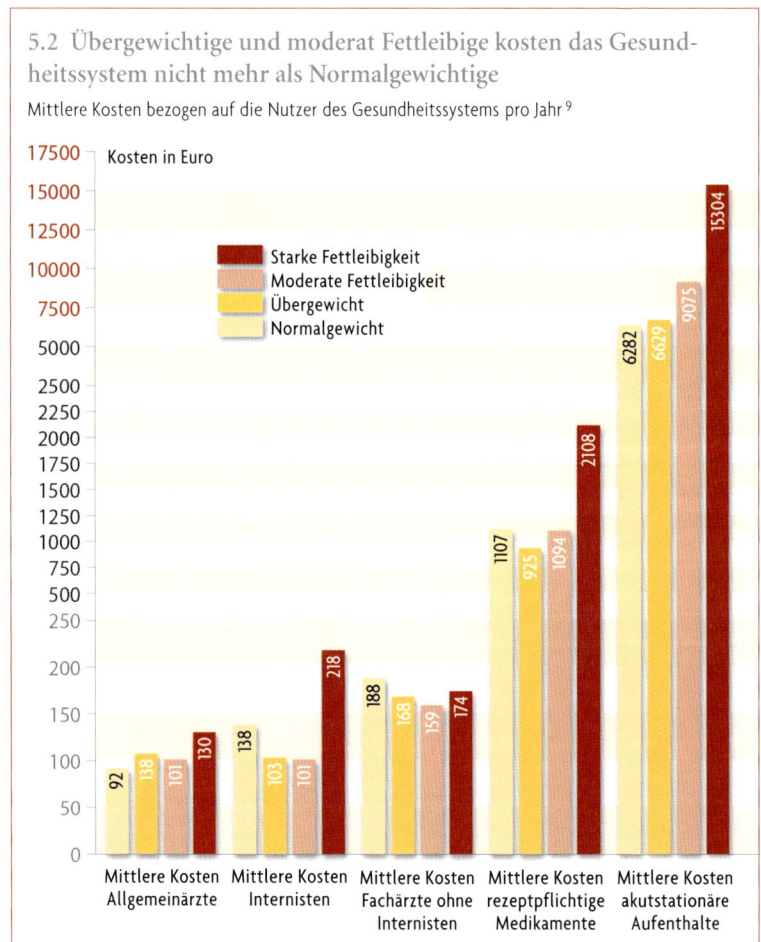

kosten führt, wohl aber starke Fettleibigkeit; in dem Fall steigen die Kosten sehr stark (Abbildung 5.2). Zu den wichtigsten Folgeleiden zählen insbesondere Diabetes und Erkrankungen des Herz-Kreislaufsystems, aber auch Krebs und Gelenkerkrankungen. Zwar hat die Sterblichkeit bei Herzerkrankungen in vielen westlichen Industrieländern seit den 1970er Jahren deutlich abgenommen – womöglich hätte sie aber noch mehr abgenommen, wenn nicht zeitgleich die Anzahl der Fettleibigen so deutlich zugenommen hätte. Dasselbe gilt für die Lebenserwartung, die zwar auch weiter gestiegen ist, aber womöglich noch höher hätte ausfallen können.

Diabetes ist das Hauptproblem
Unter den Folgestörungen der Adipositas sind der Diabetes und dessen Folgekrankheiten die größten Sorgenkinder. Dabei kommt es seit einiger Zeit zu Steigerungsraten von fünf Prozent im Jahr – und die Betroffenen sind immer jünger. Vereinzelt werden bereits Kinder und Jugendliche mit einem Typ-2-Diabetes, dem »Alterszucker«, diagnostiziert. Die meisten der sieben bis acht Millionen Diabetiker in Deutschland sind allerdings älter als 40 Jahre, jeder Zweite ist sogar älter als 65 Jahre.[10]

Kommt zu einem Diabetes noch eine Fettstoffwechselstörung oder Bluthochdruck hinzu, spricht man vom Metabolischen Syndrom, dem entscheidenden Risikofaktor für koronare Herzkrankheiten. Alle Erfolge, die Mediziner bei der Behandlung von Herzerkrankungen und Krebs gemacht haben, könnten – so heißt es – in den nächsten Jahren durch die Zunahme von Alterdiabetes infolge von starkem Übergewicht zunichte gemacht werden.

Ob das tatsächlich eine ernsthafte Gefahr ist oder es sich um eine hysterische Einschätzung handelt, ist derzeit kaum zu entscheiden. Auch Ärzte und Wissenschaftler können nicht in die Zukunft schauen. Sicher ist nur, dass es verschiedene gesellschaftliche Interessengruppen gibt, für die es eine Versuchung darstellt, die Übergewichtsproblematik schlimmer zu reden, als sie tatsächlich ist.

Sicher ist auch Folgendes:

1. Übergewicht ist bislang häufiger geworden; in den letzten Jahren scheint aber eine Stagnation auf hohem Niveau eingetreten zu sein.
2. Übergewicht hat zwar bei einzelnen Betroffenen unbestritten auch gesundheitliche Folgen – die Sterblichkeitsraten jedoch scheinen nicht gestiegen zu sein. Im Gegenteil, die heutigen Neugeborenen haben nach gegenwärtigen Erkenntnissen weiterhin und trotz der Warnungen mancher Experten eine höhere Lebenserwartung als all jene, die vor ihnen geboren wurden.
3. Als Folge der Zunahme des durchschnittlichen Körpergewichts findet der Altersdiabetes eine immer weitere Verbreitung.
4. Wir müssen dafür Sorge tragen, dass die Folgestörungen frühzeitig diagnostiziert und behandelt werden.
5. Es besteht Anlass zur Sorge, Alarm ist aber nicht angesagt.
6. Daraus folgt: Wir benötigen bei Kindern, Jugendlichen und Erwachsenen aller Altersstufen epidemiologische Studien, mit deren Hilfe wir Veränderungen der Raten von Übergewicht und Folgestörungen in Deutschland festhalten können. Zu begrüßen ist ausdrücklich, dass der Kinder- und Jugendgesundheitssurvey des Robert-Koch-Instituts fortgeführt werden soll. Wir brauchen Ärzte, Wissenschaftler und Politiker, die nüchtern die Trends analysieren, interpretieren und der Öffentlichkeit präsentieren.

5.2 Weshalb Aufklärung und Prävention meist scheitern

Wie könnte nun eine gute Präventionsstrategie aussehen? Jahrelang wurde von Ärzten, Wissenschaftlern und Politikern ausschließlich an das Verhalten des Einzelnen appelliert. Man versuchte, über falsche Ernährung aufzuklären – ganz ohne dass diese Strategie Erfolge hätte verzeichnen können.

Dennoch wurde auch in jüngerer Zeit unverdrossen eine groß angelegte Kampagne nach der nächsten gestartet. »Besser essen. Mehr bewegen. Kinderleicht«[11] hieß eine 2003 ins Leben gerufene Initiative des Bundesministeriums für Ernährung, Landwirtschaft und Verbraucherschutz (BELV), die sich an Kinder und Jugendliche richtete und mit 15 Millionen Euro Fördergeldern unterstützt wurde. Im Folgejahr wurde dann auf Initiative desselben Ministeriums der Verein »Plattform Ernährung und Bewegung«[12] gegründet, der verschiedene gesellschaftliche Gruppen bündelt, die sich für einen gesunden Lebensstil von Kindern und Jugendlichen einsetzen sollen. Neben zahlreichen privaten Initiativen finden sich darunter allerdings auch Projekte von Chips- und Schokolade-Herstellern.

Im Mai 2005 rief das Bundesministerium den Wettbewerb »Besser essen, mehr bewegen« ins Leben.[13] 24 Projekte mit Namen wie »gewichtig«, »Kids vital« oder »Minifit« wurden ausgewählt, deren Arbeit für drei Jahre bezuschusst. Nicht zu vergessen, dass es auch auf der Ebene der Bundesländer Programme gibt, wie etwa »Gesund leben – Jemand dagegen? Mein innerer Schweinehund«,[14] das Maßnahmen zur Prävention von Übergewicht und Adipositas in Thüringen fördert. Möglicherweise haben diese allgegenwärtigen Abspeckkampagnen sogar mit dazu beigetragen, dass der Anteil der Jugendlichen, die sich für »zu dick« oder »viel zu dick« halten, in den letzten Jahren größer geworden ist.[15]

Im Mai 2007 ging die Überbietungsspirale weiter: Das Bundeskabinett verabschiedete ein Eckpunktepapier »Gesunde Ernährung und Bewegung – Schlüssel für mehr Lebensqualität«, in dem die Notwendigkeit erläutert wird, die vielfältigen Initiativen in einer nationalen Strategie zusammenzuführen und fortzuentwickeln.

Im Juni 2008 legten dann die Ministerien für Gesundheit und Verbraucherschutz den »Nationalen Aktionsplan zur Prävention von Fehlernährung, Bewegungsmangel, Übergewicht und damit zusammenhängenden Krankheiten« vor.[16] In dem rund 50-seitigen Papier tauchen dutzendweise Begriffe wie Information, Ernährung, Bewegung und Qualität auf. Wer jedoch nach Begriffen wie Genetik, genetisch oder erblich sucht, wird nicht fündig. Eine seriöse Aufklärung zum Thema Übergewicht sollte sich um diesen wichtigen Aspekt jedoch nicht herumdrücken.

Immerhin, der Nationale Aktionsplan gesteht ein, dass allein auf das individuelle Verhalten abzielende Maßnahmen das Problem nicht lösen können. Die fünf Handlungsfelder des Plans (Vorbildfunktion von Bund, Ländern und Kommunen; Information über Ernährung, Bewegung und Gesundheit; Bewegung im Alltag; Qualitätsverbesserung bei der Verpflegung außer Haus; Impulse für die Forschung) lassen aber bereits erahnen, dass weder konkrete Gesetzesvorschläge noch Verbote in Erwägung gezogen werden.[17] Insofern steht also zu erwarten, dass auch diese Initiative wirkungslos verpuffen wird.

Ende 2007 wurde parallel versucht, das Problem auch von der anderen Seite her anzupacken, was inhaltlich sicher richtig ist, aber die Verwirrung ob all der Kampagnen noch befördert haben dürfte: Die Familien-, Gesundheits- und Forschungsministerinnen stellten mit Unterstützung von Emma-Herausgeberin Alice Schwarzer die Initiative »Leben hat Gewicht – gemeinsam gegen den Schlankheitswahn« vor, die die gesellschaftliche Debatte um Essstörungen wie Magersucht und Bulimie befördern will.[18]

Nur die ohnehin Überzeugten werden erreicht

Inzwischen sind sich die meisten Experten einig, dass die Appelle, sich gesund zu ernähren und viel zu bewegen, zum größten Teil ungehört verhallen und auf das Verhalten des Einzelnen kaum Einfluss haben. Schlimmer noch: Gerade diejenigen, die solche Aufrufe eigentlich erreichen sollten, werden durch die ritualisiert wiederholten Botschaften nicht angesprochen. Einziges Trostpflaster: Die ohnehin schon Überzeugten werden in ihrem Verhalten bestärkt.

Das Hauptproblem der Aufklärungs-Kommunikation ist, dass sie von einem simplen Sender-Empfänger-Modell ausgeht: Auf der einen Seite der Sender, der fachliche Expertise hat und weiß, was richtig ist.

Auf der anderen Seite der Empfänger, der dies noch nicht begriffen hat. Die da oben – die Experten – belehren die da unten – meist die Dicken (mitunter auch die Magersüchtigen) –, was und wie sie zu essen haben. Den dummen, bestenfalls ahnungslosen »Falschernährern« soll endlich einmal die richtige Esskultur nahegebracht werden.

Bis heute gehen viele Gesundheitspolitiker hoffnungsfroh davon aus, dass das richtige Wissen irgendwann schon zur richtigen Handlungsweise führen wird; sie glauben, dass Information die seit Jahren erlernten und ritualisierten Essgewohnheiten einfach so aufbrechen kann. Was für eine Verkennung grundlegender menschlicher Beharrungskräfte! Tatsächlich konkurrieren diese sehr erfolgreich mit einer rationalen Ernährungsplanung. Um nur einige zu nennen: Es gibt durch die Berufstätigkeit vorgegebene Zwänge beim Essen, seit Jahren praktizierte Alltagsroutinen. Und jeder weiß, wie sehr Stress, Kummer, Entspannung, Angst – also die psychische Befindlichkeit – Einfluss darauf nehmen, was und wie viel wir essen und trinken. Nur wenige Menschen können (und wollen) ihr Ess- und Bewegungsverhalten dauerhaft »gesundkontrollieren«.

Hinter dem geringen Erfolg der Ernährungsberatung speziell in unteren sozialen Schichten, der von Wissenschaftlern oft als Uneinsichtigkeit interpretiert wird, verbirgt sich womöglich – so die These der Soziologin Eva Barlösius – eine Art sozialer Protest, mit dem die eigenen kulturellen Vorstellungen vom »guten Essen« und »guten Leben« verteidigt werden.

Die Wissensvermittlung stößt aber auch an biologisch vorgegebene Grenzen: Manche Menschen haben ganz einfach mehr Appetit, weniger Bewegungsdrang und/oder einen niedrigeren Grundumsatz als andere.

Aber davon lässt sich die Ernährungsaufklärung nicht irritieren. Man geht unbeirrt vom Ideal eines rational entscheidenden Menschen aus, dem die körperliche Leistungsfähigkeit und die Gesundheit über alles gehen. Dabei wird vergessen, dass dies ein typischer Mittelschichts-Wert ist, der längst nicht für alle Menschen einen so hohen

Stellenwert hat. »Die Geschichte der gesundheitlichen Ernährungskommunikation ist die Geschichte ihres relativen Scheiterns«, sagt etwa der Ernährungshistoriker Uwe Spiekermann. Ähnlich sieht das auch der ehemalige Präsident der Deutschen Gesellschaft für Ernährung, Volker Pudel. Die Ernährungsaufklärung der letzten 50 Jahre, so Pudel, habe ihr Ziel verfehlt: »Das Ergebnis der Ernährungsaufklärung ist nicht, dass die Leute anders essen, sondern sie essen das, was sie auch vorher gegessen haben, nur mit schlechterem Gewissen.«[19]

Auf mehr Bewegung setzen?

Mehr Bewegung würde vielen Menschen ganz unabhängig vom Ernährungsverhalten guttun und vor einer Vielzahl körperlicher und physischer Gebrechen schützen, wie wir in Kapitel 4 gesehen haben. Aber die Umsetzung ist schwierig. Denn wer sich mit der Vorbeugung von Übergewicht befasst, darf nicht vergessen, dass viele körperliche Funktionen wie der Appetit, der Grundumsatz, aber auch die körperliche Aktivität von unserem Gehirn selbstständig koordiniert werden. Was das konkret bedeutet, zeigt sich zum Beispiel am Bewegungsverhalten von Kindern.

Wer würde nicht davon ausgehen, dass die Kinder, die den meisten Sportunterricht haben, sich auch insgesamt am meisten bewegen? Aber das ist mitnichten so. In einer britischen Studie wurden drei Grundschulen miteinander verglichen, deren Kinder zwischen zwei und neun Sportstunden pro Woche absolvierten. Erstaunlicherweise holten jene Kinder, die wenig Sport in der Schule hatten, das Bewegungsdefizit in ihrer Freizeit auf; umgekehrt waren die in der Schule aktiven Kinder am Nachmittag ruhiger. Insgesamt erklärte die Anzahl der Sportstunden weniger als ein Prozent der Unterschiede in der täglichen Aktivität.[20]

Es stellte sich auch heraus, dass Kinder, die mit dem Auto zur Schule gefahren wurden, das Bewegungsdefizit am Nachmittag fast vollständig aufholten. Es scheint also so etwas wie einen inneren »Aktivitätsregler« bei Kindern zu geben, der das Ausmaß der Aktivität kontrolliert und dafür sorgt, dass es von Tag zu Tag und selbst über Jahre hinweg relativ konstant bleibt.

Zu starr darf man sich ein solches System allerdings nicht vorstellen. Bei Kindern in der afrikanischen Savanne, die Wasser von einem weit entfernten

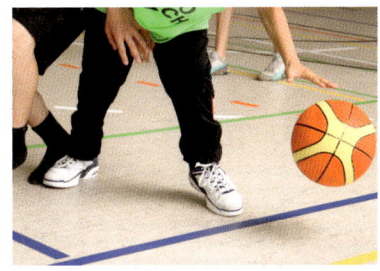

Mehr Schulsport ist auch nicht die Lösung

Brunnen holen müssen, wird sich der Regler nicht nach halber Strecke mit dem Signal »Es ist genug Bewegung für heute« melden. Dessen Einstellung hängt selbstverständlich auch von den Umweltbedingungen und der individuellen Motivation ab. Was aber geschieht, wenn das Wasser aus der Leitung kommt, das Essen immer fertig angerichtet auf dem Tisch steht, wenn von der Umwelt kaum Anreize zur Bewegung ausgehen? Manche Kinder haben dennoch einen recht hohen Bewegungsdrang und leben den auch aus – andere aber neigen dazu, sich möglichst wenig zu bewegen.

Was heißt das für die Initiativen für mehr Bewegung? Es reicht nicht aus, einfach mehr Sport anzubieten oder die Kinder zu Fuß oder mit dem Fahrrad zur Schule zu schicken. Zusätzlich müsste man dafür Sorge tragen, dass die Kinder sich tatsächlich mehr bewegen als ohne vorbeugende Maßnahmen. Das kann allenfalls gelingen, indem in der gesamten Gesellschaft mehr Bewegungsmöglichkeiten und -räume geschaffen werden (mehr dazu in Kapitel 6).

Enormer Aufwand, kein Effekt

Angesichts des Aktivitätsreglers verwundert es nicht, dass die bisherigen Präventionsversuche sich als nicht sonderlich erfolgreich erwiesen haben. Das zumindest ist das Ergebnis einer Übersichtsarbeit, die zehn kurzfristige und zwölf langfristige Projekte auswertete.[21] Die meisten waren an Schulen angesiedelt und bezogen sich sowohl auf die Ernährung der Kinder als auch auf deren Bewegungsverhalten; die Wissenschaftler, Lehrer und Eltern waren mit großem Engagement dabei. Doch das Fazit war ernüchternd: Auf das Gewicht der Kinder hatten die Initiativen in den allermeisten Fällen keinen Einfluss.

So führten fünf Grundschulen im englischen Leeds im Schuljahr 1997/98 ein umfangreiches Programm durch, bei dem es nicht nur um reine Wissensvermittlung ging, sondern auch das Kantinenessen aufgewertet wurde und die körperliche Aktivität verbessert werden sollte.[22] Die Eltern bezog man mit ein. Im Vergleich zu den Kindern an Schulen ohne ein solches Programm veränderte sich der BMI der Schüler dennoch nicht. Der einzige Unterschied: Sie aßen etwas mehr Gemüse. Mehr bewegt haben sie sich nicht.

Interessant ist auch der Blick auf das zunächst erfolgreich erscheinende Christ-Church-Adipositas-Präventionsprojekt für Kinder im Alter zwischen sieben und elf Jahren an sechs Schulen in Südengland. Es diente vor allem dazu, die Jungen und Mädchen davon abzuhalten, zuckerhaltige Limonaden zu trinken. Dazu wurden Unterrichtsstunden zum Thema Gesundheitserziehung abgehalten. Tatsächlich tranken die Kinder weniger solcher Getränke, und im Vergleich zu Kindern aus Schulen ohne ein solches Programm (die Kontrollgruppe) waren nach Ende der Studie weniger übergewichtig. Vier Jahre nach Studienende aber hatten sich die Übergewichtsquoten wieder angeglichen: 30 Prozent der Kontrollgruppe waren übergewichtig und 26 Prozent der Projektgruppe. Der Erfolg war also nicht von Dauer.[23]

Das gilt auch für ein Programm, bei dem britischen Schülern im Alter von vier bis sechs Jahren kostenlos Obst zur Verfügung gestellt wurde.[24] Während das 120 Millionen Pfund teure Vorhaben lief, verzehrten die Kleinen tatsächlich mehr Äpfel und Bananen als andere Kinder. Im Alter von etwa sieben Jahren hatte sich ihr Obstverzehr dem anderer Kinder jedoch wieder angeglichen – und im Alter von acht aßen sie sogar weniger Obst als jene Kinder, die nicht zum Obstgenuss angehalten worden waren![25]

Als ähnlich erfolglos erwies sich eine vierjährige Studie in Kiel mit mehr als 1.700 Kindern im Alter zwischen sechs und zehn Jahren. Im

ersten Schuljahr wurden sechs Einheiten Ernährungsunterricht angeboten, an die sich jeweils 20-minütige Laufspiele anschlossen. Der
durchschnittliche BMI der Kinder änderte sich dadurch aber nicht.
Lediglich Kinder aus den oberen sozialen Schichten profitierten und
waren danach etwas weniger häufig übergewichtig.[26]

Einen weiteren Sargnagel für die
Vorstellung, Kinder ließen sich – gute
Ideen und guten Willen vorausgesetzt –
vor Übergewicht bewahren, lieferte das
Ergebnis von »Pathways«, einem ungemein ambitionierten US-Programm zur
Prävention von Übergewicht. Drei Jahre
lang nahmen sich Wissenschaftler Zeit
für Dritt- bis Fünftklässler aus 41 Schulen in von nordamerikanischen Indianern

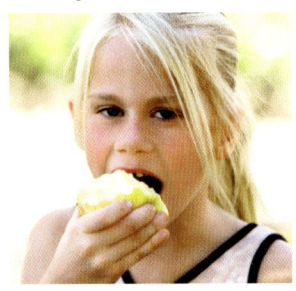

Ob der Obstgenuss
zur Gewohnheit wird?

bewohnten Ortschaften; viele der Kinder waren bereits übergewichtig.

Das Programm stand auf vier Säulen: Ernährungsumstellung – der
Anteil von Fett an der aufgenommenen Energiemenge wurde deutlich
reduziert. Mehr Bewegung – dreimal 30 Minuten moderater bis anstren-
gender Sport, dazu Bewegungspausen während der Schulzeit. Spezieller
Unterricht – zum Thema gesundes Essen. Einbezug der Familien –
durch Infomaterial und Aktivitäten wie Kochkurse an den Schulen.

Und was war der Lohn der ganzen Mühe? Nichts! Ziel der Studie
war es, den Anteil an Körperfett bei den Kindern zu verringern. Er verringerte sich aber nicht, selbst nach drei Jahren hatte sich nichts getan.
Die Kinder bewegten sich auch nicht mehr als andere. Zwar wussten
die Kinder mehr über gesunde Ernährung und über die Vorteile von
viel Bewegung, aber dadurch reduzierte sich ihr Gewicht nicht. Und
das lag nicht etwa daran, dass die Eltern und Kinder nicht mitgemacht
hätten – die Forscher bedankten sich sogar ausdrücklich für die große
Unterstützung.[27]

Es war auch keineswegs so, dass das Programm zumindest eine
weitere Gewichtszunahme verhindert hätte: Eine Kontrollgruppe, die

nicht an Pathways teilnahm, entwickelte sich praktisch genauso wie die Studiengruppe. Am Ende stellen die Forscher ernüchtert fest: Das Beharrungsvermögen des Körpergewichts im Kindesalter ist außerordentlich groß.[28]

Auf internationaler Ebene gibt es derzeit Bemühungen, Präventionsprogramme auf die Beine zu stellen, die quasi jedermann einbeziehen. Das »EPODE European Network«[29] wurde zunächst in mehreren Regionen Frankreichs umgesetzt, Gemeinden in Belgien und Spanien kamen hinzu. EPODE bezieht neben Lehrern und Schulen auch den Handel, die Lebensmittelindustrie sowie die lokalen Ärzte und Ernährungsfachkräfte in verschiedene Maßnahmen mit ein. Solide wissenschaftliche Daten zu den Auswirkungen gibt es aber bis heute nicht. Offenbar üben solche »ganzheitlichen« Ansätze aber eine so hohe Faszination auf die Akteure und Politiker aus, dass man bereit ist, sie dennoch auf ganz Europa auszudehnen.

Blaue Briefe für dicke Kinder

Mit dem Start zum Schuljahr 2008/2009 sollen britische Eltern über Größe und Gewicht ihres Nachwuchses informiert werden. Das hat das Londoner Gesundheitsministerium entschieden. Schulanfänger sowie Jungen und Mädchen im Alter zwischen zehn und elf werden dann in der Schule gemessen, gewogen und in Kategorien eingeteilt: »Untergewicht«, »gesundes Gewicht«, »Übergewicht« und »starkes Übergewicht«. Das Ergebnis erhalten die Eltern per Post. Bei zu viel Pfunden dürfte der Umschlag etwas dicker ausfallen, denn dann liegt eine Broschüre mit Hinweisen zu Ernährung, Bewegung und den Risiken von Übergewicht bei.[30] Ob dies außer zu einer zusätzlichen Stigmatisierung der Kinder zu etwas führt, ist sehr fraglich. Bereits einige Jahre zuvor hatte der US-Bundesstaat Arkansas ein ähnliches Vorhaben gestartet. Nach zwölf Monaten hatte sich der BMI der Kinder keinen Deut nach unten bewegt. Dennoch wurde dies als Erfolg bewertet, weil der Trend zu mehr Übergewicht gebrochen worden sei.[31] Inzwischen hat sich jedoch herausgestellt, dass der Trend ohnehin landesweit gebrochen ist, ganz ohne blaue Briefe (siehe Seite 194).

Wenn all das nichts hilft, wie wäre es mit weniger Fernseh-Konsum, denn viele Stunden am Tag vor der Mattscheibe erhöhen bekanntlich die Wahrscheinlichkeit von Übergewicht? Die umgekehrte Wirkungskette scheint nicht ganz so einfach zu funktionieren: US-Forscher informierten Eltern, dass es sinnvoll sei, die Fernsehzeit einzuschränken, und boten den Kindern vielfältige andere Alternativen an. Tatsächlich ging der BMI der Kinder daraufhin zurück, wenn auch nur geringfügig.[32] Englische Forscher wollten die Ergebnisse daraufhin mit einer wesentlich umfangreicheren Studie bestätigen. Ohne Erfolg: Zwar sahen die Kinder am Ende 13 Minuten weniger Fernsehen am Tag, für ihren BMI aber war dies bedeutungslos.[33]

Eine Frage des richtigen Marketings?

Lässt sich womöglich mit den Ansätzen der modernen Werbepsychologie, mit einem guten Marketingkonzept dem Übergewicht Einhalt gebieten? Klar ist, dass es intelligenter Präventionsansätze bedarf, die nicht mit miesepetriger Verbotsattitüde oder aufklärerischem Impetus einhergehen. Die folgenden Beispiele zeigen, in welche Richtung es gehen könnte. Und wie die Werbung für Ungesundes gewissermaßen mit den eigenen Waffen geschlagen werden kann.

Besonders groß ist die Macht von Logos, wie ein Versuch mit Kindern im Alter von drei bis fünf Jahren zeigt: Die Mädchen und Jungen erhielten jeweils ein Stück von einem Hamburger, einige Pommes frites, Chicken Nuggets und Milch – jeweils eine Portion in einer Verpackung beziehungsweise einem Glas mit McDonald's-Aufdruck, die identische andere Portion in einer Verpackung ohne Logo. Dann sollten die Kinder sagen, was ihnen besser geschmeckt hat.

Ihr Urteil war eindeutig: 77 Prozent fanden die angeblichen McDonald's-Fritten schmackhafter, nur 13 Prozent die ohne Logo. Bei den Chicken Nuggets war das Verhältnis 59 zu 18 Prozent, und auch die Milch schmeckte 61 Prozent der Kinder besser aus dem McDonald's-Glas, nur 21 Prozent bevorzugten Milch aus dem neutralen Glas. Und selbst Karotten-Stücke, die McDonald's gar nicht anbietet, empfanden die meisten Kindern als leckerer, wenn die Verpackung ein McDonald's-Logo zierte. Insofern tun sich interessante Marketing-Strategien für die Anbieter gesunder Nahrungsmittel auf. Warum nicht etwa Obst mit Micky-Maus-Cartoons verkaufen?[34]

Wie man so etwas praktisch umsetzen kann, zeigte das Programm »Food Dudes«, das an der University of Bangor in Wales entwickelt wurde. Food Dudes arbeitet mit kurzen Videosequenzen über vier junge Superhelden, die dank Gemüse und Obst zu dem wurden, was sie sind, und ihre Kraft daraus schöpfen. Charlie, Tom, Raz und Rocco müssen die Welt vor »General Junk« retten.

Die kleinen Filme wurden in Schulen gezeigt, verschiedenes Obst und Gemüse wurde angeboten, und die Kinder erhielten Belohnungen in Form von Stiften und Stickern. Mit zweierlei Absicht: 1. Eine positive Assoziationskette in Gang zu setzen: Obst und Gemüse = Superhelden-Nahrung. 2. Immer wieder kleine Mengen Obst und Gemüse probieren zu lassen, damit die Kinder sich an den Geschmack gewöhnen und selbst nachfragen. Denn die Ernährungspsychologie geht davon aus, dass wir nicht essen, was wir gerne mögen, sondern dass wir umgekehrt das besonders gerne mögen, was wir schon in jungen Jahren häufig essen.

Eine Pilotstudie an 150 Grundschulen in Irland war so erfolgreich, dass die Regierung das Programm vorzeitig abgebrochen hat, um es nunmehr landesweit anzubieten. Sie ergab, dass jedes Kind täglich fast doppelt so viel Obst und Gemüse verspeiste wie zuvor. Als noch erfolgreicher bewerteten die Wissenschaftler die Tatsache, dass gerade jene Kinder, die vorher fast gar kein Obst und Gemüse gegessen hatten, nunmehr nennenswerte Mengen davon zu sich nahmen. Hoffen lässt auch der Umstand, dass die Wirkung über 18 Monate anhielt – möglicherweise konnten die Geschmacksvorlieben tatsächlich langfristig verändert werden. Versuche mit dem Programm gibt es inzwischen auch in Italien und Großbritannien; in Kalifornien und Kanada sind sie geplant.[35] Der Beweis allerdings, dass die Kinder weniger an Gewicht zulegen als andere, steht noch aus.

5.3 Der Schwarzenegger-Weg

Gouverneur Arnold Schwarzenegger lancierte 2005 die wegweisende »California Obesity Prevention Initiative« (COPI).[36] Deren Ziele lauten: Die Folgen von Übergewicht im Kindesalter sollen reduziert und die sozialen und regionalen Unterschiede bei der Häufigkeit von Übergewicht eingeebnet werden; gesundes Essen und körperliche Aktivität, insbesondere der Jugendlichen und Kinder, sollen gefördert werden.

Nicht ohne Stolz weist die Initiative auf Kaliforniens Schrittmacherrolle bei der Prävention des Rauchens hin. Tatsächlich hat die Häufigkeit des Rauchens bei Erwachsenen in Kalifornien um 38 Prozent abgenommen; die Lungenkrebsrate ist sechsmal schneller gesunken als im Rest der USA. Oberschüler in Kalifornien rauchen zu 41 Prozent weniger als in anderen Staaten der USA.

Der Hinweis auf die Bedeutung genetischer Faktoren fehlt zwar auch bei COPI, aber immerhin werden die gesellschaftlichen Faktoren, die Bedeutung der dick machenden Umgebung klarer erkannt und stärker integriert als beim deutschen Aktionsplan. Bemerkenswert ist vor allem, dass die Initiative sich – in einem Land, in dem der Individualismus und eine liberale Wirtschaft einen hohen Wert haben – mitnichten nur an den einzelnen Bürger richtet, sondern auch die gesellschaftlichen Verhältnisse ändern will.

In der Nachbarschaft, in Gemeinden und Gebäuden sollen verschiedenste körperliche Aktivitäten wie Zu-Fuß-gehen, Treppensteigen und Fahrradfahren gefördert werden. Gesunde Nahrungsmittel und Getränke sollen in Lebensmittelgeschäften, Restaurants und Kinos zu bezahlbaren Preisen verkauft werden. Weiter heißt es klarsichtig: »In den USA werden 33 Milliarden Dollar jährlich für die Vermarktung von Nahrungsmitteln ausgegeben. Kinder sehen 40.000 Werbespots pro Jahr, die zur frühen Bildung von Geschmackspräferenzen und Markenbindungen führen. Fernsehwerbung, das Internet und strategische Produktplatzierungen beeinflussen Kinder in einem erheblichen Ausmaß, hochkalorische und mit geringem Nährwert ausgestattete Nahrungsmittel und Getränke zu bevorzugen.« Ein deutlicher Hinweis auf die soziale Verantwortung der Industrie.

Gouverneur Schwarzenegger erließ zudem einige bahnbrechende Verordnungen: Der Verkauf von Fast Food an Schulen ist untersagt; das bereits bestehende Verbot, süße Limonaden an Grund- und Mittelschulen zu vertreiben, wurde auf Oberschulen ausgedehnt; es werden Gelder zur Verfügung gestellt, um Schulmahlzeiten durch frisches Obst und Gemüse zu erweitern. In Restaurants dürfen von 2010 an keine gesundheitsschädlichen Transfettsäuren mehr in Ölen, Backfetten und Margarinesorten enthalten sein, die zur Zubereitung der Speisen verwendet werden; bei Zuwiderhandlung drohen Bußgelder bis zu 1.000 Dollar.[37]

Zudem hat Kalifornien bereits im Jahr 2006 im Haushalt 40 Millionen Dollar zur Einstellung von Sportlehrern vorgesehen, 500 Millionen Dollar für eine bessere Ausstattung des Sport-, Kunst- und Musikunterrichts, weitere drei Millionen Dollar für Frühstücksprogramme sowie 15 Millionen Dollar für die Wiederbelebung des Schulgartenprogramms. In einer landesweiten Kampagne werden gesundes Essen und aktives Leben als »California living« propagiert (Details siehe [38]).

In Los Angeles hat der Stadtrat gar das Verbot erlassen, in einem etwa 80 Quadratkilometer großen und armen Stadtteil weitere Fast-Food-Lokale zu eröffnen, denn es gibt bereits 400. Die Entscheidung wurde in Anbetracht der großen Zahl Übergewichtiger einstimmig gefällt; das Verbot gilt zunächst für ein Jahr, kann dann aber verlängert werden.[39]

Damit hat der Bundesstaat eine wichtige Vorreiterrolle übernommen. Grund dafür ist nicht zuletzt die besondere Aufgeschlossenheit der Kalifornier für Visionen. Die Schwarzenegger-Initiative hebt sich wohltuend von solchen ab, die vor allem auf Aufklärung setzen. Und sie ist umso erstaunlicher für ein Land, in dem viele Bürger starkes Übergewicht offenbar für gar kein besonders drängendes Gesundheitsproblem halten, wie sich in einer Untersuchung der Princeton

University herausstellte. Demnach rangiert Adipositas weit hinter Krebs, Aids, Herzerkrankungen und Diabetes. Daher sind US-Bürger auch nur in Grenzen bereit, öffentliche Gesundheitsinitiativen zur Bekämpfung der Adipositas zu unterstützen. So würden nur 33 Prozent sich mit einer Besteuerung von

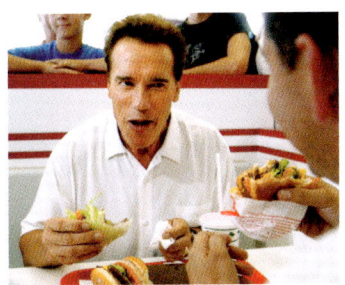

Damit ist jetzt Schluss

»Snack foods« einverstanden erklären. Nicht einmal jeder Zweite sprach sich für ein Verbot von »Junk Food« an Schulen aus. Immerhin 57 Prozent lehnten Werbeblöcke der Nahrungsindustrie während Kindersendungen ab.[40]

Auch in Deutschland hält nur eine Minderheit der Bürger Eingriffe des Staates in die Essgewohnheiten der Bürger für richtig, ergab eine entsprechende Befragung.[41]

5.4 Sind die Dicken von morgen die Raucher von heute?

Das Beispiel der USA zeigt, dass die öffentlichen Kampagnen gegen Raucher und Übergewichtige interessante Parallelen aufweisen. Die Medien in den USA haben die Verbindung zwischen Fast Food und Zigaretten längst hergestellt[42] – mit Zeitungs-Überschriften wie: »Is Food the Next Tobacco?« oder »Is Fat the Next Tobacco?« Der Feldzug gegen die Tabakindustrie wird von Rechtsanwälten als Vorbild genommen für eine künftige Anti-Fast-Food-Kampagne. »Die Präzedenzfälle, die Munition, die Raketen gibt es bereits und sie warten in einem Silo mit der Aufschrift ›Tabak‹ auf den nächsten Einsatz«, meint der Anwalt Victor Schwartz, der sich für eine Reform des amerikanischen Zivilrechts einsetzt, die Klagen gegen die Fast-Food-Industrie erleichtern würde.

So ist es kein Zufall, dass einer der prominentesten Gegner der Fast-Food-Industrie seine Wurzeln in der Anti-Tabak-Kampagne hat.

Der Washingtoner Jurist John Banzhaf ist Gründer und Geschäftsführer der Gruppe Action on Smoking and Health. Dem Spott in der Anfangsphase der Anti-Fast-Food-Kampagne begegnete er mit den vielzitierten Worten gegenüber den ersten Klägern gegen die Tabakindustrie: »Jeder hat sie für verrückt gehalten. Heute sind sie Multimillionäre.« Banzhaf steht auf dem Standpunkt: Wenn der Gesetzgeber untätig gegenüber der Fast-Food-Industrie bleibt, wird er als Anwalt zu prozessualen Mitteln greifen.[43]

Erfolgreiche Klage gegen Fettes
Erste Erfolge gibt es bereits für Banzhaf. In einem Fall hatte das Good Housekeeping Institute im Jahr 2002 ein mit Käse umhülltes Backwerk aus Mais und Reis einer genauen Überprüfung unterzogen. Die Angaben auf dem Etikett wichen deutlich von den in den Labortests ermittelten Gehalten ab. Statt 2,5 Gramm Fett pro Portion enthielt »Pirates' Booty« 8,5 Gramm Fett – deutlich mehr als das Dreifache.

Die New Yorker Journalistin Meredith Berkman reichte Klage ein. Sie habe aufgrund des Konsums dieses vermeintlichen Diätprodukts an Gewicht zugenommen, habe infolgedessen mehr Zeit dafür aufwenden müssen, sich des zusätzlichen Gewichts wieder zu entledigen, und habe nach den Enthüllungen »Seelenqualen, Wut und Entrüstung« verspürt. Angeblich handelte es sich bei der fehlerhaften Etikettierung um ein Versehen. Doch die Firma Robert's American Gourmet Foods war bereits in der Vergangenheit durch Rückrufaktionen falsch beschrifteter Produkte aufgefallen. Schließlich wurde der Rechtsstreit durch eine Zahlung von immerhin vier Millionen Dollar beigelegt.

Doch die Parallelen zwischen Tabak und ungesunden Lebensmitteln haben auch Grenzen. So lassen sich simple »Don't smoke!«-Parolen nicht einfach auf Nahrungsmittel übertragen. Denn Tabak – bei ihm geht es um ein einzelnes Produkt und nicht um Tausende, wie bei Nahrungsmitteln – ist in jeder Dosis gesundheitsschädlich, der Nachweis einer Kausalität vergleichsweise einfach zu erbringen. Außerdem ist er ein Luxusprodukt, man kann sehr wohl darauf verzichten.

Gleiches gilt allenfalls für Süßigkeiten, Knabbereien und Softdrinks, gewiss aber nicht für Lebensmittel allgemein. Zudem schädigt Tabakkonsum durch Passivrauchen auch andere Menschen, ungesunde Ernährung schädigt neben dem Esser keine anderen Menschen, außer in Extremfällen Schwangere das ungeborene Kind. Vor allem aber könnte sich die Lebensmittelindustrie durch Veränderungen der Produktpalette an neueste wissenschaftliche Erkenntnisse anpassen und so das Risiko von Haftungsklagen minimieren – eine Option, über die die Tabakindustrie nicht verfügt, trotz der Versuche, Filter-, Menthol- und Lightvarianten als gesunde Alternativen zu vermarkten.

Parallelen zwischen Qualm und Fett

Aber treten wir noch einmal einen Schritt zurück und schauen auf die Parallelen zwischen Rauchen und Essen – und was man daraus lernen kann im Hinblick auf die Strategien gegen Übergewicht: Vor langer Zeit war Rauchen cool; qualmende Männer galten als harte Typen, rauchende Frauen als emanzipierte Vorbilder. Die Zeiten sind zumindest bei Erwachsenen vorbei. Das Ansehen der Glimmstängel-Liebhaber hat im Verlauf der letzten Jahre einen empfindlichen Dämpfer erhalten. Nur noch jeder vierte Erwachsene raucht regelmäßig, hinzu kommen vier Prozent Gelegenheitsraucher. Ein Problem sind in Deutschland die vielen jugendlichen Raucher. Ihr Anteil ist in den vergangenen Jahren gestiegen und liegt bei 30 Prozent (zum Vergleich: In Kalifornien rauchen nur acht Prozent der Jugendlichen).

Auch beim Essen sind es vor allem junge Menschen, die noch zugelegt haben. Zudem hat sich das Ansehen Übergewichtiger ebenfalls dramatisch verschlechtert: Was früher einmal ein Zeichen für Wohlstand und Genuss war, gilt heute als ein Kainsmal für Maßlosigkeit. Eine weitere Parallele zum Rauchen.

Die Folgen des Qualmens sind dramatisch: So sterben pro Jahr hierzulande etwa 110.000 bis 140.000 Menschen durch Tabak,[44] mehr als durch Alkohol, illegale Drogen, Verkehrsunfälle, Aids, Morde und Suizide zusammen. Etwa jede fünfte Krebserkrankung wird heute auf das Rauchen zurückgeführt.[45] Und ein Raucher lebt im Vergleich zu einem Nichtraucher sechs bis zehn Jahre kürzer. Die Parallele zur Ernährung: Zumindest für extrem Fettleibige gilt, dass sie eine deutlich geringere Lebenserwartung haben als Normalgewichtige.

Und ganz ähnlich wie beim Übergewicht hat auch beim Rauchen der Bildungsgrad einen bedeutenden Einfluss: Jeder Zweite, der einfache, angelernte Tätigkeiten ausübt, ist auch Raucher;[46] unter Ärzten, Gymnasial- und Hochschullehrern hingegen nur rund jeder Siebte. Und unter den 18- bis 19-Jährigen mit Hauptschulabschluss rauchen 64 Prozent, bei den Abiturienten nur 39 Prozent.

Der Soziologe Johannes Siegrist von der Universität Düsseldorf spricht von der Gratifikationskrise:[47] Personen mit niedriger beruflicher Qualifikation erhalten trotz belastender Arbeit wenig Anerkennung für ihre Tätigkeit, so dass es häufig zu emotionalen Krisen kommt, die das Rauchen begünstigen. Wiederum eine Parallele zum Problem Übergewicht: Auch Süßigkeiten und fettreiches Essen werden bei emotionalen Krisen als Seelentröster eingesetzt.

5.5 Die Verhältnisse ändern – oder den Einzelnen ändern?

In Kenntnis der gesundheitlichen Zusammenhänge ist der Anteil der Raucher in vielen Ländern zurückgegangen. Mit positiven Sofortfolgen, wie zum Beispiel in Italien: Im Jahr 2005 wurde ein rigoroses Rauchverbot ähnlich dem deutschen erlassen, kombiniert mit empfindlichen Bußgeldern bei Zuwiderhandlung. Römische Epidemiologen fanden kürzlich heraus, dass die Zahl der Herzinfarkte schon kurz nach dem Inkrafttreten des Gesetzes sank.[48]

Die Frage ist, inwiefern sich aus Antiraucher-Kampagnen Lehren für Maßnahmen gegen Übergewicht ziehen lassen, die womöglich zu ähnlich positiven Entwicklungen führen.

Bekannt ist, dass sich bei jugendlichen Rauchern Aufklärung sogar negativ auswirken kann: Ein gruseliger Vortrag mit Bildern von krebskranken Menschen und deren zerstörten Lungen führt oft dazu, dass sich Jugendlichen erst recht eine Zigarette anzünden; die Raucher werden zusammengeschweißt, gemeinsam fühlt man sich stark und meint, der Gefährdung trotzen zu können. Auch die Warnhinweise auf den Zigarettenschachteln bewirken gerade bei Jugendlichen nur wenig.

Als viel wirksamer hat sich erwiesen, den Zugang zu Zigaretten zu erschweren und an der Preisschraube zu drehen.[49] Man nennt so etwas auch Verhältnisprävention, im Gegensatz zur Verhaltensprävention. Während Letztere darauf zielt, gesundheitsgerechte Verhaltensweisen des Einzelnen zu fördern (was beim Thema Übergewicht so grandios gescheitert ist), setzt Erstere auf die Förderung gesundheitsförderlicher Strukturen – also darauf, die Verhältnisse zu verändern (was beim Thema Rauchen teilweise gelungen ist).

Nach vielen Tabaksteuererhöhungen in Deutschland und anderswo ist in der Folgezeit der Absatz nachhaltig zurückgegangen. Und nachdem die Käufer seit Anfang 2007 mit Hilfe des Chips auf ihrer EC-Karte belegen müssen, dass sie älter als 16 sind, ist der Umsatz an Zigarettenschachteln aus Automaten nochmals um 30 Prozent gefallen.[50] Die Möglichkeiten zu rauchen zeitlich und örtlich zu begrenzen ist ebenfalls ein erwiesenermaßen erfolgreicher Ansatz.[51] Nach dem neu in Kraft getretenen Jugendschutzgesetz dürfen Jugendliche nicht mehr in der Öffentlichkeit rauchen[52] (zum Vergleich: in Kalifornien ist das legale Rauchalter auf 21 Jahre heraufgesetzt worden). Das hat den Vorteil, dass insgesamt weniger Menschen zu rauchen beginnen, denn mit zunehmendem Alter wird der Einstieg unwahrscheinlicher.

Rund 50 (!) Jahre nach Bekanntwerden der starken gesundheitlichen Gefährdung durch das Rauchen ist diese Form der Prävention auch in Deutschland angekommen. Nicht zuletzt durch das Gesetz zum Schutz vor den Gefahren des Passivrauchens vom Juli 2007: Es sieht ein Rauchverbot in allen öffentlichen Einrichtungen des Bundes und im öffentlichen Personenverkehr sowie in Hotels und Gaststätten vor.[53]

Tabak, Alkohol, Karies – Verhältnisprävention wirkt
Ganz ähnliche Erfahrungen gibt es beim Alkoholkonsum. Die auf den Einzelnen bezogene Verhaltensprävention erwies sich als deutlich weniger wirksam als die Verhältnisprävention, darunter vor allem die Einschränkungen beim Kauf von Alkoholika.[54] Ein weiteres Beispiel für die Wirksamkeit von Verhältnisprävention ist die Kariesprophylaxe: Lange Zeit wurde mehr schlecht als recht versucht, die Kariesrate durch aufwendige Aufklärungskampagnen (»Dreimal täglich Zähne putzen«) zu senken. Deutlichere Erfolge stellten sich erst ein, als man dem Trinkwasser (wie in den USA) oder der Zahnpasta Fluor beifügte und Säuglingen Fluortabletten verabreichte (wie in Deutschland).[55] Auch bei klar umrissenen Kampagnen zum Thema Ernährung erweist sich eine Verhältnisprävention als wirksam, so etwa bei einer britischen Aktion aus dem Jahr 1992, die die Süßigkeiten aus dem Kassenbereich verbannte. Zum damaligen Zeitpunkt verkauften 66 Prozent aller Supermärkte direkt an den Kassen Süßigkeiten, die so genannte »Quengelware«, die Kinder beim Anstehen gar nicht übersehen konnten. Durch die Kampagne halbierte sich die Zahl der Supermärkte mit solchen süßen Verlockungen; die wichtigsten drei Supermarktketten verzichteten ganz auf den Verkauf direkt an den Kassen. Folge: Der Absatz aller Süßigkeiten ging – allerdings nur vorübergehend – um ein Drittel zurück.[56]

Bei Rauchern führen auch Werbeverbote – als eine weitere Form der Verhältnisprävention – nachgewiesenermaßen zu weniger Zigarettenkonsum.[57] Bei Süßigkeiten ist es offenbar ähnlich: Ein Experiment ergab, dass Kinder, denen man Werbespots von Süßigkeiten zeigte, im Anschluss doppelt so viel davon aßen wie Kinder, die Werbung für Spielzeug gesehen hatten. Ohnehin schon übergewichtige und fettleibige Kinder erwiesen sich als besonders hungrig, sie steigerten ihre Nahrungsaufnahme um 134 Prozent, normalgewichtige Kinder nur um 85 Prozent.[58] Das Argument der Hersteller, Werbung führe nicht zu mehr Rauchen/Essen, sondern beeinflusse nur die Entscheidung, was beziehungsweise welche Marke der Einzelne raucht/isst, ist damit obsolet.

5.6 Sind Besteuerungen die richtige Antwort?

Zusammenfassen lassen sich die Erkenntnisse in folgendem Satz: »Eine Verhältnisprävention ist deutlich wirksamer ist als jede Verhaltensprävention«. Hinzu kommt: Eine Verhältnisprävention erreicht alle sozialen Schichten gleichermaßen.

Jedoch um einen hohen Preis. Das Problem der Verhältnisprävention ist die Einschränkung an Freiheit für den Einzelnen. Doch wie groß ist diese Freiheit überhaupt angesichts der »dick machenden Umwelt« und des großen genetischen Einflusses? Wie frei ist die Entscheidung eines Jugendlichen, wenn er für das gleiche Geld plötzlich einen mächtigeren Hamburger bekommt? Wie frei ist der Einzelne, sich von den Werbemilliarden für ungesundes Essen nicht beeinflussen zu lassen? Unsere Entscheidung, heute einen Gemüseauflauf zu essen und morgen Würstchen mit Pommes, treffen wir mitnichten im luftleeren Raum.

Allerdings: Konsum, Genuss und Lebensfreude sind heute wichtige Werte. Eine Verhältnisprävention in Form von Besteuerungen würde für viele Menschen zu erheblichen Einschnitten in ihrer subjektiven Lebensqualität führen. Außerdem wären von solchen Maßnahmen auch jene betroffen, die nur selten rauchen, die Alkohol in Maßen genießen und sich nicht ständig betrinken, die maßvoll essen und sich nicht dauernd den Magen vollschlagen. Und steuerliche Eingriffe beispielsweise sind sozial nicht gerecht – die Wohlhabenden können weiterhin Chips und Schokolade essen. Andererseits: Dass sich Menschen mit viel Geld mehr kaufen können als welche ohne Geld ist wahrlich nichts Neues.

Ist Gemüse-Tiefkühlpizza ungesund?
Das größte Problem allerdings ist: Wie lässt sich konkret entscheiden, ob ein bestimmtes Produkt als »ungesund« zu gelten hat? Sollte der Fettanteil, die Kalorienzahl oder die Energiedichte (z. B. Kilokalorienzahl pro 100 Gramm) dafür ausschlaggebend sein? Sollte auch der Zuckergehalt eine Rolle spielen, etwa bei Limonaden? Und ließe sich ein höherer Steuersatz juristisch überhaupt durchsetzen?

Angenommen, besonders fettreiche Produkte wie Chips, Sahne-Eiscreme und Süßigkeiten würden dazugezählt. Die Industrie hätte zwei gewichtige Gegenargumente: Chips zum Beispiel seien nicht per se ungesund, sondern nur in großen Mengen und über einen längeren

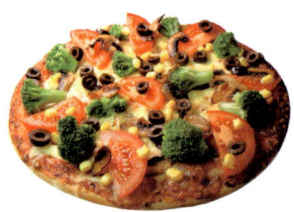

Gemüsepizza – schädlich oder nicht?

Zeitraum. Müssten dann nicht auch ähnlich fetthaltige Grundnahrungsmittel wie Butter und Käse stärker besteuert werden? Und wie sieht es mit Grenzfällen aus: Ist Sahnejoghurt schädlich oder als Milchprodukt doch eigentlich gar nicht so schlecht? Wie sieht es mit der Gemüse-Tiefkühlpizza aus? Und wie mit normalgewichtigen, sportlichen Menschen, die einmal in der Woche einen BigMac essen – weshalb sollten die durch eine spezielle Steuer für den Burger bestraft werden?

All diese Fragen wären – den politischen Willen vorausgesetzt – vermutlich dennoch zu regeln. Eine Expertenkommission könnte darüber entscheiden, ob ein großes Sahne-Eis am Stiel teurer werden muss, eine kleine Portion des gleichen Eises aber womöglich nicht. Nichtsdestotrotz würden die Behörden mit einer Flut von Klagen überzogen. Ganz abgesehen von der Bürokratie, die durch eine solche Maßnahme entsteht. Eine Diskussion würde darüber aufkommen, ob der Staat die Auswahl von Lebensmitteln überhaupt steuern darf, denn Eingriffe in individuelle Freiheitsrechte sollten gut begründet sein. Andernfalls könnte die Politikverdrossenheit weiter zunehmen, Schlagworte wie Gesundheitssozialismus oder -faschismus Eingang in die politische Debatte finden. Derartige Maßnahmen können und sollten nur durchgesetzt werden, wenn eine breite Mehrheit der Bevölkerung dahinter steht; das aber ist gegenwärtig nicht der Fall.

Die Nahrungsmittelindustrie würde indes nichts unversucht lassen, sich als Sündenbock einer verfehlten Politik darzustellen. Und – nicht ganz unberechtigterweise – fragen, weshalb es dann nicht auch so etwas wie eine Inaktivitätssteuer für Fernseher, Spielkonsolen und PC-Spiele gibt.

Wenn die Bande zu eng werden –
Erfahrungsbericht von Professor Hebebrand

Offenbar darf man sich nicht zu eng mit der Nahrungsmittelindustrie ein-
lassen. In Deutschland hat sich die ehemalige Bundesministerin für Verbraucherschutz, Ernährung und Landwirtschaft Renate Künast dafür eingesetzt, die Nahrungsmittelindustrie in die Bemühungen um die Prävention
von Übergewicht einzubeziehen und zur Gründung der »Plattform Ernährung und Bewegung e. V.«[59] beigetragen. Gemeinsam mit anderen Wissenschaftlern bin ich im Wissenschaftlichen Beirat der Organisation.

Die Geschäftsstelle der Plattform PEB hat einen Jahresetat von fast
400.000 Euro, der von den Mitgliedern aufgebracht wird.[60] Vom Vorstand
bewilligte Projekte werden derzeit aus Mitteln des Bundes für Lebensmit-
telrecht und Lebensmittelkunde (BLL) sowie des Ministeriums finanziert.
Da zu den BLL-Mitgliedern rund 90 Verbände, etwa 300 Unternehmen
und annähernd 100 Einzelmitglieder aus verschiedenen Bereichen der
Nahrungsmittelindustrie zählen,[61] kann man sich vorstellen, dass eine
Auseinandersetzung mit der Rolle der Nahrungsmittelindustrie nicht unbedingt erwünscht ist. Der Beirat der Plattform hat auf die Projektaus-
schreibungen keinen Einfluss.

Eine der Aktionen der Plattform war eine eigene Fernsehsendung mit den
Figuren »Peb & Pebber«, die gemeinsam mit SuperRTL präsentiert wurde
und die bei Kindern im Vorschulalter spielerisch Einstellungen zu ausge-
wogener Ernährung und Bewegung prägen sollen. »Peb & Pebber begeistern für Genuss und Bewegung«, heißt es. Das Wort Genuss mag stutzen
lassen. Denn dazu gehört auch das Ausprobieren neuer Produkte. Dem
Beirat wurden erst die fertigen Sendungen gezeigt, wir konnten keinen
Einfluss auf deren Botschaften nehmen. Wir regten dann zumindest eine
Begutachtung des Sende-Umfeldes an. Schließlich war nicht auszuschlie-
ßen, dass die Clips umrahmt würden von Werbung für Nahrungsmittel,
die von Botschaften wie »Esst mit Genuss« oder »Probiert mal was Neues«
noch profitiert hätten. Und siehe da: Genau das geschah.

Mittlerweile gibt es im Beirat Unmut über die Alibifunktion, die ihm
offenbar zugedacht wurde.[62]

5.7 Zu kurz gesprungen – die Verteufelung der Nahrungsmittelindustrie

Wenn es um die Verursacher von Übergewicht geht, steht ein Schuldiger immer als Erstes am Pranger: die Nahrungsmittelindustrie. Jeder Produzent versucht, mehr Menschen von den eigenen Produkten zu überzeugen und sie dazu zu bringen, möglichst viel davon zu essen. Letztlich unterscheiden sich Nahrungsmittelhersteller nicht von anderen Wirtschaftsunternehmen, warum sollten sie auch. Sie haben keinen Auftrag, sich um die Volksgesundheit zu kümmern, sie sind keine sozialen Einrichtungen. Außerdem stehen die Hersteller unter extrem hartem Wettbewerbsdruck, und die Gewinnmargen sind gering.

Die Fokussierung auf die Nahrungsmittelindustrie lässt leicht vergessen, dass Übergewicht praktisch immer durch ein Ungleichgewicht zwischen Energieaufnahme und -verbrauch entsteht. Für die Energieaufnahme ist die Nahrungsmittelindustrie mitverantwortlich, für den Energieverbrauch aber kann man sie nicht in die Pflicht nehmen. Und ein nicht unerheblicher Teil der gestiegenen Übergewichtsraten ist zweifellos dem Bewegungsmangel in unserer Gesellschaft geschuldet. Umso erstaunlicher, wie wenig bislang jene Industriezweige kritisch beleuchtet worden sind, die die körperliche Inaktivität fördern. Also zum Beispiel die Hersteller von Computern, Spiele-Konsolen, Fernsehgeräten und PKW.

Wie der Anteil dieser Industriezweige an der Problematik Übergewicht zu bewerten ist, darüber gibt es kaum solide Erkenntnisse; selbst in der wissenschaftlichen Fachliteratur wird auf diesen Aspekt nur selten eingegangen.

Betrachten wir das Fernseh-Programm: Viele Leser dieses Buchs werden sich daran erinnern, dass in ihrer Kindheit beim Anschalten des Fernsehgeräts tagsüber lediglich das Testbild flimmerte. Heute ist es selbstverständlich, dass unzählige Sender rund um die Uhr ein Programm ausstrahlen. Und wie stolz waren die öffentlich-rechtlichen

Fernsehanstalten, als sie Anfang 1997 mit dem Kinderkanal starteten.[63] Heute können Kinder von 6 Uhr in der Früh bis 21 Uhr abends Kika-Sendungen schauen. Und während Erwachsene vor 20 Jahren noch aufstehen mussten, um den Fernseher anzuschalten, zappen sie sich heute auf der Couch liegend durch die Programme.

Oder werfen wir einen Blick auf die Computerbranche: Hat sie nicht mit ihren Produkten sowohl bei Kindern als auch bei Erwachsenen maßgeblich dazu beigetragen, dass sie sich weniger bewegen? Man vergegenwärtige sich nur die Anzahl der Bildschirm-Arbeitsplätze und die unzähligen Jugendlichen und Erwachsenen, die Tag für Tag für Stunden im Internet surfen, chatten, spielen oder einkaufen. Viele Kinder sitzen ganze Nachmittage allein vor dem Gameboy. Dass dies ohne Folgen für die Gesellschaft und den Einzelnen bleibt – wer will das glauben? Oder nehmen wir die Zahl der PKW: 1959 waren es 540.000, 1970 gab es in Deutschland 14 Millionen, 2007 waren es bereits 46,5 Millionen.[64] Auch das hat massive Auswirkungen auf das Bewegungsverhalten.

Wenn man nun all die Arbeitsplätze der Auto-, Computer- und Medienindustrie zusammenzählt und dazu noch die Arbeitsplätze in der Lebensmittelindustrie addiert – dann würde deutlich, dass diese Branchen einen Großteil der Arbeitsplätze in Deutschland stellen. Das heißt, sehr viele Menschen arbeiten in Wirtschaftsunternehmen, die tagtäglich danach streben, dass wir unsere persönliche Energiezufuhr erhöhen oder unseren Energieverbrauch senken. Das ist eine gewaltige Machtstruktur, die allen Versuchen, schlank zu bleiben, entgegensteht. Oder anders ausgedrückt: Gesellschaftlich leben wir von dem, was einen Teil von uns dick und krank macht.

Die wichtigsten Fakten auf einen Blick

- Die Nahrungsmittelindustrie verdient an der großen Zahl der Übergewichtigen – weil sie mehr essen und weil sie häufig teure Diät- und Lightprodukte kaufen.
- Der Anteil an Übergewichtigen und Fettleibigen stagniert seit wenigen Jahren in Deutschland – und auch in den USA.
- Menschen mit Übergewicht kosten das Gesundheitssystem nicht mehr als Normalgewichtige – nur die Fettleibigkeit ist teuer.
- Das gesundheitliche Hauptproblem durch Übergewicht ist Diabetes – und häufiger trifft es Jugendliche und junge Erwachsene.
- Selbst die besten Präventionsprogramme gegen Übergewicht zeigen kaum Wirkung, kosten aber viel Geld und könnten die Stigmatisierung Übergewichtiger verstärken.
- Die öffentlichen Abnehmkampagnen, die sich an den einzelnen Übergewichtigen richten, sind gescheitert.
- Gerade bei Jugendlichen bewirken Warnhinweise nur wenig, egal ob es um das Rauchen geht oder um fettreiche Ernährung.
- Ein innerer »Aktivitätsregler« sorgt bei Kindern dafür, dass das Ausmaß an Bewegung über Jahre hinweg meist recht konstant bleibt.
- Das Körpergewicht von Kindern lässt sich trotz ausgeklügelter Ernährungs- und Aufklärungsprogramme kaum langfristig verändern.
- Die Werbung der Nahrungsmittelindustrie in Kindersendungen führt dazu, dass Kinder mehr Süßes essen.
- Das richtige Marketing bietet einen Ansatz für die Prägung gesunder Ernährungsgewohnheiten: Karotten aus einer

Verpackung mit McDonald's-Logo schmecken Kindern besser als solche aus einer neutralen Verpackung.

■ Ob bei Alkohol, Tabak oder Süßigkeiten – wenn der Preis steigt bzw. der Zugang zu solchen Produkten eingeschränkt wird, sinkt der Umsatz.

■ Rechtsanwälte in den USA nehmen nach der Tabakindustrie nun die Lebensmittelindustrie ins Visier.

■ Der Anteil der Computer-, Auto- und Medienindustrie an der Übergewichtsproblematik wird oft unterschätzt.

■ Ein Großteil aller Arbeitsplätze in Deutschland hängt in irgendeiner Form mit Essen, Unterhaltungselektronik und Bewegung/Mobilität zusammen.

■ Wollen wir die Zahl der Übergewichtigen tatsächlich verringern, so hilft es wenig, beim Verhalten des Einzelnen ansetzen, sondern wir müssten die Verhältnisse ändern (siehe 10-Punkte-Plan).

Was wir brauchen

Was die Gesellschaft gesünder macht

Am Ende dieses Buches steht die Frage, ob sich überhaupt etwas – und wenn ja, was – gegen Übergewicht und vor allem Fettleibigkeit tun lässt. Die Beantwortung dieser Frage ist schwierig und mit vielen Ungewissheiten verbunden. Denn in keinem Land der Welt, in keiner Gesellschaft ist es bisher gelungen, den Anteil der Übergewichtigen an der Gesamtbevölkerung gezielt zu senken. Und die Ergebnisse der Präventionsprogramme zeigen, dass deren Einfluss auf das Körpergewicht selbst bei hohem Engagement der Beteiligten allenfalls minimal – und in vielen Fällen gar nicht – vorhanden ist.

Die zahlreichen politischen Initiativen zur Bekämpfung von Übergewicht sind demnach weitgehend gescheitert. Schlimmer noch: Sie haben unbeabsichtigte Nebenwirkungen. Zum einen steigern sie aller Wahrscheinlichkeit nach die Stigmatisierung der Übergewichtigen und ihre Schuldgefühle. Zum anderen macht sich Überdruss breit, denn welcher Übergewichtige möchte sich ständig mit seinem Ess- und Bewegungsverhalten auseinandersetzen, das von Aktionsplänen immer wieder von neuem problematisiert wird? Es ist also mehr als fraglich, ob es sinnvoll ist, Steuergelder zur Finanzierung solcher Programme zu verwenden.

Was dann? Schließlich steht der Staat in der Pflicht. Die Verantwortung für die Gesundheit der Menschen kann nicht nur dem Einzelnen überlassen werden, und insbesondere das Wohl ihrer Kinder kann eine Gesellschaft nicht ignorieren.

Angesichts der vielen verschiedenen Ursachen von Übergewicht wäre es naiv anzunehmen, dass ein einzelner politischer Eingriff große Effekte haben wird. Man muss derzeit ehrlicherweise einräumen, dass es keine einzige politisch vertretbare Maßnahme gibt, die für sich genommen die Verbreitung von Übergewicht und Fettleibigkeit in nennenswertem Umfang zurückdrängen könnte. Es lässt sich beispielsweise nicht seriös vorhersagen, welchen Effekt ein Werbeverbot für Nahrungsmittel in Kindersendungen hätte, eine Kalorienkennzeichnungspflicht in Gaststätten oder die Einführung einer täglichen Pflichtsportstunde in Schulen.

Höchstwahrscheinlich wird also allenfalls das Zusammenspiel mehrerer intelligent aufeinander abgestimmter Maßnahmen die heutige Situation nachhaltig verändern können. Grundvoraussetzung dafür ist aber, dass die Menschen auf diesem Weg »mitgenommen« werden.

Auf dieser Grundlage ist der »10-Punkte-Plan für eine gesündere Gesellschaft« entstanden.

Der 10-Punkte-Plan für eine gesündere Gesellschaft

Die gesellschaftliche Wahrnehmung verändern

1. Die Botschaft »Mehr Bewegung!« muss flächendeckend verbreitet werden
2. Bewegungsmöglichkeiten und -räume müssen zurückerobert werden
3. Die Stigmatisierung Übergewichtiger muss gestoppt werden
4. Bildung muss im Vordergrund stehen, denn Bildung ist die beste Gesundheitsvorsorge

Die gesetzlichen Regelungen verbessern

5. Die Mehrwertsteuer für Grundnahrungsmittel wie Obst, Gemüse und Getreideprodukte gehört abgeschafft
6. Alle Lebensmittel bekommen eine Ampel-Kennzeichnung; die Verkaufszahlen beworbener Genussmittel und Süßigkeiten müssen offengelegt werden
7. Bei jeglicher Gesetzgebung müssen die Förderung von körperlicher Aktivität und die Problematik Übergewicht mit bedacht werden

Therapie und Forschung stärken

8. Die Entwicklung neuer Medikamente muss vorangetrieben werden
9. Vorbehalte gegenüber chirurgischen Therapien müssen abgebaut werden
10. Die Erforschung von Übergewicht muss verbessert werden – ebenso wie die Aus- und Fortbildung der Ärzte

1. Die Botschaft »Mehr Bewegung!« muss flächendeckend verbreitet werden

■ Diäten helfen nur in den seltensten Fällen dabei, langfristig Gewicht zu verlieren – das Auf und Ab bei den Pfunden kann sogar schädliche Folgen haben (siehe Kapitel 4). Die Gesellschaft sollte die Vorbeugung von Übergewicht daher nicht länger an Laien delegieren: Aktionen in Schulen oder Kindergärten können – wie auch alle anderen Aufklärungskampagnen – allenfalls einen minimalen Beitrag zur Lösung des Problems leisten. Wir brauchen keine weiteren Aktionspläne gegen Übergewicht, sondern »Aktivitätspläne«. Besser eine gute Vorsorge durch Bewegung als eine schlechte Nachsorge durch Diäten. Die zentrale Botschaft »Mehr Bewegung!« muss mit einer konzertierten und langfristig angelegten Strategie in alle Bevölkerungsschichten getragen werden, denn körperliche Aktivität beugt Herz-Kreislauferkrankungen, Altersdiabetes, Krebserkrankungen, Alzheimer, Depressionen und Angststörungen vor. Sie hat den Vorteil, sozial nicht ausgrenzend zu wirken und die Gesundheit sowohl schlanker als auch übergewichtiger Menschen zu verbessern. Ein weiteres Plus einer solchen Strategie: Die Botschaft ist leicht zu verstehen und lässt sich dementsprechend gut vermitteln. Die Ärzteschaft könnte sich ohne Bedenken anschließen, und wichtige Wirtschaftszweige wie die Sport- und Freizeitindustrie würden davon profitieren.

2. Bewegungsmöglichkeiten und -räume müssen zurückerobert werden

■ Mehr Bewegung lässt sich schwerlich verordnen, wie wir in Kapitel 5 gezeigt haben. Aber sie lässt sich anregen. Unsere moderne Lebensweise hat dazu geführt, Bewegung möglichst zu vermeiden, den »inneren Schweinehund« immer seltener zu überwinden. Dieser Trend muss umgekehrt werden. Das fängt an in Kindergärten und Schulen und hört auf bei der Haus- und Städteplanung. Stets sollte mit überlegt werden, wie die Freude an körperlicher Betätigung gefördert werden kann. Bei der innerstädtischen Verkehrspolitik müssen Fußgänger und Fahrräder Vorrang vor dem PKW-Verkehr bekommen, etwa indem mehr Fahrradstraßen und mehr Fußgängerwege geschaffen werden. Mitfinanziert werden könnte dies durch die Autobahnmautgebühren. Es sollten Anreize dafür geschaffen werden, dass mehr Menschen sich zu Fuß oder mit dem Fahrrad zur Schule beziehungsweise zum Arbeitsplatz aufmachen. Etwa durch eine Pendlerpauschale für Fußgänger und Radfahrer; die für Autofahrer sollte abgeschafft werden. Außerdem gilt es insbesondere solche Sportvereine zu unterstützen, die den Breitensport fördern.

- Medien sollten sich ihrer Verantwortung bewusst werden: Eine sensationsheischende Berichterstattung über Fälle von Kindesmissbrauch, Kidnapping oder Mord hält viele Erwachsene und deren Kinder davon ab, zu Fuß zu gehen oder Fahrrad zu fahren. Nach allen seriösen Statistiken hat die Zahl der Delikte nicht zugenommen, gleichwohl ist in der Öffentlichkeit ein gegenteiliger Eindruck entstanden.

- Für Gameboys, PCs und Fernseher sollten einfach zu bedienende Vorrichtungen entwickelt werden, die gewährleisten, dass sich das entsprechende Gerät nach einer Laufzeit von zwei oder drei Stunden pro Tag ausschaltet. Videospiele und Spielekonsolen, die den körperlichen Einsatz ihrer Nutzer verlangen, sollten gefördert werden.

3. Die Stigmatisierung Übergewichtiger muss gestoppt werden

■ Häufig leiden dicke Menschen weitaus mehr unter der gesellschaftlichen Diskriminierung als unter den medizinischen Folgen ihres Übergewichts. Daher gilt es, die Toleranz für übergewichtige Kinder und Erwachsene zu fördern. Derzeit geschieht eher das Gegenteil, indem eine neue Form des »Rassismus« gegen Dicke etabliert wird (siehe Kapitel 2). Dem entgegenzuwirken ist schwierig, weil selbst Eltern dicker Kinder, Lehrer und Ärzte übergewichtige Jungen und Mädchen oft unbewusst stigmatisieren. Jeder Einzelne sollte bedenken, dass es auch viele andere ungesunde Verhaltensweisen gibt: zum Beispiel das Rauchen oder den Alkoholkonsum. Kaum jemand will ausschließlich »gesund« leben.

■ Dicke Menschen selbst sollten sich – was leicht gesagt, aber schwer umzusetzen ist – keinesfalls als willensschwach oder gar minderwertig empfinden, weil das Thema Übergewicht ständig in der Öffentlichkeit problematisiert wird. Sie sollten sich offensiv gegen Diskriminierung wehren und Selbstbewusstsein zeigen; starke Selbsthilfegruppen wie die amerikanische »National Association to Advance Fat Acceptance« (»Nationale Vereinigung zur Beförderung der Akzeptanz von Fett«) wären auch in Deutschland sinnvoll, um sich Gehör zu verschaffen.

■ Politiker sollten zu einer Abnahme der Stigmatisierung beitragen, indem sie Übergewicht nicht ständig in der Öffentlichkeit thematisieren.

4. Bildung muss im Vordergrund stehen, denn Bildung ist die beste Gesundheitsvorsorge

■ Eine niedrige soziale Schichtzugehörigkeit bringt nicht nur ein erhöhtes Risiko für die Entwicklung von Übergewicht mit sich. Auch andere Erkrankungen häufen sich in den unteren sozialen

Schichten. Das gesellschaftliche Augenmerk auf dem Übergewicht dient mehr der Abgrenzung der Schlanken, als das es den Betroffenen in irgendeiner Weise helfen würde. Eine wichtige, wenn nicht gar die entscheidende Rolle spielt in diesem Zusammenhang die Bildung – eine viel größere als das Einkommen. Die politischen Überlegungen und Konsequenzen, die sich hieraus ergeben, können nur lauten: Jedes Kind sollte individuell und nach seinen Fähigkeiten bestmöglich schulisch gefördert werden. Dazu gehört auch das Erlernen entsprechender Kulturtechniken; ein verpflichtender Kochkurs etwa in der 9. Klasse wäre wichtig. Auch gesunde Schulmahlzeiten sind Teil einer guten Bildung – insofern sollten Qualitätsstandards für Essen in Kindergärten und Schulen erarbeitet werden. Ebenso gehört die Vermittlung von Freude an Bewegung zum Bildungsauftrag.

5. Die Mehrwertsteuer für Grundnahrungsmittel wie Obst, Gemüse und Getreideprodukte gehört abgeschafft

- Die Nahrungsmittelindustrie hat die Strategien perfektioniert, ihre Produkte an den Konsumenten zu bringen. Es geht nicht mehr darum, Menschen satt zu machen, sondern sie für die eigenen Produkte zu gewinnen. Das führt zu einem massiven Werbeeinsatz für hochverarbeitete Nahrungsmittel, die eine große Gewinnmarge versprechen. Das sind meist genau jene Produkte, die sehr kalorienreich sind, die in unanständig großen Portionen angeboten werden und die in Geschmack und Geruch derart künstlich optimiert sind, dass der Verzehr großer Mengen gefördert wird. Kurzum: Viele dieser Produkte sind ungesund.
- Eine Möglichkeit gegenzusteuern wäre es, eindeutig gesunde Lebensmittel wie Obst und Gemüse sowie die meisten Milch- und Getreideprodukte und nicht weiter verarbeitetes Fleisch bzw. Fisch zu subventionieren. Das könnte insbesondere für einkom-

mensschwache Familien ein Anreiz sein, sich gesünder zu ernähren. Derzeit wird für jegliche Nahrungsmittel – egal, ob Apfel oder Chips – nur eine Mehrwertsteuer von sieben Prozent erhoben. Das ist nicht nachvollziehbar. Sinnvoll wäre es, die Mehrwertsteuer auf die oben genannten Grundnahrungsmittel abzuschaffen. Da aber bei den industriell gefertigten Nahrungsmitteln kein grundsätzlicher Unterschied zu anderen Industrieprodukten besteht, sollte auch ihre Mehrwertsteuer auf die üblichen 19 Prozent erhöht werden – eine Forderung, die bereits einige Experten in der CDU und SPD erhoben haben.[1]

■ Es wäre weltweit von erheblicher Relevanz zu erforschen, inwiefern eine solche politische Steuerung die Übergewichts- und Diabetesraten beeinflusst. Aufgrund der immensen Bedeutung sollte ein internationales Wissenschaftlergremium die Auswirkung einer Veränderung der Mehrwertsteuer analysieren und Deutschland zu einem Vorreiter der Präventionsforschung machen.

6. Alle Lebensmittel bekommen eine Ampel-Kennzeichnung; die Verkaufszahlen beworbener Genussmittel und Süßigkeiten müssen offengelegt werden

■ Den Kaloriengehalt eines Lebensmittels und seine möglichen gesundheitlichen Auswirkungen einzuschätzen ist angesichts der beschönigenden Werbung oft schwierig. Sinnvoll ist eine farbliche Ampel-Kennzeichnung, angelehnt an jene aus Großbritannien. Dabei wird der Gehalt an Fett, gesättigten Fettsäuren, Zucker und Salz auf der Vorderseite der Verpackung farbig dargestellt: Rot steht für einen hohen, Gelb für einen mittleren und Grün für einen niedrigen Gehalt. Eine solche Kennzeichnung ist auch für Kinder und für weniger gebildete Menschen gut nachvollziehbar. Ermutigend ist, dass sich Bundesminister Seehofer, der einer solchen Kennzeichnung zunächst ablehnend gegenüberstand, jüngst zumindest für eine freiwillige Ampel-Kennzeichnung ausgesprochen hat.[2]

▪ Ein Zusammenhang zwischen der massiven Werbung für ungesunde Lebensmittel in Kindersendungen und mehr Übergewicht ist kaum zweifelsfrei zu belegen. Statt Werbung – falls juristisch überhaupt möglich – zu verbieten, ließe sich mehr erreichen, wenn die Nahrungsmittelindustrie dazu verpflichtet würde, für jedes beworbene Genussmittel die Verkaufszahlen vor Beginn und nach Einstellung einer Werbemaßnahme offenzulegen. Gesellschaftliche Gruppen, etwa Elternverbände und Selbsthilfegruppen, müssten dann die Möglichkeit haben, daraus gewonnene Erkenntnisse in adäquater Form an die Öffentlichkeit zu bringen und Unternehmen an den Pranger zu stellen, die den Absatz ungesunder Produkte durch Werbung stark erhöhen. Aufgrund des drohenden Imageverlusts würde eine sehr viel weiter reichende Auseinandersetzung mit der Thematik erreicht als über Verbote. Wie so etwas funktionieren kann? Der Kindersender Nickelodeon hat – ähnlich wie zuvor Walt Disney – im August 2007 angekündigt, seine Fernsehfiguren, darunter SpongeBob, ab 2009 nicht mehr für Junk Food werben zu lassen. Zuvor hatte eine Untersuchung ergeben, dass 88 Prozent der bei Nickelodeon beworbenen Nahrungsmittel ungesund sind.[3] Das Europäische Parlament spricht sich ebenfalls für eine Selbstverpflichtung aus.[4]

7. Bei jeglicher Gesetzgebung müssen die Förderung von körperlicher Aktivität und die Problematik Übergewicht mit bedacht werden

▪ Bei allen Gesetzgebungen sollte durch einen Experten des Gesundheitsministeriums eine kurze Stellungnahme erarbeitet werden, wie sich das Gesetz wahrscheinlich auf das Bewegungs- und Essverhalten und damit das Übergewicht der Menschen auswirkt;

diese Stellungnahmen sollten auch öffentlich gemacht werden. So gibt es zum Beispiel keine Debatte darüber, ob die Verlängerung der Ladenöffnungszeiten dazu führt, dass der Konsum von Nahrungsmitteln steigt. Es steht aber zu vermuten, dass die Möglichkeit, zu jeder Tages- und Nachtzeit Nahrungsmittel einzukaufen, uns nicht schlanker machen wird.

8. Die Entwicklung neuer Medikamente muss vorangetrieben werden

■ Mittel- und langfristig gesehen könnten wirksame Abnehm-Medikamente das Adipositasproblem mit lösen helfen, möglicherweise aber um den Preis von zum Teil erheblichen Nebenwirkungen (siehe Kapitel 4). Wir benötigen daher eine Diskussion darüber, bei welchem Schweregrad an Übergewicht wir bereit sind, welche Nebenwirkungen zu tolerieren. Die pharmakologische (auch langfristige) Erforschung neuer »Abnehmpillen« ist begrüßenswert, und ihr Einsatz sollte ab einem gewissen Schweregrad des Übergewichts bei nachgewiesen guter Wirksamkeit von den Krankenkassen übernommen werden. Man sollte allerdings nicht darauf setzen, dass damit das Problem Übergewicht gelöst wäre.

9. Vorbehalte gegenüber chirurgischen Therapien müssen abgebaut werden

■ Magen-Darm-Operationen versprechen gegenwärtig den größten Erfolg im Kampf gegen extreme Fettleibigkeit; eine Operation ist bislang die einzige Methode, die die Sterblichkeit nachweislich senkt (siehe Kapitel 4). Es bedarf mehr spezialisierter Zentren mit erfahrenen Chirurgen, die entsprechende Operationen anbieten, den Patienten fundiert aufklären und sich um die Nachsorge kümmern.

∎ Die Krankenkassen sollten die Erstattung einer Operation nicht davon abhängig machen, ob die Patienten vorher auf andere Weise versucht haben abzunehmen, da dies ohnehin fast immer zum Scheitern verurteilt ist. Stattdessen muss der Operationswillige bereit und in der Lage sein, sich langfristig auf die Operation vorzubereiten und in der Folgezeit seinen Lebensstil zu ändern. Ein ärztliches Gutachten sollte dies bestätigen.

∎ Die Forschung muss abklären, ob eine Operation für den Einzelnen auch über Zeiträume von mehreren Jahrzehnten Vorteile gegenüber dem »natürlichen« Verlauf einer extremen Fettleibigkeit hat – und ob eine Operation auch bei extrem übergewichtigen Jugendlichen ratsam ist. Dabei sollte in Betracht gezogen werden, dass der Operierte unter Umständen eine psychiatrische Nachsorge braucht.

∎ Menschen, die sich aus welchen Gründen auch immer nicht operieren lassen möchten, dürfen keinesfalls dazu gedrängt werden.

10. Die Erforschung von Übergewicht muss verbessert werden – ebenso wie die Aus- und Fortbildung der Ärzte

∎ Die Gewichtsregulation und die Therapie von Übergewicht sind wichtige Themen für die ärztliche Praxis; die zahlreichen Erkenntnisfortschritte auf diesen Gebieten zeigen, wie komplex das Geschehen ist. Daher müssen diese Themen während des Medizinstudiums und auch bei ärztlichen Fort- und Weiterbildungen wesentlich stärker berücksichtigt werden. Ein besseres Verständnis der Gewichtsregulation und ihrer Mechanismen würde zu einem Mehr an Verständnis für den Patienten führen. Und auch denen selbst kommt das zugute: Werden sie über die Bedeutung genetischer Faktoren für ihr Übergewicht aufgeklärt, so verbessert sich langfristig ihr Lebensgefühl.[5] So kann ein Hausarzt seinen Patienten schon mit einfachen Mitteln helfen.

■ Bis heute wird durch den Vergleich letztlich nicht vergleichbarer Studien der Eindruck erzeugt, dass die Übergewichtsraten stark ansteigen (siehe Kapitel 1). Wir benötigen daher bei Kindern, Jugendlichen und Erwachsenen aller Altersstufen solide epidemiologische Untersuchungen, mit deren Hilfe sich zweierlei feststellen lässt: 1. inwiefern sich der Anteil der Übergewichtigen insgesamt und in bestimmten Bevölkerungsgruppen verändert. 2. ob und in welchem Ausmaß sich Folgeerkrankungen insgesamt und in bestimmten Bevölkerungsgruppen bemerkbar machen. Diese im Abstand von zwei bis drei Jahren nach gleichen Prinzipien erhobenen Daten müssen von Wissenschaftlern, Ärzten und Politikern nüchtern analysiert und interpretiert werden.

■ Zumindest in einigen Regionen sollten die Nahrungsmittelverkäufe genau analysiert werden. So lässt sich feststellen, wie viele Kalorien ein Deutscher im Schnitt einkauft und ob die Menge größer oder kleiner wird.

■ Die Mechanismen, die dafür sorgen, dass unser Körpergewicht in der Regel stabil bleibt, sollten mit Nachdruck erforscht werden – das könnte helfen, neue therapeutische Ansätze gegen Übergewicht zu finden.

■ Dringend notwendig sind wissenschaftliche Studien zu der Frage, inwieweit die ständige Empfehlung zur Gewichtsabnahme körperliche und psychische Folgestörungen erst auslöst. Gesunde Übergewichtige, in deren Familie kein Altersdiabetes und auch keine anderen Folgestörungen auftreten, tun sich zumindest gesundheitlich keinen Gefallen, wenn sie abnehmen.

Anmerkungen

Einleitung
1 www.finanznachrichten.de/nachrichten-2008-08/artikel-11424001.asp
2 www.sanofi-aventis.de/live/de/de/layout.jsp?scat=5BB15CFD-F3DD-4CD7-8804-B6F90F6F5A0F, Pressemeldung vom 31.10.2007

1. Kapitel
1 Kiple K. Was wir von der Steinzeit lernen können. GEO WISSEN »Ernährung« 2001, 64-6.
2 Ebd.
3 Haslam D. Obesity: A medival history. Obesity Reviews 2007; 8 (Suppl 1):31-6
4 www.who.int/dietphysicalactivity/media/en/gsfs_obesity.pdf
5 Sanchez PA, Swaminathan MS. Public health. Cutting world hunger in half. Science 2005; 307:357-9
6 Gutjahr G. Vom Mythos der Ernährung. Vortragmanuskript (Dr. Rainer-Wild-Stiftung) 10.2003
7 Ebbeling CB et al. Childhood obesity: public-health crisis, common sense cure. Lancet 2002; 360:473-82
8 Li Y et al. Obesity prevalence and time trend among youngsters in China, 1982-2002. Asia Pac J Clin Nutr. 2008; 17:131-7
9 Popkin BM. Global nutrition dynamics: the world is shifting rapidly toward a diet linked with noncommunicable diseases. Am J Clin Nutr. 2006; 84:289-98
10 Nestle M. Food Politics: How the Food Industry Influences Nutrition and Health. University of California Press 2007
11 Stat. Bundesamt 2007
12 Nestle M. Food Politics: How the Food Industry Influences Nutrition and Health. University of California Press 2007
13 Schlosser E. Fast Food Nation. 2001 Houghton Mifflin Company

14 Ebd.
15 Prentice AM, Jebb SA. Fast foods, energy density and obesity: a possible mechanistic link. Obesity Reviews 2003; 4:187-94
16 Ludwig DS et al. Relation between consumption of sugar-sweetened drinks and childhood obesity: a prospective, observational analysis. Lancet 2001; 357:505-8
17 Simon CP. Was die Welt isst. GEO April 2005, 44
18 Quelle: GEO Graphik: Journal of the Dietic Association
19 Powell LM et al. Adolescent exposure to food advertising on television. Am J Prev Med. 2007; 33 (4 Suppl):251-6
20 Connor SM. Food-related advertising on preschool television: building brand recognition in young viewers. Pediatrics 2006; 118:1478-85
21 Aktas Arnas Y. The effects of television food advertisement on children's food purchasing requests. Pediatr Int. 2006; 48:138-45
22 www.lebensmittel-der-zukunft.de/Tagungsunterlagen_Gesamt.pdf
23 Quelle: GEO-Graphik/DGE Deutsche Gesellschaft für Ernährung e.V.
24 Prentice AM, Jebb SA. Obesity in Britain: gluttony or sloth? BMJ 1995; 311:437-95
25 Ravussin E, Swinburn BA. Pathophysiology of obesity. Lancet 1992; 340:404-8
26 Prentice AM, Jebb SA. Obesity in Britain: gluttony or sloth? BMJ 1995; 311:437-95
27 Simon CP. GEO WISSEN »Sport und Gesundheit. Die Heilkraft der Bewegung«, 3
28 Müller M, Trautwein E. Gesundheit und Ernährung – Public Health Nutrition, UTB 2005:173
29 Quelle: Telefonischer Gesundheitssurvey des Robert-Koch-Instituts 2003
30 Reilly JJ et al. Total energy expenditure and physical activity in young Scotish

children: mixed longitudinal study. Lancet 363:211-2, 2004

31 Hebebrand J, Boes K. Umgebungsfaktoren – Körperliche Aktivität. In: Wabitsch M et al. (Hrsg). Adipositas bei Kindern und Jugendlichen. Berlin: Springer; 50-60, 2005

32 Ebd.

33 Hancox RJ et al. Association between child and adolescent television viewing and adult health: a longitudinal birth cohort study. Lancet 2004; 364:257-62

34 Quelle: Bundesweite Gesundheitssurveys des RKI 1984-86 bis 1998 und Bertelsmann Gesundheitsmonitor 2003

35 Mensink GBM et al. Übergewicht und Adipositas in Deutschland 1984-2003. Bundesgesundheitsblatt – Gesundheitsforschung – Gesundheitsschutz 2005; 48 (12)

36 Quelle: Nationale Verzehrstudie 2008

37 Lamerz A et al. Social class, parental education, and obesity prevalence in a study of six-year-old children in Germany. Int J Obes 2005; 29:373-80

38 www.landwirtschaft-mlr.baden-wuerttemberg.de/.../show/1201648/Kapitel%205_3_Ernaehrungssituation.pdf

39 Kersting M, Clausen K. Wie teuer ist eine gesunde Ernährung für Kinder und Jugendliche? Ernaehr Umschau 2007; 9:508-513

40 Quelle: Nationale Verzehrsstudie 2008

41 http://well.blogs.nytimes.com/2007/12/05/a-high-price-for-healthy-food/

42 Müller M, Trautwein E. Gesundheit und Ernährung – Public Health Nutrition. UTB 2005

43 www.kiggs.de, 2006

44 Quelle: Shell Jugendstudie 2006 – TNS Infratest Sozialforschung

45 Siegrist J. Social reciprocity and health: new scientific evidence and policy implications. Psychoneuroendocrinol 2005; 30:1033-8

46 Quelle: Bundes-Gesundheitssurvey 1998

2. Kapitel

1 http://win.niddk.nih.gov/statistics/

2 Kuczmarski RJ, Flegal KM, Criteria for definition of overweight in transition: background and recommendations for the United States: , American Journal of Clinical Nutrition 2000; 72, 1074-81

3 www.heartland.org/Article.cfm?artId =16860

4 Campos P. The Obesity Myth. Why America's Obsession with Weight is Hazardous to Your Health. Pinguin Group 2004

5 Bouchard C et al. Genetic and nongenetic determinants of regional fat distribution. Endocr Rev 1993; 14:72-93

6 Kromeyer-Hauschild K et al. Perzentile für den Body-Mass-Index für das Kindes- und Jugendalter unter Heranziehung verschiedener deutscher Stichproben. Monatsschrift Kinderheilkunde 2001; 149:807-18

7 www.cdc.gov/growthcharts

8 Kurth B-M, Schaffrath Rosario A. Die Verbreitung von Übergewicht und Adipositas bei Kindern und Jugendlichen in Deutschland – Ergebnisse des bundesweiten Kinder- und Jugendgesundheitssurveys (KiGGS). Bundesgesundheitsblatt – Gesundheitsforschung – Gesundheitsschutz 2007; 50:736-43

9 Weigle DS. Appetite and the regulation of body composition. FASEB J 1994;8:302-10.

10 Quelle: http://mybmi.de/main.php

11 www.adipositas-gesellschaft.de/daten/Adipositas-Leitlinie-2007.pdf

12 Okosun IS et al. Abdominal adiposity in U.S. adults: prevalence and trends, 1960-2000 Preventive Medicine 2004; 39:197-206

13 McCarthy HD, Ashwell M. A study of central fatness using waist-to-height ratios in UK children and adolescents over two decades supports the simple message – 'keep your waist circumference to less than half your height'. Int J Obes 2006; 30:988-92

14 www.cdc.gov/nchs/data/databriefs/db01.pdf

15 Wells JC et al. The contribution of fat and fat-free tissue to body mass index in contemporary children and the reference child. Int J Obes 2002; 26:1323-8

16 Flegal KM et al. Excess deaths associated with underweight, overweight, and obesity. JAMA 2005; 293:1861-7

17 Olshansky SJ et al. A potential decline in life expectancy in the United States in the 21st century. N Engl J Med 2005; 352:1138-45

18 Adams KF et al. Overweight, obesity, and mortality in a large prospective cohort of persons 50 to 71 years old. N Engl J Med 2006; 355:763-78

19 Flegal KM et al. Cause-specific excess deaths associated with underweight, overweight, and obesity. JAMA 2007; 298:2028-37

20 www.lebenserwartung.info/index-Dateien/ledeu.htm

21 Ezzati M et al. The reversal of fortunes: Trends in county mortality and cross-country mortality disparities in the United States. PloS Med 2008; 5 e66

22 Hebebrand J et al. Ist Adipositas eine Krankheit? Interdisziplinäre Perspektiven. Dtsch Arztebl 2004; 101:A-2468 / B-2080 / C-2001

23 Illich I. Die Nemesis der Medizin. Die Kritik der Medikalisierung des Lebens. Beck 1995

24 Rand CS, Macgregor AM. Successful weight loss following obesity surgery and the perceived liability of morbid obesity. Int J Obes 1991; 15:577-9

25 Katzmarzyk PT, Davis C. Thinness and body shape of Playboy centerfolds from 1978 to 1998. Int J Obes 2001; 25:590-2

26 Sypeck et al. Cultural representations of thinness in women, redux: Playboy magazine's depiction of beauty from 1979 to 1999. Body Image 2006; 3:229-35.

27 Grammer K. Signale der Liebe. Die biologischen Gesetze der Partnerschaft. dtv 1995

28 Singh D. Universal allure of the hourglass figure: an evolutionary theory of female physical attractiveness. Clin Plast Surg 2006; 33:359-70

29 Jasienska G et al. Large breasts and narrow waists indicate high reproductive potential in women. Proc Biol Sci. 2004; 271:1213-7

30 Swami V et al. Men's preferences for women's profile waist-to-hip ratio, breast size, and ethnic group in Britain and South Africa. Br J Psychol. 2008 [Epub ahead of print]

31 Grammer K. Signale der Liebe. Die biologischen Gesetze der Partnerschaft. dtv 1995

32 Swami V, Tovée MJ. Does hunger influence judgments of female physical attractiveness? Br J Psychol 2006; 97:353-63

33 Tovée MJ et al. Human female attractiveness: waveform analysis of body shape. Proc Biol Sci. 2002; 269:2205-13

34 www.initiativefuerwahreschoenheit.de/uploadedFiles/de/Dove_Beauty_Studie.pdf

35 Swami V et al. Male physical attractiveness in Britain and Greece: a cross-cultural study. J Soc Psychol. 2007; 147:15-26

36 Ratzmann J. Samoa – Tod im »Paradies«. Asienhaus-Rundbrief 12/2004, 11.6.2004

37 www.zeit.de/2002/43/Fliegende_Kartoffelsaecke

38 Carr D et al. Understanding the relationship between obesity and positive and negative affect: the role of psychosocial mechanisms. Body Image 2007; 4:165-77

39 Magnusson PK et al. Association of body mass index with suicide mortality: a prospective cohort study of more than one million men. Am J Epidemiol 2006; 163:1-8. – Siehe auch: Mukamal et al. Body mass index and risk of suicide among men. Arch Intern Med 2007; 167:468-75

40 Schwartz MB et al. Weight bias among health professionals specializing in obesity. Obes Res 2003; 11:1033-9

41 Schwartz MB et al. The influence of one's own body weight on implicit and explicit anti-fat bias. Obesity 2006; 14:440-7

42 Pudel V, Westenhöfer J. Ernährungspsychologie. Eine Einführung. Hogrefe 1991

43 Richardson SA et al. Cultural uniformity in reaction to physical disabilities. Am Sociol Rev 1961; 26:241-7

44 Latner JD, Stunkard AJ. Getting worse: the stigmatization of obese children. Obes Res 2003; 11:452-6.

45 Puhl RM, Latner JD. Stigma, obesity, and the health of the nation's children. Psychol Bull 2007; 133:557-80

46 Neumark-Sztainer D et al. Weight-teasing among adolescents: correlations with weight status and disordered eating behaviors. Int J Obes 2002; 26:123-31

47 Kraig KA, Keel PK. Weight-based stigmatization in children. Int J Obes 2001; 25:1661-6

48 Pearce MJ et al. Adolescent obesity, overt and relational peer victimization, and romantic relationships. Obes Res 2002; 10:386-93

49 Sobal J et al. Attitudes about overweight and dating among secondary students. Int J Obes 1995; 19:376-81.

50 Price JH et al. Elementary physical education teachers' perceptions of childhood obesity. Health Educ 1990; 21:26-32.

51 Neumark-Sztainer D et al. Beliefs and attitudes about obesity among teachers and school health care providers working with adolescents. J Nutr Educ 1999; 31:3-9

52 Greenleaf C, Weiller K. Perceptions of youth obesity among physical educators. Soc Psychol Educ 2005; 8:407-23.

53 Adams GR et al. Socialization of the physical attractiveness stereotype: Parental expectations and verbal behaviors. Int J Psychol 1988; 23:3-149.

54 Neumark-Sztainer D et al. Weight-teasing among adolescents: correlations with weight status and disordered eating behaviors. Int J Obes 2002; 26:123-31

55 Canning H, Mayer J. Obesity–its possible effect on college acceptance. N Engl J Med 1966; 275:1172-4

56 Crandall CS. Do heavy-weight students have more difficulty paying for college? Personality Social Psychol Bull 1991; 17:606-11

57 Sargent JD, Blanchflower DG. Obesity and stature in adolescence and earnings in young adulthood. Arch Ped Adol Med 1994; 148:681-7

58 Gortmaker SL et al. Social and economic consequences of overweight in adolescence and young adulthood. N Engl J Med 1993; 399:1008-12

59 Li X. A study of intelligence and personality in children with simple obesity. Int J Obes 1995; 19:355-7

60 Prof. Herpertz-Dahlmann, Aachen, persönliche Mitteilung

61 Mo-suwan L et al. School performance and weight status of children and young adolescents in a transitional society in Thailand. Int J Obes 1999; 23:272-7

62 Datar A et al. Childhood overweight and academic performance: National study of kindergartners and firstgraders. Obes Res 2004; 12:58-68.

63 Wardle J, Cooke L. The impact of obesity on psychological well being. Best Pract & Res Clin Endocrinol & Metabol 2005; 19:421-40.

64 www.stern.de/politik/panorama/:Risiko-Dienstunf%E4higkeit-Schlanke-Beamte-Land/562771.html

65 Britz B et al. Rates of psychiatric disorders in a clinical study group of adolescents with extreme obesity and in obese adolescents ascertained via a population based study. Int J Obes 2000; 24:1707-14

66 Eisenberg ME et al. Associations of weight-based teasing and emotional well-being among adolescents. Arch Pediatr Adol Med 2003; 157:733-8

67 Schwimmer JB et al. Health-related quality of life of severely obese children and adolescents. JAMA 2003; 289:1813-9.

68 Grilo CM et al. Teasing, body image, and self-esteem in a clinical sample of obese women. Addictive Behaviors 1994; 19:443-50

69 Neumark-Sztainer D et al. Psychosocial concerns and healthcompromising behaviors among overweight and nonoverweight adolescents. Obes Res 1997; 5:237-49

70 Neumark-Sztainer D et al. Self-weighing in adolescents: helpful or harmful? Longitudinal associations with body weight changes and disordered eating. J Adolesc Health 2006; 39:811-8

71 Matthews KA et al. Cardiovascular reactivity to stress predicts future blood pressure in adolescence. Psychosomatic Med 2003; 65:410-5.

72 Neumark-Sztainer D et al. Shared risk and protective factors for overweight and disordered eating in adolescents. Am J Prev Med 2007; 33:359-69

73 www.ernaehrung-und-bewegung.de/peb.php?view=viewcompiler&id_view=37

74 Graf C et al. School-based prevention: Effects on obesity and physical performance after 4 years. J Sports Sci 2008; 26:987-94

75 Faith MS et al. Parental feeding attitudes and styles and child body mass index: prospective analysis of a gene-environment interaction. Pediatrics 2004; 114:e429-36.

76 Birch LL et al. Learning to overeat: maternal use of restrictive feeding practices promotes girls' eating in the absence of hunger. Am J Clin Nutr 2003; 78:215-20

77 Clark HR et al. How do parents' child-feeding behaviours influence child weight? Implications for childhood obesity policy. J Public Health 2007; 29:132-41.

78 Van den Berg P, Neumark-Sztainer D. Fat 'n happy 5 years later: is it bad for overweight girls to like their bodies? J Adolesc Health 2007; 41:415-7

79 Bell SK, Morgan SB. Children's attitudes and behavioral intentions toward a peer presented as obese: Does a medical explanation for the obesity make a difference? J Pediatric Psychol 2000; 25:137-45.

80 Anesbury T, Tiggemann M. An attempt to reduce negative stereotyping of obesity in children by changing controllability beliefs. Health Educ Res 2000; 15:145-52.

81 Greenberg BS et al. Portrayals of overweight and obese individuals on commercial television. Am J Public Health 2003; 93:1342-8|

82 Quelle: Etcoff N et al.»The real Truth about Beauty: A Global Report« 2004 (siehe auch Anm. 84)

83 www.initiativefuerwahreschoenheit.de/uploadedfiles/de/Dove_Global_Report.pdf

3. Kapitel

1 Neel JV. Diabetes mellitus: a »thrifty« genotype rendered detrimental by »progress«? Am J Hum Genet 1962; 14:353-62

2 Quelle: A.P. Simopoulos. Evolutionary Aspects of Nutrition and Health, S. Karger Publishers 1999

3 New J et al. Spatial adaptations for plant foraging: women excel and calories count. Proc. Roy. Soc. B. 2007; 274:2679-84

4 Kolata G. Rethinking thin: The new science of weight loss – and the myths and the reality of dieting. Farrar, Straus & Giroux 2007

5 Stunkard AJ et al. An adoption study of human obesity. N Engl J Med 1986; 314:193-8

6 Stunkard AJ et al. The body-mass index of twins who have been reared apart. N Engl J Med 1990; 322:1483-7

7 Hebebrand J et al. Genetik und Gen-Umwelt-Interaktionen. In: Wabitsch M et al (Hrsg). Adipositas bei Kindern und Jugendlichen. Springer 2005;28-36

8 Wing, Rena. National Weight Control Registry; siehe unter: www.nwcr.ws

9 Levin BE. Why some of us get fat and what we can do about it. J Physiol 2007; 583:425-30

10 nach: http://zeus.zeit.de/bilder/zeit-wissen/2005/04/teaser_artikel/fettpille_540.gif

11 Ahima RS et al. Role of leptin in the neuroendocrine response to fasting. Nature 1996; 382:250-2

12 Köpp W et al. Low leptin levels predict amenorrhea in underweight and eating disordered females. Mol Psychiatry 1997; 2:335-40

13 Zhang Y et al. Positional cloning of the mouse obese gene and its human homologue. Nature 1994; 372:425-32

14 Farooqi IS et al. Effects of recombinant leptin therapy in a child with congenital leptin deficiency. N Engl J Med 1999; 341:879-84

15 Hinney A et al. Melanocortin-4 receptor gene: case-control study and transmission disequilibrium test confirm that functionally relevant mutations are compatible with a major gene effect for extreme obesity. J Clin Endocrinol Metab 2003; 88:4258-67

16 Dempfle A et al. Large quantitative effect of melanocortin-4 receptor gene mutations on body mass index. J Med Genet 2004; 41:795-800

17 Hinney A, Hebebrand J. Polygenic obesity in humans. Obesity Facts 1,2008;35-42

18 Loos R et al. Common variants near MC4R are associated with fat mass, weight and risk of obesity. Nat Genet. 2008; 40:768-75

19 Frayling TM et al. A common variant in the FTO gene is associated with body mass

index and predisposes to childhood and adult obesity. Science 2007; 316:889-94

20 Simon CP. Was die Welt isst. GEO April 2005; 32

21 www.who.int/whosis/whostat2006/en/

22 Simon CP. Was die Welt isst. GEO April 2005

23 www.dnadirect.com/patients/tests/decode_diabetes/index.jsp

24 Barker DJ. The origins of the developmental origins theory. J Intern Med 2007; 261:412-7

25 Hebebrand j, Riechen, schmecken und essen. In: Entwicklungspsychiatrie. Hrsg: Herpertz-Dahlmann et al. Schattauer 2008

26 Simon CP. Was die Welt isst. GEO April 2005;32

27 U.S. Preventive Services Task Force. Screening for gestational diabetes mellitus: U. S. Preventive Services Task Force recommendation statement. Ann Intern Med 2008; 148: I 60

28 Gore SA, Brown DM, West DS. The role of postpartum weight retention in obesity among women: a review of the evidence.Ann Behav Med 2003; 26:149-59

29 Blanck HM et al. Sedentary behavior, recreational physical activity, and 7-year weight gain among postmenopausal U.S. women. Obesity 2007; 15:1578-88

30 Sobal J et al. Marital status changes and body weight changes: a US longitudinal analysis. Soc Sci Med 2003; 56:1543-55

31 Hebebrand J. Riechen, schmecken und essen. In: Entwicklungspsychiatrie. Hrsg: Herpertz-Dahlmann et al. Schattauer 2008

32 Prof. J.E. Steiner, Hebrew University

33 Teucher B et al. Dietary patterns and heritability of food choice in a UK female twin cohort, Twin Res Hum Genet 2007; 10:734-48

34 Hebebrand J. Riechen, schmecken und essen. In: Entwicklungspsychiatrie. Hrsg: Herpertz-Dahlmann et al. Schattauer 2008

35 Farooqi TS et al. Leptin regulates striatal regions and human eating behavior. Science 2007; 317:1355

36 Zhou QY, Palmiter RD. Dopamine – deficient mice are severely hyperactive, adipsic and aphagic. Cell 1995; 83:1197-209

37 Volkow, Nora u.a.: Brain dopamine and obesity, Lancet 2001; 357: 9253-354

38 Wang GJ et al. Gastric stimulation in obese subjects activates the hippocampus and other reions involved in brain reward circuitry. Proc Nall Acad Sci USA 2006; 103:15641-5

39 Simon GE et al. Association between obesity and psychiatric disorders in the US adult population. Arch Gen Psychiatry 2006; 63:824-30

40 Habermann-Horstmeier L. Restriktives Essverhalten bei Frauen in Führungspositionen, Arbeitsmedizin, Sozialmedizin, Umweltmedizin 2007; 42:326-37

41 Douglas K. »Supersize me« revisited – under lab conditions. New Scientist 27.1.2007, Issue 2588

42 Hebebrand J et al. Genetik und Gen-Umwelt-Interaktionen. In: Wabitsch M et al (Hrsg). Adipositas bei Kindern und Jugendlichen. Springer 2005; 28-36

43 Keith SW et al. Putative contributors to the secular increase in obesity: exploring the roads less traveled. Int J Obes 2006; 30:1585-94

44 Ness-Abramof R, Apovian CM. Drug-induced weight gain. Drugs Today 2005; 41:547-55

45 Schwartz TL et al. Psychiatric medication-induced obesity: a review. Obes Rev 2004; 5:115-21

46 Caplan P. The pills that make us fat. New Scientist 8.3.08,18

47 Christakis, NA, Fowler JH: The spread of obesity in a large social network. N Engl J Med 2007; 357:370-9

48 Patel et al. Association between reduced sleep and weight gain in women. A J Epidemiol 2006; 164:947-54

49 Taheri S et al. Short Sleep duration is associated with reduced leptin. elevated ghrelin and increased body mass index. PloS Med 2004;e62

50 Alison Motluk: 10 Roads to Fatsville, New Scientist 3.11.2006

51 www.presseportal.de/pm/52678/1125045/wort_und_bild_apotheken_umschau/

52 Keith SW et al. Putative contributors to the secular increase in obesity: exploring the roads less traveled. Int J Obes 2006; 30:1585-94

53 Ebd.

54 Ebd.

55 Hebebrand J et al. Epidemic obesity: are genetic factors involved via increased rates of assortative mating? Int J Obes 2000; 24:345-53

56 Ellis L, Haman D. Population increases in obesity appear to be partly due to genetics. J Biosoc Sci 2004; 36:547-59

57 Rogers PM. Human adenovirus Ad-36 induces adipogenesis via its E4 orf-1 gene. Int J Obes 2008; 32:397-406

58 Keith SW et al. Putative contributors to the secular increase in obesity: exploring the roads less traveled. Int J Obes 2006; 30:1585-94

59 Spinney L. The microbes living inside us. New Scientist 15.8.2007

60 Turnbaugh PJ et al. An obesity-associated gut microbiome with increased capacity for energy harvest. Nature 2006; 444:1027-31

4. Kapitel

1 alle Beispiele aus Brian W. Mindless Eating. Why we eat more than we think. Bantam 2007

2 Pudel V, Westenhöfer J. Ernährungspsychologie. Hogrefe 2003

3 Ebd.

4 Ebd.

5 Tsai AG, Wadden TA. Systematic Review: An Evaluation of Major Commercial Weight Loss Programs in the United States. Ann Intern Med 2005; 142:56-66

6 Heshka S et al. Weight loss with self-help compared with a structured commercial program: a randomized trial. JAMA. 2003; 289:1792-8

7 Tsai AG, Wadden TA. Systematic Review: An Evaluation of Major Commercial Weight Loss Programs in the United States. Ann Intern Med 2005; 142:56-66

8 Ebd.

9 Dansinger ML et al. Comparison of the Atkins, Ornish, Weight Watchers, and Zone diets

for weight loss and heart disease risk reduction a randomized trial. JAMA 2005; 293:43-53

10 Finkelstein EA et al. A pilot study testing the effect of different levels of financial incentives on weight loss among overweight employees. J Occupat Environ Med 2007; 49:981-9

11 Douketis JD et al. Systematic review of long-term weight loss studies in obese adults: clinical significance and applicability to clinical practice. Int J Obes 2005; 29:1153-67

12 Spalding KL et al. Dynamics of fat cell turnover in humans. Nature 2008; 453:783-7

13 National Task Force on the Prevention and Treatment of Obesity, National Institutes of Health. JAMA 1993; 271:24-25

14 Burger K. Vorsicht Joschka! Bild der Wissenschaft 3/2008; 43-5

15 Ernsberger P et al. Consequences of weight cycling in obese spontaneously hypertensive rats. Am J Physiol 1996; 270:R864-72

16 Burger K. Vorsicht Joschka! Bild der Wissenschaft 3/2008; 43-5

17 Norris SL et al. Long-term non-pharmacological weight loss interventions for adults with prediabetes. Cochrane Database Syst Rev. 2005; CD005270

18 Norris SL et al. Long term non-pharmacological weight loss intervention for adults with type 2 diabetes. Cochrane Database Syst. Rev 2005 CD004095

19 Gregg EW et al. Intentional weight loss and death in overweight and obese U.S. adults 35 years of age and older. Ann Intern Med 2003; 138:383-9

20 Ebd.

21 Sørensen TIA et al. Intention to lose weight, weight changes, and 18-y mortality in overweight individuals without co-morbidities. PLoS Med. 2005; 2:e171

22 Neumark-Sztainer D, Hannan PJ.Weight-related behaviors among adolescent girls and boys: results from a national survey. Arch Pediatr Adolesc Med 2000; 154:569-77

23 Kurth B-M, Ellert U. Gefühltes oder tatsächliches Übergewicht: Worunter leiden Jugendliche mehr? Dtsch Arztebl 2008; 105:406-12

24 Quelle: ebd.

25 Neumark-Sztainer D, Hannan PJ. Weight-related behaviors among adolescent girls and boys: results from a national survey. Arch Pediatr Adolesc Med 2000; 154:569-77

26 Neumark-Sztainer D et al. Shared risk and protective factors for overweight and disordered eating in adolescents. Am J Prev Med 2007; 33:359-369

27 Neumark-Sztainer D et al. Family mcals and disordered eating in adolescents: longitudinal findings from project EAT. Arch Pediatr Adolesc Med 2008; 162:17-22

28 Timlin MT et al. Breakfast eating and weight change in a 5-year prospective analysis of adolescents: Project EAT (Eating Among Teens). Pediatrics 2008; 121:e638-45

29 www.cpc.unc.edu/addhealth

30 Neumark-Sztainer D et al. Accurate parental classification of overweight adolescents' weight status: does it matter? Pediatrics 2008; 121:e1495-502

31 Field AE et al. Relation between dieting and weight change among preadolescents and adolescents. Pediatrics 2003; 112:900-6

32 Hebebrand j, Riechen, schmecken und essen. In: Entwicklungspsychiatrie. Hrsg: Herpertz-Dahlmann et al. Schattauer 2008

33 www.law.com/jsp/article.jsp?id=11095976 91121

34 Connolly HM et al. Valvular heart disease associated with fenfluramine-phentermine. N Engl J Med. 1997; 337:581-8

35 Weintraub M et al. Long-term weight control study. I (weeks 0 to 34). The enhancement of behavior modification, caloric restriction, and exercise by fenfluramine plus phentermine versus placebo. Clin Pharmacol Ther. 1992; 51:586-94

36 Ebd.

37 www.focus.de/politik/deutschland/appetitzuegler_aid_165847.html

38 www.nytimes.com/specials/women/warchive/970923_1080.html

39 www.time.com/time/magazine/article/0,9171,985187,00.html

40 www.fda.gov/CDER/news/phen/fenphenqa2.htm

41 www.fda.gov/CDER/news/phen/fenphenpr81597.htm

42 http://query.nytimes.com/gst/fullpage.html?res=9A0CE0DB153BF930A1575AC0A961958260&sec=&spon=&pagewanted=3

43 Van der Ploeg LHT et al. A role for the melanocortin 4 receptor in sexual function. Proc Natl Acad Sci USA 2002; 99:11381-6

44 Borowsky B et al. Antidepressant, anxiolytic and anorectic effects of a melanin-concentrating hormone-1 receptor antagonist. Nat Med 2002; 8:825-30

45 Wilding J et al. A randomized double-blind placebo-controlled study of the long-term efficacy and safety of topiramate in the treatment of obese subjects. Int J Obes 2004; 28:1399-410

46 www.rocheusa.com/products/xenical/pi.pdf; siehe auch Padwal RS, Majumdar SR, Drug treatments for obesity: orlistat, sibutramine, and rimonabant. Lancet 2007; 369:71-77

47 Nicht alle Nebenwirkungen sind an dieser Stelle aufgeführt. Für einen umfassenden Überblick konsultieren Sie bitte die Packungsbeilage oder Ihren Arzt oder Apotheker.

48 www.fda.gov/ohrms/dockets/dockets/06p0154/06p-0154-c000002-03-Attachment-01-vol3.pdf

49 Davidson MH et al. Weight control and risk factor reduction in obese subjects treated for 2 years with orlistat: a randomized controlled trial. JAMA 1999; 281:235-42

50 www.rocheusa.com/products/xenical/pi.pdf

51 www.rote-liste.de

52 https://www.abbott.ch/index.php?id=322&L=0&no_cache=1&sword_list[]=reductil

53 Buckett WR et al. The pharmacology of sibutramine hydrochloride (BTS 54 524), a new antidepressant which induces rapid noradrenergic down-regulation. Prog Neuropsychopharmacol Biol Psychiat 1988; 12:575-84

54 www.citizen.org/publications/print_release.cfm?ID=7160

55 www.fda.gov/ohrms/dockets/dockets/02p0120/02p-0120-pdn0001-vol1.pdf

56 Nicht alle Nebenwirkungen sind an dieser Stelle aufgeführt. Für einen umfassenden Überblick konsultieren Sie bitte die Packungsbeilage oder Ihren Arzt oder Apotheker.

57 Rucker D et al. Long term pharmacotherapy for obesity and overweight: updated meta-analysis. BMJ 2007; 335:1194-9

58 Colman E. Anorectics on trial: a half century of federal regulation of prescription appetite suppressants. Ann Intern Med 2005; 143:380-5

59 www.rote-liste.de

60 Xie S et al. The endocannabinoid system and rimonabant: a new drug with a novel mechanism of action involving cannabinoid CB1 receptor antagonism--or inverse agonism--as potential obesity treatment and other therapeutic use. J Clin Pharm Ther. 2007; 32:209-31

61 Pagotto U et al. How many sites of action for endocannabinoids to control energy metabolism? Int J Obes 2006; Suppl 1:S39-43

62 Curioni C, André C. Rimonabant for overweight or obesity. Cochrane Database Syst Rev. 2006; CD006162

63 Rucker D et al. Long term pharmacotherapy for obesity and overweight: updated meta-analysis. BMJ 2007; 335:1194-9

64 Nicht alle Nebenwirkungen sind an dieser Stelle aufgeführt. Für einen umfassenden Überblick konsultieren Sie bitte die Packungsbeilage oder Ihren Arzt oder Apotheker.

65 Curioni C, André C. Rimonabant for overweight or obesity. Cochrane Database Syst Rev. 2006; CD006162

66 www.fda.gov/ohrms/dockets/ac/07/briefing/2007-4306b1-fda-backgrounder.pdf

67 www.handelsblatt.com/unternehmen/industrie/us-experten-warnen-vor-sanofi-medikament;1281294

68 www.bfarm.de/SharedDocs/Publikationen/DE/Pharmakovigilanz/roteHandBriefe/2007/acomplia,templateId=raw,property=publicationFile.pdf/acomplia.pdf

69 Rucker D et al. Long term pharmacotherapy for obesity and overweight: updated meta-analysis. BMJ 2007; 335:1194-9

70 http://ir.orexigen.com/releasedetail.cfm?ReleaseID=280910

71 www.diet-blog.com/archives/2006/10/01/contrave_another_weight_loss_drug.php

72 www.scripps.edu/newsandviews/e_20060814/ghrelin.html

73 www.rxipharma.com/disease_areas.html

74 Husemann BJ. Adipositas-Chirurgie: Historie – Gegenwart – Fiktion. Chir Gastroenterol 2003; 19:22-8

75 www.dge.de/pdf/ll/Adipositas-Leitlinie-2007.pdf

76 www.bvmed.de/stepone/data/downloads/45/ae/00/soskuty_021106.pdf; http://infomed.mds-ev.de/sindbad.nsf/23d3c3230b7af106c12571e800562768/9f4ca0a54564940400256d710057c4c9?OpenDocument

77 http://content.karger.com/ProdukteDB/produkte.asp?Aktion=ShowPDF&ProdukteNr=223970&Ausgabe=229177&ArtikelNr=70520

78 www.annecollins.com/diets/jaw-wiring-obesity.htm

79 Husemann B. Die chirurgische Therapie der extremen Adipositas. Dtsch Arztebl 1997; 94: A-2132 / B-1808 / C-1700

80 www.profweiner.com/PDF/Weiner_Bypass_Storz.pdf

81 Christou NV et al. Surgery decreases long-term mortality, morbidity, and health care use in morbidly obese patients. Ann Surg. 2004; 240:416-23

82 Rydén A, Torgerson JS. The Swedish Obese Subjects Study – what has been accomplished to date? Surg Obes Relat Dis 2006; 2:549-60

83 Sjöström L et al. Swedish Obese Subjects Study Scientific Group.Lifestyle, diabetes, and cardiovascular risk factors 10 years after bariatric surgery. N Engl J Med 2004; 351:2683-93

84 Quelle: Ebd.

85 Rydén A, Torgerson JS. The Swedish Obese Subjects Study – what has been accomplished to date? Surg Obes Relat Dis 2006; 2:549-60

86 Nguyen NT et al. The relationship between hospital volume and outcome in bariatric surgery at academic medical centers. Ann Surg 2004; 240:586-93

87 Sjöström L et al. Swedish Obese Subjects Study.Effects of bariatric surgery on mortality in Swedish obese subjects. N Engl J Med 2007; 357:741-52

88 Adams TD et al. Long-term mortality after gastric bypass surgery. N Engl J Med 2007; 357:753-61

89 Es handelt sich nicht um eine Kontrollgruppe im klassischen Sinne. Ebenso wenig wie in der »Swedish Obese Subjects«-Studie war eine zufällige Gruppeneinteilung erfolgt. die Patienten hatten sich ja bewusst für eine OP entschieden. Eine klassische »Randomisierung« wie in klinischen Studien üblich ist deshalb hier nicht möglich; dies schränkt die Aussagekraft der Ergebnisse etwas ein.

90 Adams T et al., Long-term mortality after gastric bypass surgery. N Eng J Med 2007

91 Omalu BI et al. Death rates and causes of death after bariatric surgery for Pennsylvania residents, 1995 to 2004. Arch Surg 142:923-8

92 Steinbrook R. Surgery for severe obesity. N Engl J Med 2004; 350:1075-9

93 Weiner RA. Die Zukunft der Adipositas-Chirurgie in Deutschland. Chir Gastroenterol 2007; 23(suppl 1):1-3

94 www.enteromedics.com/

95 www.lumrix.de/gesetze/bsg_urteile/bsg_1831.php

96 Sui X et al. Cardiorespiratory fitness and adiposity as mortality predictors in older adults. JAMA 2007; 298:2507-16

97 Milhahn K. Was Ausdauersport bewirkt. Geo Wissen «Sport und Gesundheit« 1/2007, 38

98 Nestle M. Food Politics: How the Food Industry Influences Nutrition and Health. University of California Press 2007

99 Painter et al. Comparison of international food guide pictorial representations. J Am Diet Assoc 2002, 102:483-9

100 Painter et al. Comparison of international food guide pictorial representations. J Am Diet Assoc 2002, 102:483-9

101 Nestle M. Food Politics: How the Food Industry Influences Nutrition and Health. University of California Press 2007

5. Kapitel

1 www.ernaehrung-und-bewegung.de/

2 www.nytimes.com/2008/03/04/business/04obese.html

3 www.obesitymyths.com/myth2.9.htm

4 www.nytimes.com/2007/11/29/us/29fat.html?_r=1&st=cse&sq=obesity&scp=7&oref=slogin

5 Ogden CL et al. High body mass index for age among US children and adolescents, 2003-2006. JAMA 2008; 299:2401-5

6 www.bmelv.de/nn_1196770/SharedDocs/downloads/03-Ernaehrung/NVS2/NVS__Ergebnisbericht,templateId=raw,property=publicationFile.pdf/NVS_Ergebnisbericht.pdf

7 Kuhn J. Bayerisches Landesamt für Gesundheit: Adipositas – Berichterstattung zwischen Aufklärung und Vernebelung (www.uke.uni-hamburg.de/studierende/downloads/zg-studierende/Kuhn_2007_Adipositas.pdf)

8 Quelle: www.gbebund.de/gbe10/ergebnisse.prc_tab?fid=4230&suchstring=Übergewicht&query_id=&sprache=D&fund_typ=TAB&methode=2&vt=1&verwandte=1&page_ret=0&seite=&p_lfd_nr=6&p_news=&p_sprachkz=D&p_uid=gast&p_aid=12876798&hlp_nr=3&p_janein=J

9 Quelle: Von Lengerke T et al. Direkte medizinische Kosten der (starken) Adipositas: ein Bottom-up-Vergleich über- vs. normalgewichtiger Erwachsener in der KORA-Studienregion. Gesundheitswesen 2006;68:110-15

10 www.diabetes.uni-duesseldorf.de/wasistdiabetes/grundlagen/index.html?TextID=1993; www.diabetes-deutschland.de/1292.htm

11 www.kinder-leicht.net/

12 www.ernaehrung-und-bewegung.de/

13 www.besseressenmehrbewegen.de/index.php?id=434

14 www.meininnererschweinehund.net

15 Kurth B-M, Ellert U. Gefühltes oder tatsächliches Übergewicht: Worunter leiden Jugendliche mehr? Dtsch Arztebl 2008; 105: 406-12

16 www.bmelv.de/nn_1236852/SharedDocs/downloads/03-Ernaehrung/Aufklaerung/

Aktionsplan__InForm/Aktionsplan__
InForm,templateId=raw,property=publicati-
onFile.pdf/Aktionsplan_InForm.pdf

17 In dem Papier heißt es zum Beispiel: »Die
Bundesregierung wird ein Fachgespräch mit
der Wirtschaft zur Intensivierung der Entwicklung bewegungsfördernder Computer-
spiele und digitaler Angebote initiieren.« 2)
»Zentraler Bestandteil der Kampagne Job &
Fit sind Qualitätsstandards für Betriebskanti-
nen. Kantinen können sich ... zertifizieren lassen.« 3) »Angestrebt wird ... ein Verzicht auf
Werbung, die sich an Kinder unter 12 Jahren
richtet. Für ältere Kinder und Jugendliche
wird die Bundesregierung gemeinsam mit der
Wirtschaft und dem Deutschen Werberat in
einem Eckpunktepapier die wesentlichen Ver-
haltensregeln zu Werbeaktivitäten skizzieren.«
4) »Das BMEVL hat einen Leitfaden zur er-
weiterten Nährwertinformation auf verpack-
ten Lebensmitteln erarbeitet.« 5) Die Industrie soll sich an der Forschung beteiligen.

18 www.bmbf.de/press/2203.php

19 Claus Peter Simon, Interview mit Prof. Pudel

20 Wilkin TS et al., Variation in physical activity lies with the child, not his environment:
evidence for an 'activitystat' in young children
(EarlyBird 16). Int J Obes 2006; 30:1050-5

21 Summerbell CD et al. Interventions for
preventing obesity in children. Cochrane
Database Syst Rev. 2005; (3):CD001871

22 Sahota P et al. Randomised controlled trial
of primary school based intervention to reduce risk factors for obesity. BMJ 2001;
323:1029-32

23 James J et al. Preventing childhood obesity: two year follow-up results from the Christ-
church obesity prevention programme in
schools (CHOPPS). BMJ 2007; 335:762

24 Wells L, Nelson M. The National School
Fruit Scheme produces short-term but not
longer-term increases in fruit consumption in
primary school children. Br J Nutr. 2005;
93:537-42

25 Fogarty AW et al. Does participation in a
population-based dietary intervention scheme

have a lasting impact on fruit intake in young
children? Int J Epidemiol 2007; 36:1080-5

26 Plachta-Danielzik S et al. Four-year follow-up of school-based intervention on overweight children: the KOPS study. Obesity
2007; 15:3159-69

27 Caballero B et al. Pathways: a school-based, randomized controlled trial for the prevention of obesity in American Indian school-
children. Am J Clin Nutr 2003; 78:1030-8

28 Ebd.

29 EPODE steht für »Ensemble Prevenons
l'Obesite des Enfants«, Gemeinschaftliche
Prävention von Fettleibigkeit bei Kindern

30 Menden A. Schulen in Großbritannien –
Das Dicke Ende kommt per Post, SZ 6.8.2008

31 www.nytimes.com/2006/06/04/us/04fit-
ness.html

32 Robinson TN. Reducing children's television viewing to prevent obesity a randomized
controlled trail. JAMA 1999; 282:1561-7

33 Kipping RR et al. Randomised controlled
trial adapting US school obesity prevention to
England. Arch Dis Child 2008; 93:469-73

34 www.nytimes.com/2007/08/14/health/nu-
trition/14nugg.html?_r=1&adxnnl=1&adxnnl
x=1218307055-
5COW5TZ1ll2llQMrz+0MhA&oref=slogin

35 Coghlan, A. Superheroes battle the forces
of junk. New Scientist 21.7.2007,8ff.

36 www.dhs.ca.gov/cdic/copi/

37 www.tagesschau.de/ausland/
transfette100.html

38 Auszug aus den Handlungsempfehlungen
des California Obesity Prevention Plan
(www.dhs.ca.gov/CAObesityPrevention/):
Bundesstaat- und lokale Regierungsebene:
Sicherstellung der Verteilung gesunder Lebensmittel im Rahmen von Lebensmittelun-
terstützungsprogrammen. – Anreize für Betriebe schaffen, körperliche Aktivität, gesunde
Nahrungsmittel und Stillmöglichkeiten zu begünstigen bzw. anzubieten. – Anreize schaffen
für den Betrieb von Sporteinrichtungen, Lebensmittelgeschäften, Bauernmärkten und
andere Verkaufsstellen für gesundes Essen,
insbesondere in sozial schwachen Gemeinden.

– Die Infrastruktur für das Zufußgehen stärken. – **Arbeitgeber:** Richtlinien zum Angebot gesunder Nahrungsmittel bei Meetings und Events. – Anreize für Angestellte, die zu Fuß, mit dem Fahrrad oder öffentlichen Verkehrsmitteln zur Arbeit kommen. – Förderung der körperlichen Aktivität durch den Gebrauch von Treppen, Aufstellung von Fahrradständern, Schließfächern und Duschen. – **Krankenkassen:** Präventionsmaßnahmen gegenüber Operationen und medikamentöser Behandlung herausstellen. – Bei Krankenbehandlungen auf die Wichtigkeit von viel Bewegung und gesunder Ernährung hinweisen. – Bei der Krankenhaus-Verpflegung möglichst viele frische und regionale Lebensmittel einsetzen. – **Familien:** Mindestens eine gesunde Mahlzeit am Tag im Kreise der Familie. – Viel Obst, Gemüse, Vollkornprodukte, Bohnen, Nüsse und fettarme Milchprodukte essen. – Die Portionsgrößen reduzieren, den Verbrauch von Limonaden reduzieren, ebenso den von fetten und anderen kalorienreichen Produkten. – Fernseh- und Computerspielkonsum reduzieren. – Als Familie gemeinsam spielen, wandern oder spazierengehen. – **Schulen:** Für ein Mindestmaß an Sportunterricht sorgen. – Die Spielplätze der Schulen auch am Nachmittag offen halten.

Den Zugang zu frischen und regionalen Produkten erhöhen, zum Beispiel in Form von »Farm-to-school«-Programmen. – **Nahrungsmittelhersteller/Restaurants:** Gesunde Nahrungsmittel und Getränke für Kinder bewerben; deren Absatz mit Spielwaren, – Prominenten und Cartoon-Charakteren fördern. – Dafür Sorge tragen, dass nur verpackte Einzelportionen von Mahlzeiten, Snacks und Getränken nicht mehr als eine Standardportionsgröße enthalten. – In Kinder-Mahlzeiten Fett und Zucker beschränken, dafür möglichst viel Obst und Gemüse einsetzen. – In Restaurants und im Einzelhandel alle Menükarten mit Kalorien-Informationen auszeichnen. – **Einzelhandel:** Frische und gesunde Nahrungsmittel besonders in sozialen Problembezirken fördern. – Alten und behinderten Menschen ebenso wie sozial benachteiligten Hilfe anbieten für das Aufsuchen von Lebensmittelgeschäften. – Mehr gesunde Lebensmittel statt »Junk Food« im Kassenbereich präsentieren. – **Unterhaltungsindustrie/Sport:** Den Verkauf von gesunden Lebensmitteln bei Sport- und Kulturveranstaltungen fördern. – Die Darstellung von körperlich aktiven Menschen im Fernsehen, Film und der Werbung fordern. – Produktplatzierungen für gesunde Lebensmittel fördern. – Prominente Athleten engagieren, die Sport propagieren.

39 www.reuters.com/article/healthNews/idU SCOL06846020080730?feedType=RSS&feed Name=healthNews

40 Oliver JE, Lee T. Public Opinion and the Politics of Obesity, Journal of Health Politics, Policy and Law 2005; 30(5):923-954

41 Hilbert A et al. What determines public support of obesity prevention? J Epidemiol Community Health. 2007; 61:585-90

42 http://edoc.ub.uni-muenchen.de/5503/

43 Ebd.

44 http://de.wikipedia.org/wiki/Rauchen# cite_note-24

45 http://epi.klinikum.uni-muenster.de/ download/FactsheetRauchen.pdf

46 http://de.wikipedia.org/wiki/Rauchen# cite_note-24

47 Siegrist J. Medizinische Soziologie. Elsevier 2005; www.studgen.uni-mainz.de/ manuskripte/siegrist2.pdf

48 Cesaroni et al. Effect of the Italian smoking ban on population rates of acute coronary events. Circulation 2008; 117:1183-8

49 Lantz PM et al. Investing in youth tobacco control: a review of smoking prevention and control strategies.Tob Control 2000; 9:47-63

50 www.suchtmittel.de/info/nikotin-sucht/001949.php; www.tabakkontrolle.de/ pdf/Abgabe_und_Vertrieb_von_Tabakwaren.p df; www.welt.de/wirtschaft/article985728/ 30_Prozent_weniger_Umsatz_an_Zigaretten-automaten.html

51 Lantz PM et al. Investing in youth tobacco control: a review of smoking prevention and control strategies.Tob Control 2000; 9:47-63

52 www.familien-wegweiser.de/bmfsfj/
generator/Kategorien/gesetze,did=5350.html
53 www.nichtraucherschutz.de/
Dokumente/PDF/GSGP-07-07-20.pdf
54 Toumbourou JW et al. Interventions to
reduce harm associated with adolescent sub-
stance use. Lancet 2007; 369:1391-401
55 Stephen KW. Fluoride prospects for the
new millennium – community and individual
patient aspects. Acta Odontol Scand 1999;
57:352-5
56 www.foodcomm.org.uk/PDF%20
files/Childrens_Nutrition_Action_Plan.pdf
57 Lantz PM et al. Investing in youth tobacco
control: a review of smoking prevention and
control strategies.Tob Control 2000; 9:47-63
58 www.sciencedaily.com/re-
leases/2007/04/070424/30951.htm
59 PEB; www.ernaehrung-und-
bewegung.de/
60 Persönliche Mitteilung von Frau Olden-
burg, PEB Geschäftsstelle
61 www.bll.de/bll/mitglieder/
62 www.adipositasspektrum.de/269.0.html
63 http://de.wikipedia.org/wiki/Kinderkanal
64 www.kba.de/

6. Kapitel

1 www.spiegel.de/politik/
deutschland/0,1518,482639,00.html
2 siehe auch die Stellungnahme der Bundes-
tagsabgeordneten Ulrike Hoefken; www.ulri-
ke-hoefken.de/cms/default/
dok/206/206687.rede_verbraucherfreundli-
che_ampelkennzei.pdf
3 www.nytimes.com/2007/08/16/busi-
ness/16kids.html
4 www.europarl.europa.eu/sides/getDoc.do?p
ubRef=-//EP//TEXT+IM-PRESS+
20070122STO02302+0+DOC+XML+V0//DE
5 Rief W et al. Is information on genetic determinants of obesity helpful or harmful to
obese people? – A randomized clinical trial. J
Gen Intern Med 2007; 22:1553-9

Bildnachweis

S. 14 Matthias Kabel, S. 29 photooiasson, S. 47
Kuni Taguchi, S. 50 Guillermo Lobo, S. 58 pic-
ture-alliance / dpa, S. 60 Rico Heil, S. 62 pictu-
re-alliance / dpa, S. 66 picture-alliance / dpa,
S. 74 Lisa Vanovitch, S. 88 picture-alliance /
dpa, S. 96 John Sholtis, AP Images, S. 99
Memsstar Technology, S. 103 oben Wikipedia,
S. 103 unten Pacific Picture Bildagentur,
S. 112 DevilG, S. 120 Elisabeth Klein, S. 126
Spauln, S. 129 Ilan Smith, S. 134 Alex Staro-
seltsev, S. 136 Zol, S. 143 Michael Kempf,
S. 152 Alexander Shalamov, S. 174 Martin
Freiling, picture press, S. 191 Sigtrix, S. 203
Maria P., S. 205 Galina Barskaya, S. 211 picture-
alliance / dpa, S. 218 arkpo

Auch im Internet unter
www.zsdebatten.com/buch/uebergewicht
finden Sie eine ausführliche Literaturliste.

Dank

*Die Autoren danken ihren Familien für
ihre Geduld und ihre Nachsicht bei geistigen
sowie körperliche Absenzen während der
Buchproduktion. Und sie danken den Lektoren
Verena Ludorff und Jens Schadendorf für
die überaus engagierte Betreuung.*